U0256112

The New Executive Brain

Frontal Lobes in a Complex World

决策大脑

大脑如何影响
我们的人格、判断力与领导力

[美]
艾克纳恩·戈德堡
Elkhonon Goldberg

著

朱婧
译

中信出版集团 | 北京

图书在版编目（CIP）数据

决策大脑：大脑如何影响我们的人格、判断力与领
导力 /（美）艾克纳恩·戈德堡著；朱婧译. -- 北京：
中信出版社, 2020.12

书名原文：THE NEW EXECUTIVE BRAIN：Frontal
Lobes in a Complex World

ISBN 978-7-5217-2070-9

Ⅰ.①决… Ⅱ.①艾…②朱… Ⅲ.①脑科学—普及
读物 Ⅳ.① R338.2-49

中国版本图书馆 CIP 数据核字（2020）第 137625 号

决策大脑：大脑如何影响我们的人格、判断力与领导力

著　者：[美]艾克纳恩·戈德堡
译　者：朱　婧
出版发行：中信出版集团股份有限公司
　　　　　（北京市朝阳区惠新东街甲 4 号富盛大厦 2 座　邮编　100029）
承 印 者：北京诚信伟业印刷有限公司

开　本：880mm×1230mm　1/32　印　张：15　字　数：300 千字
版　次：2020 年 12 月第 1 版　印　次：2020 年 12 月第 1 次印刷
京权图字：01-2019-6658
书　号：ISBN 978-7-5217-2070-9
定　价：68.00 元

谨以此书献给我的导师和朋友亚历山大·卢里亚

目　录

中文版序言

写作《智慧大脑》《创新大脑》《决策大脑》这一系列三本书的目的是希望引起广大读者的兴趣,无论他们是受过教育的普通读者,还是"大脑专家"。我很高兴有机会向中国的广大读者介绍我的书。

这三本书的写作过程和写作时间虽然各不相同,但书的主题——智慧、创造力和复杂决策力——却紧密相连:三者都是人类认知最复杂的表现形式,也都是神经生物学和文化之间复杂的相互作用的产物。然而,这种相互作用的本质往往被人们所忽视。因此,在传统上,关于智慧、创造力和决策力的研究要么被严格限定在神经生物学框架内,要么被严格限定在社会经济学框架内。为了让读者更好地了解神经生物学和文化在人类思维的塑造和运作方面是如何相互作用的,我试图在写作中克服这种狭隘,尽量把三本书都写得更生动一些。

崇尚智慧是中国古代文明的一大主题,但只有通过研究大脑(复杂的神经生物学实体)和文化(塑造和影响智慧的丰富环境)

之间的相互作用，才能理解智慧。过去，尽管人们普遍赞赏智慧，却无法真正理解智慧的本质。随着现代神经科学的出现，这种情况有所改观。书中研究的具体机制是大脑形成和识别模式的一般能力。这种能力深植于生物大脑中，但赋予它功用和意义的却是丰富的环境、多元的知识和各种认知挑战的影响。在这个系列的第一本书《智慧大脑》中，我研究了这种相互作用及其随着年龄增长的演变方式，也研究了模式识别机制如何保护大脑免受衰老的有害影响，甚至可能让正在衰老的大脑具有一定的优势。在某种程度上，写这么一本关于大脑老化的书是为了了解我自己的衰老过程。作为一个人，我的焦虑不比世界各地的许多同龄人少，我想中国的同龄人也是一样的。不过，作为神经科学家和神经心理学家，我觉得自己在理解复杂的大脑衰老过程方面有几分"近水楼台先得月"的优势，因而很想和大家分享这种理解。不同于强调与老化相关的损失的典型观点，我在《智慧大脑》中探求了认知老化的积极方面。

在这个系列的第二本书《创新大脑》中，我们再次面对模式识别和大脑老化，研究了创造性过程中新旧事物之间的关系和数字化革命改变大脑老化进程的方式。但创造力远不止于此。人们习惯将智慧和衰老联系在一起，将创造力和年轻联系在一起。你可以将创造力和智慧视为支撑美好生活的两大支柱，尽管这一假设面临很多字面上的简单挑战。从这个意义上说，这个系列的前两本书是相辅相成的，虽然它们的顺序反了——《智慧大脑》在前，《创新大脑》在后。值得注意的是，这种从年老到年轻的顺序与中国社会的发展轨迹不谋而合。中国历来以古老的智慧而闻名，但在过去几十年里，却凭借其人民的蓬勃朝气而一跃成为尖端创新的前沿阵地。

　　直到近代，创造力还被认为是一个不适合进行严格的科学研究的隐晦话题。这种情况在几十年里几乎没有变化，但在今天，创造力已经成了最引人关注的话题之一，引起了神经科学家、心理学家、教育工作者、行业领袖和公众的兴趣。这种不断增长的兴趣反映了社会变革越来越快，也反映了神经科学的巨大进步。现代神经科学拥有各种神经成像工具、遗传学工具以及完善的认知结构，这些在几十年前还都是一片空白。今天，全球几所顶尖大学都设有创造力研究中心，中国的上海科技大学也致力于培养学生的综合素质、创造力和领导力。

　　我对创造力的兴趣源于我长期以来对大脑如何处理新奇事物的研究。认知新奇事物是创造力的必要前提，尽管它并非唯一前提。越来越多的证据表明，在左右半脑中，右半脑处理新奇事物的能力要好得多，而左半脑要依靠以前获得的知识和技能才能更好地处理信息。不过，两者都参与创造性过程和其他形式的复杂认知，尽管参与方式截然不同。左右半脑之间的分工并非人类独有，它似乎普遍存在于生物进化的过程之中。

　　以上这些主题在《创新大脑》这本书里均有涉及，同时我也探讨了很多其他主题，跨文化研究的重要性就是其中之一。我在写作《创新大脑》的同时也在研究文献，我发现几乎所有的相关研究都是在北美和西欧进行的。但西方并不独占创造力！要充分认识人类创造力的本质，我们就必须在多元文化环境下进行研究，其中不能缺少丰富的亚洲文化环境。因此，为了写这本书，我和同事决定在印度尼西亚的日惹市和巴厘岛这两个艺术孵化中心开展关于艺术创造力机制的跨文化研究。

所有创造性过程都离不开先验知识和新认识的融合，但还必须具备第三个非常重要的组成部分，即厘清优先次序、确定重要事项以及关注显著性内容的能力。这时就轮到额叶出场了。额叶，更确切地说是前额叶皮质，在大脑各种结构中鹤立鸡群，其作用相当于管弦乐队的指挥或大公司的首席执行官。

额叶负责产生行为的目标和计划，无论你是在做决策、做预测，还是在确定多个竞争性目标的优先次序，或在批判性地评价一个人的行为后果。它还负责冲动控制和心理灵活性。这就是额叶的功能通常会被称为"执行功能"的原因。额叶在生物进化过程中出现得很晚，而人类的额叶特别发达。它需要最长的时间才能发育成熟，这种成熟时间表似乎与人类被社会视为成年人的年龄相对应——拥有"成年人"的所有权利，也要承担"成年人"的所有义务。这个系列的第三本书《决策大脑》讲述了大脑在特别依赖额叶的情况下如何进行复杂决策。在很大程度上，这本书要归功于我自己长期以来对额叶和执行功能的兴趣，以及我和同事多年来进行的研究。

今天，我们越来越多地听说人工智能。就其起源而言，人工智能的概念当然完全受生物大脑的启发，但其发展却逐渐跳出了神经生物学框架。神经科学还有可能为人工智能的发展提供有益见解吗？还是已然江郎才尽？在《决策大脑》中，我探讨了如何将生物大脑的某些特性引入人工智能架构的设计中。大脑研究和人工智能的协同效应是21世纪一个特别渊博的课题，或许值得写一本新书。展望未来，这样一本书很可能出自一名中国科学家的笔下。

直到最近，北美和西欧还几乎垄断着神经心理学研究。但在过去的几十年里，一个巨大的变化开始出现，并一直持续至今：中国正在迅速崛起为顶尖神经科学的发源地。今天，中国的神经科学家在大脑研究科学成果的质量和数量上无疑都处于世界领先地位，按照这样的趋势，中国将很有可能成为领跑者。从尖端大脑研究领域的"新手"到"高手"，中国神经科学的发展速度之快令人震惊。对我来说，这意味着有机会和中国同行建立联系、交流想法，并最终展开科学合作，这一点尤其让我激动。

也希望我的这三本书会让普通读者感兴趣。中国是一个融合了古老智慧和现代创造力的国家。总的来说，这两个特点决定了中国的过去和现在。随着中国重获世界文化、科学和学习中心的历史地位，它们也将决定中国的未来。我非常期待通过这本书与这个迷人而又充满活力的社会展开互动。

艾克纳恩·戈德堡

2019 年于纽约

序 言

我们生活在一个越发复杂、扑朔迷离的世界，情况瞬息万变，各种问题层出不穷。且不论全球变暖等长期热点问题，当前令人惊慌失措的经济危机就已经让大多数人焦头烂额了。金融危机与对大脑的研究又有什么直接联系呢？有趣的是，美国前总统奥巴马也认为可能有一些心理原因作祟，即贪婪和鲁莽。虽然探究这些典型的人格特质背后的大脑机制一直是一些研究的兴趣所在，但这一课题从未像现在这样引起密切关注。

不过，毫无疑问，艾克纳恩·戈德堡的写作目的并不是解决全球衰退的问题，抑或将其归咎于某种特定的思维模式，而是想要带领读者以一种全新的视角探究关于大脑的最大未解之谜，这个谜不仅让研究神经科学专家为之倾倒，也让当下所有对人类心灵感兴趣的人为之着迷。

通过阅读本书，你将解开额叶的一些谜题。额叶，这个几乎占据整个人类大脑外层1/3（几乎是与我们亲缘关系最近的黑猩猩的两倍）的大型区域是一个真正的难题。我们很早就知道，额叶遭到破坏的病人看上去与常人无异，至少其运动和感觉的基本功能未受影响：有关额叶损伤的最经典的案例发生在 19 世纪，在一次爆破的提前点火事故中，一根四英尺[①]长的铁棍刺穿了菲尼亚斯·盖奇的太阳穴。在事故发生后的几个月中，盖奇受到的损伤并不明显：他只是性格发生了轻微的变化，诸如时常走神，有些不计后果，等等。

但是，正是由于"额叶功能低下"综合征往往伴随着一系列复杂的行为，额叶在许多大脑研究者眼中成了一种类似于厨房水槽的东西，几乎所有希望让大脑某个区域承载的复杂功能都被想当然地赋予了额叶：不管受试者或患者被要求做什么，额叶无一例外会"发亮"，即在脑部扫描中被激活。艾克纳恩清晰地阐述了大脑成像技术的诱导性问题以及对成像技术进行不恰当简单解读的误导性。我们发现，虽然很容易认为大脑是由承载各种复杂功能的中心构成的模块化结构，但是，这样的观点和古老的 19 世纪颅相学一样，都是过时的。

阅读本书，你会对如何应对这些问题有一种全新的认识。在本书的帮助下，我们意识到人类的进化特点不仅仅表现为大脑越来越大（这在生物上是常见的事情），还反映在额叶的个体发育层面，直到 30 岁的时候，额叶才处于完全活跃状态。额叶占据灰质的一大部分，但是，它在我们的童年早期却显得相对多余。那么额叶究竟发挥着怎样的作用呢？艾克纳恩向我们解释了我们为什么不能够将大脑区域当作一个个独立的小型大脑，而是应当认识到它们彼此之间是密切联系的。额叶与大脑其他区域之间的联系恰好比大脑其

---

① 1 英尺 =0.3048 米。——译者注

他区域之间的联系都要紧密，因此我们了解到额叶是一个非常复杂的部位，同时又对大到各种神经疾病，小到精神分裂症和注意力缺陷多动症等各种大脑疾病更加敏感，更加容易因此而受到损害。最近有一个有趣的报道表明，额叶活动与体质指数之间竟然存在负相关！

我们知道额叶损伤患者在赌场上非常鲁莽，过胖的人在赌场上也显得非常鲁莽，但很难弄明白将童年时期的精神分裂、赌博和进食过度联系在一起的共同关键特征究竟是什么。我自己的观点是，来自外部世界的知觉压力压倒了过往经验和相互关联的记忆的制衡，当大脑额区功能减弱的时候，经验和记忆的制衡效果也会随之减弱。

不过，艾克纳恩的目的不是迫使人们接受如上所述的独特古怪的理论，而是给读者一份内容丰富而又权威的手册，让读者能够提出自己的观点。因此，这一阅读之旅将收获满满，你会发现自己开启了真正意义上的学术之旅，而不仅仅是消化吸收一些孤立的事实。此外，书中还有一些作者个人的记述和逸事，让本书更加具有可读性。我们这些研究者经常被当作功能失常的书呆子，因此，了解个人的胜利、问题、麻烦和结局是非常温暖的事情，这使科研努力以及科学家本人都变得鲜活起来。

回到看似关系不大的政治经济世界当中来。艾克纳恩在本书末尾做了一个有趣的类比，将国家的发展与大脑的发育进行类比。他揭示道，额叶虽然是一件杰出的作品，但本身非常脆弱，只有和与之相连的诸多大脑其他部位配合的时候，它才能够获得力量。作者还用欧盟来打比方，读者也许会赞同这个具有启发意义的比喻。虽然此种类比可能是合理的，但仍然只是人们茶余饭后的谈资。我认为艾克纳恩的研究成果让我们对世界有了更深刻的直接理解。他帮助我们理解了自我意识和责任感等关键的人类问题。这些特质当然是非常重要的，不仅对神经科学家来说是如此，对任何一个希望在21 世纪让生活发挥最大价值的人来说亦是如此。

苏珊·格林菲尔德

2009 年 4 月于牛津大学

引 言

　　我先前的作品《大脑总指挥》(*The Executive Brain*) 以 12 种语言出版,它扮演着两种角色:既是面向对大脑感兴趣的大众的科普著作,也是供学生、临床医生和认知神经科学家参考的研究著作。这本《决策大脑》与《大脑总指挥》一脉相承,涉及我最新的思考成果和活跃的认知神经科学领域的最新发现。写作本书之际,我竭力在保持科学严谨和尽可能多地提供信息之间保持平衡,力求对从事科学研究的专业读者有所裨益,并让广大普通读者感到容易接受、趣味十足。我希望这本书能够扮演好这两种角色。当前,大脑研究是最活跃、发展最迅速的研究领域之一。在过去的 8 年中,该领域取得了众多新进展,本书亦有所涉及。此外,该领域还出版了大量有关大脑的科普类读物,对大脑、大脑研究,包括注意缺陷多动症和阿尔茨海默病在内的各种大脑疾病与包括各种认知增强形式和新型药物在内的多种大脑疗法的普及如火如荼。如今,一些受过良好教育的读者已经积极地参与了神经科学令人叹为观止的发展。我想对这部分读者说,享受阅读过程吧!我希望这本书能够帮助你们加入这个旅程。

对于临床医生和科学家同人，我想传达的信息则更加微妙，而且传达这一信息的最佳时机是在阅读本书之后，而不是之前。所以，阅读这本书吧。我希望这本书能够发人深思，在读完全书之前，不要急着翻到"后记"。

这本书的一些章节不是非常专业，研究的是大众感兴趣的问题，应该能够引起大众读者和专业人士的兴趣。相较而言，其他章节更加专业，但是仍然可以被普通读者所接受。这些章节涉及认知神经科学领域的普遍性问题，这些问题既是科学家和临床医生的研究兴趣之所在，也能够引起普通读者对大脑工作方式的兴趣。本书是关于额叶的百科全书，不仅包括对额叶教科书式的描述，还有我个人对认知神经科学领域若干核心问题的理解和促使我讨论这些问题的个人背景，因此，本书也非常个人化。

在本书中，我所研究的这部分大脑，决定了人们究竟是谁，定义了他们的身份；这部分大脑中蕴含着人们的驱动力、野心、人格和本质，这部分大脑就是额叶。如果神经性疾病导致大脑的其他部分受损，人们可能会丧失语言、记忆、知觉或运动能力，而人的本质，即人格核心，往往完好无损。但是，如果疾病损坏的是额叶，情况就完全不同了。在这种情形下，你的心灵损失的不再是某一种特性。你的心灵，你的核心，你本人将不复存在。额叶是所有大脑结构中最具人类特点的，它关系到所有人类努力的成败。

安东尼奥·达马西奥[1]的经典表达"笛卡儿的谬误"认为，心灵有自己的生命，独立于身体而存在。虽然受过良好教育的社会大众不再相信笛卡儿的身心二元论，但我们仍然无法完全摆脱这种古老的错误理念的影响。如今，在受过良好教育的人群中，几乎没有人怀疑语言、运动、知觉和记忆能力都存在于大脑中，甚至对神经生物学知之甚少的人也对此深信不疑。但是，野心、驱动力、远见和洞察力，这些决定人的人格和本质的特性却被许多人认为是"颅外的"，就好像它们是我们的衣着特性，而非生物特性。这些难以捉摸的人类品质也由大脑控制，尤其是由额叶控制。额叶是现阶段许多神经科学研究关注的焦点，也是许多非科学工作者的知识盲点。

在大脑的各部分中，额叶的功能最先进也最复杂，额叶的功能就是所谓的执行功能。额叶与意向性、目的性和复杂的决策过程有关。只有人类的额叶得到了显著的发展。据此可以认为，正是额叶使人成其为人。整个人类进化史也被称作"额叶的时代"。我的恩师亚历山大·卢里亚将额叶称作"文明的器官"。本书详述了额叶在认知中扮演的众多角色。

本书也涉及领导力。额叶之于大脑就像指挥家之于乐队，将军之于军队，首席执行官之于公司。额叶协调并领导其他神经结构一致行动。额叶就是大脑的指挥所。我们将探究人类社会方方面面的领袖角色是如何形成的，包括大脑中的领袖角色。

本书也涉及动机和愿景。这些有关个人目标的品质和清晰认识对所有行业的成功都是必不可少的。你将了解额叶是如何管控上述所有成功的必备条件的，即便额叶轻微受损，也会导致一个人变得冷漠、迟钝和麻木。

本书也会涉及对自我的感知和对他人的感知。我们实现目标的能力取决于对自身行动和他人行动进行批判性评估的能力。具备这种能力的正是额叶。额叶受到损害会让人的判断力严重下降。

本书也涉及天赋与成功。文学天赋、音乐天赋和运动天赋总是容易被识别。但在我们复杂的社会中，一种与众不同的天赋逐渐崭露头角，那就是领导力。在所有的天赋中，领导力，能够使其他人团结在某人或某项事业周围的能力，才是最神秘、最深刻的能力。在人类历史中，领导力天赋对他人的命运和个人成功产生了最深刻的影响。本书详述了领导力与额叶之间的密切联系。当然，额叶功能一旦受损，对个人的影响就是毁灭性的。因此，本书也是关于失败的。

与天赋和成功相关的还有创造力。智力和创造力是分不开的，但不是一回事。我们每个人都认识一些绝顶聪明、智力超群、深思熟虑却又沉闷无趣的人。创造力内含拥抱新事物的能力。我们将探究额叶在应对新事物的过程中所发挥的关键作用。

本书也涉及男性和女性。神经科学家此时才开始研究一个普罗大众很早之前就持有的观点，即男性和女性是不同的。男性和女性有着不同的行为方式和认知风格。我们将探究额叶的性别差异是如何反映在迥异的认知风格上的。

本书也涉及社会和历史。所有复杂系统都有某种共同特征，因此，通过了解某种系统，我们可以加深对其他系统的了解。我们将探究大脑进化和复杂社会结构发展的共同之处，并从中得出对我们所处社会的认识。

本书也涉及社会成熟与社会责任。额叶定义了我们的社会属性。几乎所有先进文化中个体的成年初期都恰逢额叶的生理成熟期，这一现象绝非巧合。额叶发育不良或受到损害可能会导致罔顾社会限制或缺乏责任感的行为。我们将探讨额叶功能紊乱是如何诱发犯罪行为的。

本书也涉及认知发展和学习。额叶与动机和注意力相关，因而是学习过程能否成功的决定性因素。我们越来越关注注意力缺陷症和注意力缺陷多动症[2]这两种影响儿童和成年人的轻微失调。本书将解释轻微的额叶功能紊乱是如何引起上述两种病症的以及这两种病症对大脑的其他部分的影响。

本书也涉及衰老。不断衰老的我们越来越关注头脑的敏捷程度。公众越发在意与年龄相关的认知衰退，虽然所有人都在谈论记忆力的下降，但是没有人谈论大脑执行功能的下降。本书将探讨阿尔茨海默病等失智症对额叶的影响。额叶极其脆弱，容易在人罹患神经性和精神性疾病的过程中受损。最新研究表明，额叶功能紊乱是造成精神分裂症和外伤性脑损伤等严重疾病的核心原因。额叶也与图雷特综合征和强迫症等疾病密不可分。

当代神经科学刚刚开始着手加强认知功能，以预防精神衰退。本书将简要介绍该领域最新的观点和方法。

本书首先是关于大脑的。大脑是人体最神秘的器官，它决定了我们是谁，让我们拥有种种力量和弱点。大脑本身就是一个微观世界，也是科学的最后疆界。在写作本书之际，我无意让它成为一部冷漠的百科全书，而是想呈现一些非常个性化的、原创的，甚至是有些激进的神经心理学和认知神经科学的观点。虽然其中不少观点已经被收入早先的科学期刊，但它们并不一定代表该领域的普遍观点，有相当一部分仍然是偏颇的、有争议的个人观点。

最后，本书是关于人的：我的病人、朋友和师长。他们以各种各样的方式帮助我培养兴趣、发展事业，本书的写作离不开他们。

谨以本书献给亚历山大·卢里亚，他对该领域做出了首屈一指的贡献。于我而言，他在不同的时期扮演着不同的角色，"有时候是我的教授，有时候是我的导师，有时候是我的朋友，有时候又像一个专制的暴君"。[3] 我们之间的关系既亲密又复杂。

我的一位朋友曾经一语中的："大脑真是了不起！"在知识潮、准知识潮和伪知识潮盛行的今天，大众对大脑的兴趣居于主导地位。对大脑感兴趣的还有开明的公众，他们对"科学的最后疆界"怀着真挚的好奇心；有迫切希望孩子取得成功的父母，他们为可能发生的失败担惊受怕；有"婴儿潮"时期出生的人，他们贪得无厌，执意要取得永恒的控制权，然而岁月不饶人，他们中相当一部分人饱受精力衰退之苦。为了回应人们高涨的热情，有关记忆、语言、注意力、情感、半脑等课题的畅销书层出不穷。然而，不可思议的是，这类书籍似乎有意避开了大脑的一个部分，那就是额叶。本书的写作目的就是填补这个空白。

与此同时，受过良好教育的公众逐渐摆脱了"笛卡儿的谬误"：身体脆弱，但心灵永恒。我们将活得更久，接受更好的教育。我们之所以能够进步，依靠的是大脑而不是肌肉。我们对头脑越发感兴趣，并且为失去它而担心。

我们的社会以自我为中心，它对疾病的关注将现实、神经官能症和愧疚杂糅在一起，错综复杂，暗含着世界末日的意味。在我们的集体意识中，这种关注总是在某一种疾病上体现得尤为突出，这种疾病牵引着我们所有的恐惧，用苏珊·桑塔格[4]的话来说，它甚至成了一种隐喻。在近代历史上，这种疾病最先是癌症，后来是艾滋病。随着当今的隐喻的冲击力和新意不断消逝，人们对它们的熟悉程度不断加深，逐渐形成了一种（奇妙的）安全感，此时出现了一个新的关注焦点：失智症。随着年龄的增长，相当一部分人将罹患失智症，这种担忧基本上是合理的，但与大多数潮流类似，人们的担忧大都与神经官能症有关。

对失智症的关注也有自己的隐喻，或者说，一个隐喻中的隐喻。这个隐喻就是记忆力。在这个由逐渐衰老的"婴儿潮"时期出生的人所主导的信息社会中，越来越多的人开始关注如何预防认知能力衰退，如何增强认知健康。记忆力诊所和记忆增强养生片剂如雨后春笋般涌现。知名杂志上充斥着与记忆力相关的专题报道。人们对精神健康、精神错乱和失智症的关注有增无减，而记忆力已然成为这种关注的代名词。

但是，认知包含丰富的元素，记忆力只是其中之一。记忆力也只是对我们的生存至关重要的大脑的众多方面之一。记忆力衰退只是精神发生错乱的方式之一，就像阿尔茨海默病不过是若干种至今尚无法治愈的失智症中的一种，艾滋病也不过是众多严重传染病中的一种。毋庸置疑，记忆力非常脆弱，但记忆力绝不是大脑的唯一特征，也绝不是大脑最脆弱的一部分，记忆力的丧失也绝不是精神发生错乱的唯一方式。人们总是在没有更好的或者更加精准的表达时抱怨"记忆力"下降，让他们感到烦恼的实际上是认知的另一方面的衰退，与记忆力衰退完全不同。

本书将阐明，没有哪种认知丧失对人的大脑和人本身造成的损害能够与大脑执行功能的丧失相提并论。随着我们对大脑疾病的了解逐渐加深，我们发现额叶在失智症、精神分裂症、外伤性脑损伤、注意力缺陷症等一系列疾病中受到的影响尤为严重。失智症患者的大脑执行功能更早地受到更加频繁的影响。

未来所有通过"认知向性"药物和认知训练等方式强化大脑、延长认知寿命的努力都必须关注额叶的执行功能。本书对旨在保护并强化大脑的一般功能和额叶的执行功能的新兴科学方法进行了回顾。

最后，我们会对大脑、数字计算设备和社会等其他复杂系统的发展进行比较。上述比较基于一个假设，即所有复杂系统都具有共同的基本特征，对一个复杂系统的认识有助于人们了解其他复杂系统。

我认为，把握上述观点诞生时的语境有助于加深对它们的理解。因此，我在探讨各种认知神经科学领域的课题时，穿插介绍了我的老师、我的朋友、我自己和我们所处的时代。

献词：结束与开始

 平心而论，我们生活在一个宽容的世界中，容错率还是相当高的。我一向认为，即便在权力的顶峰，决策过程仍然免不了草率。不过，在人的一生中或一个社会中，总有不容犯错的时候。这些关键时刻是对决策者的执行能力的最大考验。我已经 62 岁了，但我的人生中仅有一次这样的关键时刻。20 世纪 70 年代，我离开苏联，取道越南和罗马，几经周折，最终在 1974 年夏末抵达美国，一切重新开始。我与导师在学识和风格上的一脉相承就此中断，我只身在一个新的家园闯荡。我一开始的生活十分艰难，但回想起来，那是一段难得的经历。换个角度来说，我与导师之间的传承从未中断，导师带给我的影响是数不清的，历久弥新。直到今天，这些来自导师的或明显或微妙的影响，仍然渗透在我职业生涯的方方面面。距离我们的依依惜别已经过去整整 35 年了。在亚历山大·卢里亚的启发之下，我对额叶产生了研究兴趣，后来这一研究方向也成为我多年研究生涯的一贯主题。因此，本书是为纪念亚历山大·卢里亚而写的，他对我的一生产生了深远的影响；本书也是为了怀念那个复杂的时代，在那个时代，卢里亚的研究生涯告一段落，而我的研究生涯开始了。

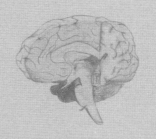

大脑的首席执行官：
额叶概览

第 1 章

领导力的众多方面

他们开着装有烟色玻璃的豪华轿车上班，搭乘私人电梯一直上到公司总部顶层的办公室，他们的薪水高得离谱，让普通人瞠目结舌。一项非正式调查表明，他们的平均身高甚至比其他人的平均身高高了那么几英寸①。他们就是神秘的化身，众人敬畏的对象——美国的首席执行官们。

在曼哈顿市中心，众多公司的总部高耸入云，在同一条大街上，坐落着卡内基音乐厅，一位头发乱蓬蓬的指挥正在和乐队排练。在百老汇往南几个街区的舞台上，一个怒气冲冲的导演正吃力地试图让演员领会他对某部著名戏剧的理解。他们似乎和企业大亨没什么共同之处，但两者所起的作用是类似的。在天真的旁观者看来，首席执行官不为公司生产产品，指挥不演奏乐器，导演也不演戏，但他们却要指挥产品生产者、演奏者和演员。没有他们，就不会有产品、音乐会或者表演。

领导这一角色在社会中崛起还是最近的事情，他们的作用是让其他人行动，而不是自己行动。早期音乐史上没有指挥，希腊剧场里也不需要导演。早期的战争不过是两群人的冲突，

①　1 英寸 =2.54 厘米。——译者注

每个人都按照自己的方式战斗，经过了 1 000 年之久才出现了将军。最高军事指挥官在战场上不再通过身先士卒来鼓舞军队，而是运筹帷幄，决胜千里，这在战争史上也不过是最近的事情。[1]

领导的作用与众不同，只有当某个组织（或有机体）的规模和复杂性达到一定程度时才会凸显出来。一旦领导的职能具体化为一个专门的角色，领导的智慧就在于在自我管控和控制有机体的其他部分之间保持一种微妙的动态平衡。一个明智的领导知道何时出手并执行自己的意愿，也知道何时退出，让其他人发挥主动性。

领导的角色虽然难以捉摸，但却非常关键。领导一旦失职，不论时间多么短暂，都会引发灾难。原本和谐动听的音乐会变得嘈杂刺耳，公司决策会停滞不前，一支伟大的队伍会怯懦退缩。事实上，一些历史学家是这样看待滑铁卢战役中拿破仑大军的惨败的：患有慢性疾病[2]的拿破仑饱受病情恶化之苦，这导致其领导力萎靡不振，因而一败涂地。

领导的角色虽然关键，但也难以捉摸。我小时候就想不通，既然我所听到的音乐来自乐队，指挥一点儿声音都没发出来，那么乐队为什么还需要这个站在台上手舞足蹈、滑稽可笑的人。我又想起我朋友三岁的儿子将朋友的工作描述为"坐在办公室里削铅笔"，而朋友实际上是一所重点大学某个大系的系主任。

这就像早期的神经科学文献对大脑其他各部分所扮演的角色进行了详细的描述，却对额叶只字不提。这样一来，额叶就被人们当成了华而不实的东西。多年以后，神经科学家才开始注意到额叶在认知方面的重要性。此后，一个关于额叶的复杂而又典雅的画面逐渐展开。我们将分析研究它。

执行力额叶

人类大脑是世界上已知最复杂的自然系统，其复杂程度可以媲美甚至超过了最复杂的社会经济结构。它是科学的最后疆界。美国国家卫生研究院将 20 世纪 90 年代确立为"大脑 10 年"。正如 20 世纪上半叶是"物理的时代"，20 世纪的下半叶是"生物的时代"一样，21 世纪初是"脑科学的时代"。

和大公司、大型乐队和大型武装力量一样，大脑的不同组成部分有着不同的功能。和人类的大型组织一样，大脑也有自己的首席执行官、指挥和将军，即额叶。准确地说，发挥前述作用的是额叶的一个部分，即前额叶皮质。不过为了方便起见，人们经常只说额叶。

和人类社会尊贵的领导角色一样，额叶出现得比较晚。在人类的进化史上，直到类人猿时期，额叶的发育才开始加速。作为人的意图、远见和计划的发源地，额叶是大脑的所有组成部分中最具有"人类"特质的一个部分。1928 年，神经科学家蒂尔尼提出，整个人类进化史应当被理解为"额叶的时代"。[3]

首席执行官是什么很难用一两句话说清楚，额叶亦是如此。它的功能并不是单一的、明确的。一个额叶发生病变的患者依然能四处走动，使用语言，识别物体，甚至可以记忆信息。但就像一支群龙无首的武装力量，一旦没有了额叶，认知便开始解体，最终分崩离析。在我的母语俄语中，有这样一种表达——"一个没有沙皇坐镇的头脑"。这种表达可能是用来描述额叶损伤对行为的影响的。

额叶不仅尊贵，而且神圣。朱利安·杰恩斯在其著名的文化神经心理学论文中进一步阐释了原始人类所认为的来自外部的神的声音[4]其实是大脑内部产生的执行命令。因此，在人类文明早期所诞生的执行功能，极有可能是宗教信仰产生的原因。

艺术史学家注意到了米开朗琪罗在西斯廷教堂所画的天顶壁画《创世记》中的一个有趣细节。上帝长袍的外形酷似大脑的轮廓。而指向亚当、使之成为人的上帝指尖，正是从前额叶皮质所在的位置伸出的。用朱利叶斯·迈耶·格拉夫的话来说就是："米开朗琪罗笔下点化亚当成人的上帝指尖所蕴含的天才灵光，比其所有前辈的完整作品所蕴含的天才灵光还要多。"[5]没有人知道这个寓意是米开朗琪罗有意为之，还是纯属巧合，极有可能是后者。但是，在形容额叶对人性的深远影响方面，再没有比这幅作品更具感染力的了。额叶的确是"文明的器官"。

由于额叶的作用不是单一的、明确的，有关大脑组织的早期理论认为其不具有任何重要作用。事实上，额叶曾经被称作"沉默的脑叶"。不过，在过去几十年中，额叶已经成了大量科学研究的焦点。迄今为止，我们对额叶功能的理解，尤其是对前额叶皮质的理解远未完成，而且时常因为缺乏更精准的概念而陷入一种诗歌化的比喻。额叶在目标、目的的形成方面以及制定具体的行动方案以实现这些目标方面处于核心地位。额叶负责选择、协调并合理运用实现前述计划所需的认知技能。最后，额叶还负责评估我们的行为是否成功实现了我们的意图。对猴子的细胞外记录研究还表明，额叶在对环境和复杂行为进行抽象表征方面也发挥了重要的作用。[6、7]

人类认知具有前瞻性和主动性，而非被动的。认知受到目标、计划、抱负、野心和梦想的驱动，它们都着眼于未来而非过去。这些认知动力的形成有赖于额叶，并和额叶一同进化。从广义上讲，额叶是有机体从过去中解放出来并投射到未来的机制。额叶赋予有机体创造事物的神经模型的能力。神经模型是人类希望其成为现实的尚不存在事物的模型，也是愿望现实化的前提。

为了形成对未来的内在表征，大脑必须要有将先前经验中的某些元素进行重组的能力，重组的结果与之前所有的实际经验都不相似。为了实现这一点，有机体除了必须具备形成内部表征，也就是对外部世界进行建模的能力，还必须具备操作并转换这些模型的能力。我的朋友，一位极具天赋的数学家曾说，有机体除了必须具备借助心理表征理解世界的能力，还需要具备利用心理表征进行创造的能力。有时候我会用"美人鱼"的比喻来解释额叶在形成心理表征方面的独特作用。你不需要用额叶想象"人"在脑海中的形象，也不需要想象"鱼"的形象，因为"人"和"鱼"都是已有的经验。但是，你需要用你的额叶形成对"美人鱼"的心理表征，因为你在实际生活中遇见"美人鱼"的概率极低。

系统化的工具制作是人类认知的一个基础特点，可以说它也取决于上述能力，因为自然环境中并不存在现成的工具，要想把工具制作出来，首先要想象工具的样子。换句话说，额叶这个能够创造并存储尚不存在的形象的神经机制的发育可以被看作工具制作的前提，因此也是人类进化和人类文明的前提。

此外，语言所具有的创造新概念的生成能力也可能建立在该能力之上。前额叶皮质赋予人类对内在表征进行操作和重新组合的能力，这一能力的出现恰恰与额叶的进化同步。人们通常不把语言的出现与人类进化后期额叶的出现联系在一起，但语言生成能力更可能是由额叶赋予的，而非所谓的神秘的"语言本能"[8]使复杂的命题结构成为可能。迈克尔·厄尔曼[9]的一篇关于语言的神经生物学论文也蕴含了这一观点。前额叶皮质在对语言固有的"开放性"生成能力的运用方面起到了关键的作用。由彼得·哈古尔特[10]率领的一个由荷兰籍神经科学家组成的科研团队运用 fMRI（功能性磁共振成像）非常清楚地展现了这一点。在正常受试者听到包含语义冲突（如"火车是酸的"）或者事实冲突（说错荷兰火车的颜色）的陈述句时，他们的左侧下前额叶皮质会变得异常活跃。

因此，执行功能和语言几乎同时发展是一个适应性的高度偶然事件。语言提供了构建模型的方法，执行功能提供了操作模型和在模型上进行操作的途径。用生物学语言来表述就是，额叶的出现是运用语言固有的生成能力的前提。对于相信进化过程中存在极强不连续性的人来说，语言和执行功能在发展中的融合可能是人类出现量子跃迁背后的决定性力量。

　　在所有的心理过程中，目标的形成是最以行为者为中心的一种心理活动。目标的形成关乎"我需要"，而非"是这样"。因此，制定目标这一能力的出现必定与对自我的心理表征密不可分。毫无疑问，自我意识的出现也与额叶的进化有着错综复杂的联系。上述所有功能都可以被理解为是元认知的，而非认知的，因为它们没有指向某个具体的心理技能，而是为所有的心理技能提供了一种包罗万象的组织形式。因此，一些学者将额叶的功能称为"执行功能"，意思是额叶就像公司的首席执行官。

　　我觉得，将额叶比作乐队的指挥似乎更贴切。但是，为了充分了解额叶这个指挥的作用和职责，我们首先得认识它所指挥的乐队。

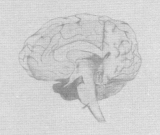

大脑的结构：
初步认识

第 2 章

微观视角

大脑由数千亿细胞（神经元和神经胶质细胞）组成，这些细胞经由一些通路彼此相连（树突和轴突）。有若干种神经元和神经胶质细胞。神经元之间的某些通路集中在局部，是从神经元的近端伸出的。还有一些通路是从远端伸出的，形成彼此相连的细长神经结构。这些细长的通路上覆盖着白色脂肪组织——髓鞘。髓鞘能够协助神经元内产生的电信号（动作电位）的传递。神经元和短的局部连接一起组成了灰质，大量长髓鞘通路组成了白质。每个神经元都与大量其他神经元相连，神经元之间以极其复杂的方式进行互动。因此，这个看上去复杂得让人匪夷所思的网络实际上是由一些相对简单的元素组成的。

对简单元素进行重复排列可以形成高度复杂的事物，这一原则似乎是放之四海而皆准的，并且在自然界（以及文化界）中有多种形式的体现。以语言为例，成千上万的单词、句子和陈述都是由几十个字母组成的；以遗传密码为例，有限的基因通过组合可以形成几乎无限种变体。

虽然神经元产生的是电信号，但神经元之间是通过化学信号进行通信的。大脑的多个生化系统就与上述复杂的结构交织在一起。神经元之间借助被称作神经递质和神经调质的生化物质进行通信。神经元胞体形成的电信号（动作电位）沿着通往其他神经元的通路（轴突）传导到轴突的末端（轴突和树突的接触点）。轴突的末端有一个被称为突触的间隙。传导过来的动作电位释放出少量化学物质（神经递质），神经递质像穿越河流的竹筏一样穿越突触，附着在受体上。受体是位于突触另一端的高度专门化的分子。这一过程完成后，突触中的神经递质会在一些特异性酶的作用下分解。与此同时，突触后受体的激活会引起另一种电位变化——产生突触后电位。多个突触后电位同时出现又会引起新的电位变化，该过程将在平行和连续的通路上重复成千上万次。这是极度复杂的信息编码过程得以进行的前提。

我们不断地发现新的神经递质和神经调质。迄今已经发现了几十种神经递质和神经调质，如谷氨酸、γ-氨基丁酸、血清素、乙酰胆碱、去甲肾上腺素和多巴胺等。一些神经递质，如谷氨酸和γ-氨基丁酸，在大脑中几乎无处不在。每种神经递质可以和若干种受体相结合，一些受体随处可见，而另一些受体只有某些特定的区域才有。有时候，我们也会用"神经递质"这个术语泛指神经递质和神经调质两种物质。但在通常情况下，我们会根据这两种物质的作用时间进程和它们在神经解剖学意义上的分布，使用更细致的术语对它们进行区分。包括谷氨酸和γ-氨基丁酸在内的神经递质的作用比较迅速，负责大脑中的局部相互作用。相反，包括多巴胺、去甲肾上腺素、血清素和乙酰胆碱在内的神经调质的作用比较缓慢，受脑干核团的控制，经由长轴突对距离较远的大脑区域施加影响。多巴胺与额叶功能的联系尤其密切，是我们此后讨论的一个重点。多巴胺的 D1 类、D2 类和 D4 类受体在额叶的执行功能中起着不同的作用，[1]如果用药物阻止它们发挥作用，包括工作记忆在内的额叶的若干重要功能将会受到干扰。[2]但是，我们不能想当然地认为其他神经调质在调节额叶的执行功能方面完全不起作用。因而已被证实的是，额叶中的血清素耗减时，会导致认知不灵活，这也是额叶功能障碍的最常见的后果之一。[3]我们对广义上的认知和执行功能的生化基础的理解远未完成，还需要进一步探索。

大脑可以被看作两种高度复杂的组织（结构上的和化学上的）的耦合。这种耦合使得该系统整体的复杂性急剧增加。信号源的活动会在其作用目标的影响下被修改，这种普遍存在的反馈循环（局部的和全局的，结构的和生化的）又让系统的复杂程度进一步增加。因此，大脑能够产生无数种激活方式来应对外部世界的无穷状态。神经元是大脑的微观单元，神经元之间的连接模式也就是大脑的微观组织。

当有机体收到新的外界信号时，突触的连接强度（神经元之间信号通路的便利程度）、局部生化和电学性能会逐渐变化。这就是我们今天所理解的学习过程。[4]

宏观视角

神经元组成核团和脑区这两种紧密结合的结构。每种结构都由几百万个神经元组成。核团和脑区是大脑的宏观单元，它们之间的连接模式是大脑的宏观组织。大脑是一个高度互通的系统，核团和脑区之间的主要连接所组成的架构构成了整个大脑体系的俯瞰图，这对研究大脑体系非常有用。

为了加深理解，我用树打个比方。树有树干和树枝，树枝又有分叉，在分叉的末端结有果实。在某种程度上，大脑也是以类似的方式被组织的。我们可以将大脑理解为一棵唤醒、激活树。大脑的"树干"负责提供各种大脑结构发挥功能所需的总体生理唤醒和激活，这里的"树干"就是大脑结构的关键——脑干。脑干的严重损伤会扰乱人的意识，甚至可能导致昏迷。脑干核心部位的结构非常紧密，内部有大量的核团，生成了一个错综复杂的通路系统。在许多情况下，核团及其投射在生化方面是特异性的，与某种特定的神经递质相关；在其他情况下，它们的生化性质非常复杂，涉及若干种神经递质。它们就是"唤醒树"的"树枝"及其"分叉"。每个"树枝"都有对应大脑不同部分的投射，以确保大脑被激活。几十年前，这些"树枝"往往被统称为上行网状激活系统（ascending reticular activating system，ARAS）。[5] 如今，人们在识别其独特的神经解剖学和生化成分并对这些成分进行单独研究方面取得了越来越多的进展。某个"树枝"受损不会扰乱整体意识，但大脑的某个特定功能会因此受到影响。"唤醒树"的各个"树枝"对应着大脑的不同部分，大脑各部分有其自身独特的功能。

大脑中有一些皮质下结构。在进化过程中，皮质下结构的发育早于大脑皮层。数百万年来，皮质下结构指导着各种生物的复杂行为。现存的爬行动物和鸟类大脑中新皮质的表征最少。[6] 在动植物进化史上，在一个古老的前皮质大脑中可以发现丘脑和基底神经节这两种结构。在进化早期，中央神经系统被分为左右两个部分。因此，此处讨论的大脑结构都由左右两部分组成，成对出现。

虽然丘脑和基底神经节在功能上有所交叉，但它们的大部分功能是截然不同的。在古老的前皮质大脑中，丘脑主要负责接收并处理来自外部世界的信息，而基底神经节主要负责运动行为和动作。因而从很早的时候起，大脑的结构似乎就有了知觉和行动的基本区分。"唤醒树"伸出两个主要的"树枝"，背侧"树枝"只与皮质下的知觉机制相连，腹侧"树枝"则与某个行动机制相连。

虽然丘脑一般被当作一个单一结构，但它实际上是许多核团的集合。一些核团负责处理各种不同类型的感觉信息，包括视觉、听觉和触觉等。其他丘脑核团负责将各种类型的感觉信息综合起来。丘脑中有一个复杂的输入位阶。丘脑的背内侧核的位阶最高，它与额叶的关系极为密切。其他中线丘脑核团不具有特异性，负责各种形式的激活。[7]

与丘脑密切相关的是下丘脑。丘脑负责监控外部世界，下丘脑则对有机体的内部状态进行监控并使其保持适当的自我平衡状态。下丘脑也是不同核团的集合，每种核团都对应着一种与众不同的体内平衡状态，包括食物和液体的摄入、体温等。丘脑和下丘脑一起被称作间脑。[8]

基底神经节包括尾状核、壳核和苍白球。在前皮质大脑中，这些结构对行动的启动和运动的控制起着极其关键的作用。在进化了的哺乳动物大脑中，基底神经节受到额叶的特别控制并与之密切合作。事实上，这种合作非常紧密，以至于我倾向于认为尾状核就是广义上的额叶的一部分。

被称作杏仁核的大脑结构也是一种基底神经节，但它的功能有所不同。杏仁核调节的是有机体与外部世界的关键互动，关系到个体和物种的生死存亡，包括攻击或逃跑的决定，是否进行交配，是否摄取食物，等等。杏仁核会从生存价值的角度对情况迅速进行先于认知的情感评估。[9]

小脑是脑干背部（神经解剖学家称其为背侧）的大型结构。小脑的解剖学结构与整个大脑的解剖学结构相似：有一个叫作小脑蚓体的核心区域，还有两个在结构上高度一致的小脑皮质半球。小脑对运动的作用非常关键，在协调感觉信息和精细动作方面的作用尤其突出。而且，由于小脑所含神经元的数量多达 500 亿个，几乎是大脑所含神经元数量的一半，研究人员总是怀疑小脑对其他功能也很重要。特别地，研究已经证明，小脑与额叶的关系非常密切，小脑还参与了复杂的规划。[10、11]这与神经解剖学上的研究发现相吻合，与背外侧前额叶皮质相连的小脑区域似乎是与背外侧前额叶皮质同时进化的。MRI（磁共振成像）研究表明，小脑这些区域的面积异常大；DTI（弥散张量成像）研究表明，人类小脑的这些区域所含的纤维数量远远超过非人灵长类生物。[12]

大脑皮层出现于大脑进化晚期，先是古皮质，然后是旧皮质。[13] 它们包括海马体和扣带回。海马体由紧靠颞叶区内侧（用神经解剖学的术语来说是紧靠颞叶区"近中"）的两个细长结构组成；严格来说，海马体的英文应当是其复数形式"hippocampi"，因为大脑中存在两个海马体，分别位于左右半脑。海马体对记忆的作用非常关键；真正的问题是它的作用究竟有多大。一些科学家认为海马体是专门用来进行空间学习的。[14] 我认为这是一种从动物实验中得出的狭隘观点，因为在动物实验中，空间学习是唯一可以实现的记忆研究范式。还有一些科学家认为，人脑中的海马体在言语记忆中也发挥着作用。[15] 海马体在记忆中究竟扮演着什么角色？虽然人们对此仍争论不休，但大部分神经科学家都不再认同海马体实际上就是记忆的"仓库"这一观点了。相反，海马体很可能在没有实际外部刺激的情况下，通过激活分布广泛的新皮质神经元，促进包含记忆的新皮质回路形成，从而使赫布"一起放电的神经元连在一起"的原则逐渐显现出来。随着新皮质记忆表征变得越来越稳定，海马在记忆中的作用就逐渐减弱了。[16、17、18、19]

大脑皮层的另一个部分叫扣带回，紧挨着覆盖胼胝体的半脑的内侧表面。人们对扣带回作用的了解并不彻底，但扣带回的确与情感有关。杏仁核、海马体和扣带回组成了所谓的边缘系统，[20] 这是一个有点过时的概念，它表明杏仁核、海马体和扣带回这三个结构功能统一。不过，这一概念的启发价值受到了越来越多的质疑。被认为是用来处理不确定性的前扣带回与额叶的关系非常密切。[21] 在某种意义上，它也是广义上的额叶的一部分。左背外侧前额叶皮质与左前扣带回之间、右背外侧前额叶皮质与右前扣带回之间存在某种功能上的统一性，因为它们负责协调的大脑功能明显都是单侧的。[22] 通过接下来的讨论，我们将了解背外侧前额叶皮质和前扣带回的功能在何种程度上有联系。

最后，在进化过程中出现了新的大脑皮层，[23] 这是一层紧贴大脑的薄皮质，有着和核桃一样褶皱的脑回。大脑皮层的皮质有着自身错综复杂的组织。它有六层，每一层都有自身独特的神经元成分。新皮质的一部分形成了贯通各层的垂直柱状结构，代表不同的功能单元。新皮质的出现给信息处理方式带来了巨大的改变，赋予大脑更强大的计算能力，也让大脑变得更加复杂。大脑皮层内同样分为左右两个部分。新皮质层面同样有知觉和行为系统的区分，大脑皮层的后部负责知觉，前部负责行为。虽然有这样的区分，但新皮质内部的联系还是比皮质下边缘系统内部的联系更加紧密。我们之后会讲道，这可能是其具有适应性的原因（参见第 3 章 "大脑的自治和控制"一节）。

新皮质的出现打破了大脑内部的力量平衡。过去能够单独发挥某些作用的古老皮质下结构，如今不得不服从新皮质，并在这个全新的神经组织的阴影之下发挥一些辅助功能。对试图理解这些功能的科学家来说，这种全新的关系让人十分困惑：这些皮质下结构在大脑皮层诞生之前发挥的作用与它们今天在皮质发育完全的大脑中发挥的作用可能不尽相同。不过，我们对大脑皮层诸多方面的理解，要比对丘脑或者基底神经节功能的理解准确得多，虽然在某种程度上，大脑皮层更 "高级"。

新皮质由不同的细胞结构区域组成，每个区域都有独特的神经元构成和局部连接模式。新皮质具有多样化的功能，但不同功能和细胞结构区域之间不存在简单的一一对应关系。新皮质由四个主要的脑叶组成，每个脑叶都与某种特定的信息类型相关：枕叶负责处理视觉信息，颞叶负责处理声音信息，顶叶负责处理触觉信息，额叶负责处理运动信息。

在大脑皮层进化的晚期，有两个重大的进展，即语言的出现和执行功能的迅速提升。我们将会看到，语言通过分散的形式将自身与大脑皮层的不同区域联系起来，从而在新皮质中占据了一席之地。位于额叶前部的大脑"指挥所"——前额叶皮质具备了执行功能。额叶在进化晚期经历了爆炸式的扩张。

科比尼安·布罗德曼认为，[24]前额叶皮质及其类似物占人类皮质总量的29%，占黑猩猩皮质总量的17%，占长臂猿和猕猴皮质总量的11.5%，占狐猴皮质总量的8.5%，占狗皮质总量的7%，占猫皮质总量的3.5%（见图2.1）。

相较于其他皮质区域，前额叶皮质有若干种独特的绘制方法。一种是基于所谓的细胞结构图的绘制方法，即根据皮质的形态学差异将大脑区域一一编号（见图2.2）。使用最广泛的皮质细胞结构图的作者是布罗德曼，因而这些皮质区域也被叫作"布罗德曼分区"。[25]布罗德曼分区中的前额叶皮质包括区域8、9、10、11、12、13、44、45、46和47。[26]前额叶皮质中最多的是粒状神经细胞，大部分位于第四层。[27]

还有一种与上述方式大致相当的通过皮质下投射的方式来描绘前额叶皮质的方法。这种方法通常要用到一个特殊的皮质

下结构 —— 丘脑背内侧核。在某种意义上，它是丘脑核团内整合发生的汇聚点或"顶点"。这时候前额叶皮质被看作丘脑背内侧核的投射指向的区域。研究人员有时候也借助前额叶皮质的生化通路对其进行描绘。这时候的前额叶皮质被看作中脑皮层多巴胺系统的投射指向的区域。用不同方法对前额叶皮质进行描绘得到的轮廓大致相同（见图 2.3 ）。

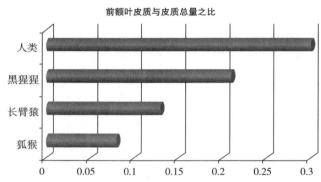

图 2.1　不同猿猴类和灵长类物种的前额叶皮质与其皮质总量之比

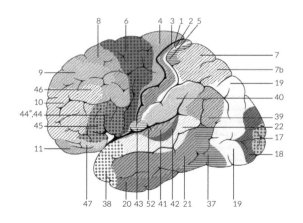

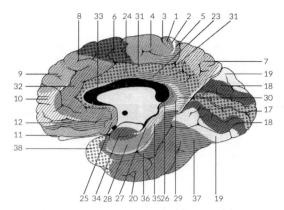

图 2.2　布罗德曼之后的细胞结构区域皮质图

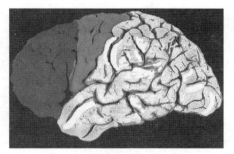

图 2.3　前额叶皮质（深色阴影）
与额叶（浅色和深色阴影的结合区域）的关系图

　　大脑的进化与脑科学的发展之间存在一种有趣的一致性
（我们之后再来探讨这一问题），人们对前额叶皮质的研究兴趣
出现得也很晚。休林斯·杰克逊[28]和亚历山大·卢里亚[29]等
了不起的科学家和临床医生开始逐步揭示它的奥秘，在过去几
十年中，安东尼奥·达马西奥[30]、杰奎因·弗斯特[31]、帕特里
夏·戈德曼 – 拉基克[32]、唐纳德·斯塔斯和弗兰克·本森[33]等

人的研究成果进一步揭开了额叶的神秘面纱。

大脑"指挥所"及其连接

在作战单元中，指挥所能够发挥多大的作用是由它的通信线路决定的。正因为其执行功能，额叶或许是大脑中连通性最好的部分。额叶几乎与大脑每一个不同的功能单元都直接相连。[34、35] 额叶与负责知觉整合的最高级别的结构——后联合皮质相连，也与参与各种运动控制和移动的运动前区皮质、基底神经节和小脑相连。前额叶皮质与丘脑中负责神经元整合的最高级别的结构——丘脑背内侧核相连，也与对记忆起关键作用的海马体及其相关结构相连，还与对情绪和应对不确定性起关键作用的扣带回相连。此外，前额叶皮质作为大脑的"指挥所"，还与负责调节物种个体成员之间大部分基础关系的杏仁核相连，与负责控制关键的自我平衡功能的下丘脑相连。最后，它还与负责激活和唤醒的脑干核团相连。

在大脑内部的所有结构中，只有前额叶皮质处于紧密相连的神经通路网络中。这种独特的连通性使得额叶非常适合协调和整合其他所有大脑结构的工作，额叶作为整个"乐队"的"指挥"确实是实至名归。前额叶皮质复杂的连通性也使得它能够在多种信息之间建立任意的联系；在形成"人"或"鱼"的心理形象方面，前额叶皮质并不发挥作用，但是，要想形成"人鱼"的心理形象，就得前额叶皮质出马了（也就是把"人"的形象和"鱼"的形象结合起来）。事实上，前额叶皮质里有大量的神经元，这些神经元一旦被激活，就会建立各式各样的"结合式"连接。[36] 这种倾向的深远影响在于前额叶皮质具有生成功能，这意味着前额叶皮质不仅能够在直接经验的基础上形成神经表征，还能够在没有直接经验的情况下生成神经表征。我们将会了解到，过度的连通性极易让额叶罹患疾病，就像在政治、经济和军事组织中，领导最终为下属的错误负责一样。值得注意的是，并不是大脑通过感觉系统接收的所有的信号都会被传递给额叶；很明显，输入的信息中有一大部分都被过滤掉了。[37] 此外，前额叶皮质的各部分的整合程度可能会提升，这很可能与它们距离额极较近有直接关系，我们将在接下来的章节中继续探索这一问题。

之后我们会看到，前额叶皮质作为大脑内部结构中比较独特的一个，似乎包含了整个皮质的地形图，这一观点最初是由休林斯·杰克逊[38] 在 19 世纪末提出的。前额叶皮质的这一属性被认为可能是意识，也就是内知觉（inner perception）的关键前提。由于原则上，我们的精神世界的许多方面可能都是我们意识的焦点，有理由相信，一定有一个所有神经基质汇聚的区域。将这个观点推到它的逻辑极限，就会得出一个颇具争议的命题，即意识——发达大脑的最高表达——的进化，与前额叶皮质的进化是同步的。"自我"这一概念是有意识的大脑的关键特征，而且研究人员已经用实验数据佐证了仅有类人猿具有"自我"意识这一观点，而前额叶皮质恰恰仅在类人猿的大脑中占据主导地位。将一个鲜艳的标记放在动物的额头，然后把动物放在镜子前面，再观察它们的反应。在此类实验中，大部分哺乳动物会把它们的镜像认成其他动物，但黑猩猩会试图把额头上的标记拿掉，这意味着黑猩猩理解镜子中的影像其实是自己。我必须承认，当我用自己的斗牛獒布里特做这个实验的时候，它的反应更像类人猿而不是狗。不过，犬科动物对嗅觉的依赖大于视觉，这可能会让我们的镜子实验站不住脚。

虽然我们已经触碰到了"意识"的潘多拉魔盒，但我一点儿都不想打开它。我一向认为"意识"这个概念的内涵远不如它看起来那么丰富。在我看来，拥有新皮质就等于拥有了意识，尤其是它的联合区域；意识体验现象只是在足够长的时间内以相当的强度激活一个足够广泛的新皮质网络。在这一点上，我和杰奎因·弗斯特以及杰弗里·霍金斯的观点是一致的。[39、40]换句话说，经验如果要生成意识，就必须在新皮质中被表征，多模态联合皮层（前额叶皮质、顶下皮质和颞下皮质）哪怕不是单独起作用，也或多或少要参与其中。意识体验本身（或者说是让意识集中在一个经验或思想上）就是以相当的强度，在足够的时间长度和空间范围内激活相应的网络。对意识做这样的理解有助于对一些事实进行解释乃至预测，比如，储存在左半脑的表征更容易形成意识体验（我们将在接下来的讨论中进一步明确这个观点，尤其是在第 13 章）。换个角度来讲，意识丧失了其在神经科学中的"圣杯"地位——好像它具备一种神秘的、至今仍未被发现的专门机制。我知道这种主张可能会让我的一部分同行感到失望，甚至听上去显得有些轻率，但这就是我现在真诚地相信的观点，当前也没有什么神经科学的文献能够让我转变想法。不过，由于我不是一个竞选要职的政治家，所以我保留改变想法的权利，我正在思考一些实验，这些实验的结果也有可能促使我产生新的观点。

那么，为什么神经科学家和大众对"意识"这一概念如此执着，以至于认为"意识在心智运作中居于核心地位"是一个不证自明的假设呢？我有一个让人颇为尴尬的答案：因为人们很难摆脱旧的上帝观念。对意识机制的探寻并不代表着前进，而是代表着后退。身心二元论名义上已经被摒弃，但实际上并非如此。我们虽然对灵魂闭口不谈，但如今我们改称其为意识，就好像一些人不再谈论神创论，却对"智能设计"侃侃而谈一样。虽然我们可能会为一些陈旧、过时的解释性结构感到尴尬，觉得应当在学术上摒弃它们，但它们太根深蒂固了，我们无法将它们从思维中完全消除。我们赋予它们不同的名称，给它们的回归打开了方便之门。和许多当代的皈依者一样，我们依旧偷偷地崇拜古老的神明——伪装成意识的灵魂。

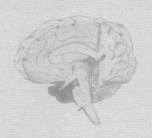

乐队前排:
大脑皮层

第 3 章

声音和乐手

为了清楚地理解指挥的作用，我们必须对乐队的复杂性有充分的认识。大脑是一个由众多"乐手"组成的大型"乐队"，这些"乐手"包括技巧、能力和知识等 —— 共同组成了我们的精神世界。毋庸置疑的是，大脑"乐队"中最杰出的"乐手"都集中在新皮质中。

科学家一直以来都为复杂的、功能多样的大脑而着迷，其中最让他们痴迷的莫过于大脑最高级的部分大脑皮层了。大多数人都在大学教科书上或旧货店的货架上见过一些古老的颅相图。虽然现如今人们斥其为古怪的骗术，但它们却代表着 19 世纪初期人们对大脑组织最深刻的理解。当时，颅相学之父弗朗茨·约瑟夫·加尔发表了他极具影响力的著作。[1] 颅相学家观察头骨表面的突起，并把它们与个人的思维能力和个性特点联系在一起，然后将这些联系绘制成精细的图谱，并将特定的思维特质放置在大脑的特定区域中。

从当代科学的角度来看，颅相学的研究角度从一开始就是错误的。颅相学与神经科学的关系就好比炼金术与化学的关系。颅相学是史前的神经科学，而不是早期的神经科学。但是，颅相学首次将大脑皮层当作不同区域的集合，当作整个乐队而不是一件单一的乐器，而且试图找出这个乐队的乐手。

　　颅相学家认识到，我们都拥有某些认知技巧（阅读、写作和计算），具备一些特质（勇气、机智和鲁莽），秉持某种态度（喜爱、轻蔑和犹豫）。乍一看，这些词语的含义似乎是不言而喻的，人们可能会认为上述大脑特性中的每种都应当在大脑中占据与众不同的位置，这就是 150 年前人们的普遍认识。但是科学家后来认识到，人类语言对种种心理特质和行为的描述方式与这些特质和行为在大脑中的存在方式不是一一对应的。今天，我们仍然认为大脑皮层中存在许多功能各异的区域。不过，我们使用截然不同的科学语言来描述这些有着明显区别的功能。对比一下图 3.1 和图 3.2。前者是 19 世纪初加尔绘制的颅相图。后者绘制于 20 世纪初，作者是著名的神经科学家克雷斯特。[2] 虽然图 3.2 显然也不是现在通用的，但它已经和我们今天所理解的神经组织原则非常接近了。

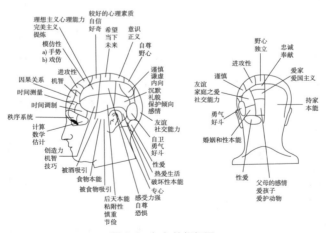

图 3.1　加尔的颅相图

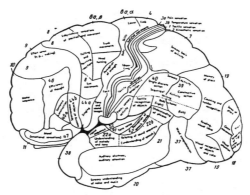

图 3.2　克雷斯特之后的皮质功能定位图

　　我们可以从这两幅图中看出人们在对大脑的认知方面的转变。两幅图的区别体现的不仅仅是知识的积累，还有范式的变化，而完成这一转变用了将近一个世纪。在各个知识领域，用来描述该领域的日常语言和科学语言之间都有巨大的差异。人们用日常语言来描述由桌子、椅子、石头、河流、花朵和树木等组成的世界。早期的信仰体系，作为科学的古老前身，尝试通过为日常生活中的各种事物创造各自的神来解释世界。

　　相比之下，科学语言用一些往往无法通过简单观察感知的单元来描述世界。物理学语言用原子和亚原子粒子来描述世界，化学语言则用分子来描述世界。当代的脑科学好比是门捷列夫时期的无机化学，已经找到了自己的组织原则和适合的科学语言。该领域还处于不断变化中，从加尔的颅相图到克雷斯特的皮质功能定位图的转变恰好反映了这一变化过程。颅相学提到的一些特点，诸如占有欲、尊敬或自尊等，可能是极易理解的常识，但它们在大脑中并不具有与之对应的单独功能区。

假设你正在聆听由一组陌生的、从未见过的乐器所演奏的复杂音乐，同时也想弄清楚这些乐器都是什么，有多少个，它们分别在此次音响体验中发挥了什么作用。你所听到的乐曲或响亮或沉静，或柔和或刺耳，但这些描述又怎么能够跟乐队的实际组成一一对应呢？这就是一代又一代的神经科学家需要面对的挑战，他们能够运用的只有少数不够精准的工具，在这样的条件下从事研究，实在有点像盲人摸象。负责认知的真正"乐队"通常很难通过日常的术语来理解。确实，克雷斯特的皮质功能定位图上诸如"触觉识别"之类的概念和我们的日常感觉、思维和行动又有什么关系呢？

如果结构和功能之间存在联系，大脑形态学上的一些特征就能够为我们的探寻提供一定的帮助。大脑皮层有两个半脑，每个半脑都由四个脑叶组成，分别是枕叶、顶叶、颞叶和额叶。传统理论认为，枕叶与视觉信息相关，顶叶与触觉信息相关，颞叶与听觉信息相关，额叶与运动功能相关。左半脑和语言相关，右半脑和空间处理能力相关。但在过去几十年里，这些根深蒂固的认识有不少受到了新发现和新理论的挑战，我们将会在本书接下来的章节中介绍这些新发现和新理论。

诺亚的困境和大脑景观

在过去几十年里，半脑特化成了通俗文学所热衷的话题。对"右半脑"和"左半脑"疗法、"右半脑"和"左半脑"特征、"右半脑"和"左半脑"个性的讨论非常普遍。但是，我们必须意识到，两个半脑的共同之处其实比它们的差异要多得多。正如位置相近但分别坐在通道两边的乐手演奏类似的乐器一样，半脑特化也不过是基于同一基础主题的两个平行变体。在这个主题之下，枕叶参与视觉，颞叶参与听觉，顶叶参与触觉和躯体感觉。但是，人脑远非一些仅限于专门用途的感觉装置的集合。我们能够识别复杂的图案，理解语言，分析数学关系。这些和其他复杂心理功能的神经基础是什么？我们将会了解到，大脑这个"乐队"是由众多"乐手"组成的，它们对"乐队"整体所做的贡献很难用简单的定义表达清楚，它们的"座位安排"既复杂又灵活，这真的像一场抢椅子游戏。

神经科学家一直通过脑损伤的后果来理解正常大脑的工作原理。其蕴含的逻辑用最简单的形式表达就是：假设大脑 A 区域受损，只影响了认知功能 A 的发挥，而认知功能 B、C 和 D 一切正常；相反，假设大脑 B 区域受损，只影响了认知功能 B 的发挥，而认知功能 A、C 和 D 一切正常；以此类推。我们最终就可以得出"区域 A 负责功能 A，区域 B 负责功能 B"的结论（见图 3.3）。

得出该结论的方法叫作双重分离原则（principle of double dissociation），也是经典神经心理学领域一直沿用的核心方法。该方法在帮助人类理解大脑和认知之间的复杂关系方面做出了卓越的贡献，迄今为止没有哪一种研究方法能够与之媲美。但是，双重分离原则也存在不少缺陷。在一个具有高交互性的大脑中，某个区域的损伤可能会影响其他区域的功能。受损的大脑会经历各种形式的自然重组（因为大脑具有可塑性），因而

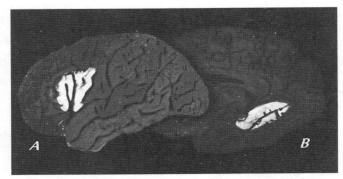

注：A. 布鲁卡语言区：语言的某些方面受影响，面部识别不受影响。B. 梭状皮质：面部识别的某些方面受影响，语言不受影响。

图 3.3　双重分离

将受损的大脑当作功能正常的研究模型是极具迷惑性的。虽然存在上述缺陷，但这种方法为我们提供了丰富的关于大脑的有用信息，我们有关大脑功能的所有当代理论或多或少都是在这些信息的基础上得出的。

脑损伤对认知的影响不仅能够回答"在哪里"的问题，而且能够回答"是什么"的问题。通过观察认知瓦解的各种方式，我们开始理解自然是如何将大脑功能"分割"成特定的认知操作的，又是如何将这些认知操作映射到大脑当中的。

在过去几年里，强大的功能性神经成像方法的出现给认知神经科学的研究带来了翻天覆地的变化。正如我们之前提到的，这些方法包括 PET（正电子发射断层成像）和 SPECT（单光子发射计算机断层扫描），尤其是 fMRI。从放射性物质的辐射到局部磁场的改变，虽然这些方法所依据的物理原理各异，但它们都有一个共同点：通过这些方法，我们能够直接观测到研究对象在参与各种各样的认知任务时其大脑各部分的生理活动。美国著名心理学家迈克尔·波斯纳认为，功能性神经成像对认知神经科学的影响好比望远镜对天文学的影响。正如 17 世纪初望远镜的发明使人们对宇宙进行直接观测成为可能，借助 20 世纪末发明的功能性神经成像，人类实现了历史上首次对大脑活动的直接观测。

但是，功能性神经成像也有其自身的缺陷。大部分功能性神经成像技术无法直接测量神经活动，而是需要运用间接测量的方法，也就是运用"标记物"，如血流量和葡萄糖代谢等。不过，大量证据表明，这些标记物能够准确地反映神经活动的水平。另一个局限与我们识别激活源并将激活的不同方面与特定的心理操作联系起来的能力有关。神经科学家正在研发越来越强大的统计方法来解决这一问题。还有一个问题涉及任务的难易程度和成像设备（fMRI、PET 或者 SPECT）的信号强度之间的关系。当研究对象逐渐熟悉并掌握任务后，信号强度通常会减弱。[3] 原则上，这意味着一个高度自动化的、毫不费力的"简单"任务不会产生能够被检测到的信号。但是简单的、毫不费力的认知任务也不是发生在颅外的。它们也是发生在我们大脑中的活动，大脑损伤也会对它们造成持续影响。事实上，我们的大多数心理过程都是毫不费力的和自动化的，就像借助了自动驾驶仪一样。与之相比，那些费力的、有意控制的认知任务仅仅占人类心理活动的一小部分。

有这样一种可能，即功能性神经成像设备目前能够提供给我们的解决方案将我们的成像能力限制在了相对费力的任务上，而那些毫不费力的、自动化的任务并没有产生可以观测到的信号。而在实验当中，大部分比较复杂的认知任务很可能同时包括费力的认知和轻松的认知两部分。由于这些成像设备只反映了孤立的波峰，忽略了不可见的波谷，它们得出的激活"图景"可能是具有迷惑性的。你看到的很可能只是真相的一小部分。想要通过功能性神经成像数据来推测出某项认知任务的大脑激活模型，有点儿像在洪水暴发后，诺亚试图通过观察阿勒山露出水面的部分来推测出美索不达米亚平原的地形一样。在严格的定量任务中，理解信号强度与任务难度的关系，将有助于我们更好地理解通过 fMRI 和 PET 获得的认知激活数据。只要我们认识到已有神经成像技术的局限，对研究结果不要照单全收，而是批判性地予以使用，那么这些技术对认知神经科学来说就是极其宝贵的研究工具。

新的科学方法的出现往往是激动人心的。与此同时，它们也可能颠覆已有的假设。大多数科学发现都是在原有知识的基础上进行拓展和阐述，而不是对原先的知识予以全盘否定。科学研究停滞不前是比较罕见的情况。当这种情况发生时，原有假设就会受到驳斥，人们会转而支持完全不同的设想，我们称其为"范式转变"。科学方法的进步和概念的突破之间存在何种关系？科学史家对此一直争论不休。前者推动了后者，还是后者推动了前者？并不是所有的新科学方法都会立即引起概念的范式转变，哪怕它具有革命性的意义。庆幸的是，fMRI、PRT 和 MEG（脑磁图）研究得到的最新的功能性神经成像结果，已经大体上确认了早先借助脑损伤研究和传统 EEG（脑电图）研究形成的认识。遗憾的是，我们尚未取得概念上的重大突破。

神经异教：模块也疯狂

　　20 世纪 80 年代早期，加尔和他的颅相学以"模块化"的名义获得了一次让人意想不到的复兴。[4] 脑损伤有时候会产生相当特殊、范围非常有限的认知缺陷。脑损伤可能会使人们想不起某一特定种类的事物的名称（如花朵或动物），但一点儿都不影响他们对其他事物名称的记忆。脑损伤也可能影响人们对某一特定种类的事物的认知，但是他们对其他事物的认知却不受影响。这个现象被称为"强分离"。多年来，许多神经科学家都为之着迷。有一些有记载的强分离现象显得非常离奇。在某项研究中，一个连桃子或橘子的名字都叫不出的病人竟然能轻而易举地叫出算盘和狮身人面像的名字！

　　强分离现象是罕见的，在大多数临床医生的整个职业生涯中都难得一见。许多科学家觉得强分离现象非常有意思，能够为我们理解大脑的认知机制提供大量有用的信息。神经心理学的发现和理论建设越来越依赖针对此类"有趣的案例"所进行的研究，它们具有极高的理论价值已经成为一种信念。只有通过整理大量普通案例，才能获得少数宝贵的强分离现象案例，而这些普通案件往往被认为是没有价值的。

　　这种上下求索得出了这样一个结论：大脑皮层是由不同的模块组成的，每一个模块都负责一种高度专门化的认知功能。

假定这些模块被清晰的边界包裹并隔离开来，不同模块之间的互动极其有限。高度专门化的认知缺陷因而被解释为仅限专门用途的模块出现了故障，而强分离现象案例恰恰是这些模块存在的证据。

在这一背景下，大脑皮层被理解成由清晰的边界分隔开来的数不清的部分所拼成的"马赛克"，这些部分之间鲜有交流。每个模块都有高度专门化的功能。寻找强分离现象案例被认为是识别这些神秘的模块最重要的方法。研究人员每发现一个强分离现象案例，就会假定存在一种新的模块，模块的名单不断扩充。这种方法与风靡一时的颅相学极为相似，只不过是脑损伤引起的强分离现象取代颅骨上的突起，成了新的灵感来源。

如果人们意识到，每种强分离现象都伴随着数以百计的弱分离现象（诸多功能同时受损，尽管受损程度不同），就不难意识到这种方法的缺陷实际上非常明显。通过做出一个先验的假定，即更多的弱分离现象并不重要，只有强分离现象才重要，我们不免会产生偏见，从而支持大脑的模块化模型。

事实上，模块理论无法从大量的具体事实中提炼出简单的一般原则，因而其不符合科学理论的基本要求，能够给出的解释也非常有限。与古老的信仰系统类似，模块理论仅仅通过给每种事物创造一位新神的方式，对它的研究领域进行了重新命名，差不多是一种新的异教。不过，与所有简单概念类似，模块理论具有一种虚假的诱惑力，因为它给每一个新发现都配备了一个新的模块，似乎是即刻给出了相应的解释，因而极具诱惑力。

几年前，我在一篇书评中写道，关于新皮质的模块理论在学术上不够敏锐和简洁，好比"西哥特人入侵罗马帝国的学术版"。[5]当我们力求更加简练的时候，就会清楚地发现，某些认知操作是作为复杂网络中的涌现属性出现的，而非某些功能特定的专门模块的表征。比如，乔纳森·科恩和他的同事已经证明，在不需要一个专门的内置"解脱"装置的情况下，神经网络模型就可以自发地出现注意力解除现象。[6]因此，为所有观测到的现象假定一个专门的神经装置的倾向往往是不必要且肤浅的。

由于强分离现象极其罕见，它们反映的往往是个人认知风格和背景的特质，与大脑组织不变的原则关联甚少。如果是这样的话，罕见的强分离现象就不过是无法解释的数据混乱而已。想想如下类比：我从少年时期开始学习英语，但我的母语是俄语。我对两种语言的熟练程度取决于我所处的环境，且不乏强分离现象。疲劳、醉酒或者疾病都对我用两种语言进行交流的能力有截然不同甚至是相反的影响。我对一些具体的英语词汇可能有些拿不准（如我小时候学过的一些家用物品的名称），但我对抽象名词的掌握却不会受到干扰（如我成年后学会的一些科学名词）。对于俄语，又是另外一种情形：我在试图表达高级概念的时候开始变得结结巴巴，但我的日常表达非常流利。还有一部分词汇，我不管用哪种语言都无法表达出来（如花朵和鱼类的名称），因为我从来都没有掌握用这两种语言来表达它们的方法。我有一个好朋友，他是来自加利福尼亚州南部的著名心理学家，以英语为母语，同时精通俄语。他也经历过两种语言相互独立的强分离状态，与我的经历在性质上类似，具体细节有所不同。

一旦我们中任何一个人不幸罹患中风，认知神经心理学理论就可能因此而受到不同的影响，这取决于我们中的哪一个会接受检查，我们使用的是何种语言。强分离现象会立即被记录下来并被通报，但所有这些现象归根结底源于我们各自迥异的过往经历，在神经科学研究领域完全没有什么意义可言。

当然，相对而言，双语现象并不常见，而其他不寻常的认知因素可能会在不同个体的身上发挥不同的作用。这些例外结合在一起，可能能够解释大部分的强分离现象。每个个体的认知特性都是一幅既有顶峰（强项）又有低谷（弱项）的图景，在"海拔高度"上可能存在着巨大的差异。虽然俄语是我的母语，但我对鱼类和花朵的俄语名称几乎一无所知，这正好说明了这一点。极度不均衡的认知图景上大范围的神经紊乱就好比一场大水淹没了村庄，只有山峰露在水面上一样。个体优势和劣势之间的等级差异看上去像是强分离现象，那些被蒙蔽的神经科学家往往被海量的人为现象弄得不知所措。

特定的皮质区域是否具有狭窄和特定的功能呢？还是说人类的联合皮质是一个相对通用的装置，能够发挥一系列的作用？新皮质的模块化意味着高度的区域专门化，但现有证据又能够在多大程度上支撑这一观点呢？至少对一些高级的功能来说，大多数此类分区理论都受到了质疑，有证据表明，明确的功能区不过是更广泛的基本功能的一个特例。以语音处理为例，该过程与左颞叶中一个叫作颞平面的区域有关，但识别环境中的非语言声音来源的能力也与这一区域有关。我们判定某种特定的声音刺激究竟是说话声还是狗吠或猫叫的能力，也得到了这一大脑结构的支持。[7]左半脑的颞平面对于语音处理至关重要，但它的作用不止于此。相反，大脑的该部分对于分析所有听觉信号的种类都十分关键。我们判定某种听觉信号属于何种已知的信号类型（语言或者非语言）的能力都得到了颞平面的支持。fMRI 研究表明，在进行语音识别或者将环境声音与其来源相匹配的时候，正常实验对象的左颞平面就会被激活。类似地，如果左颞平面受到脑损伤的影响，实验对象会出现明显的语音处理缺陷（感觉性失语症）和辨别环境声音来源方面的缺陷（听觉联想性失认症）。[8]显而易见的是，在我们的生活中，对语言的理解能力通常比分辨狗吠还是猫叫的能力更加重要，因此，在对左颞叶的功能进行描绘时，前者自然而然地受到了重视，而后者往往被忽视了。但是，作为试图理解大脑该部分功能的科学家，我们必须对找出二者的共同之处保持浓厚的兴趣：语音处理和辨认环境声音的能力不过是这一基础功能属性的两个特例而已。

　　另一个例子是面部识别。它与颞叶的另一个部分有关，也就是常说的右半脑的梭状皮质。它同时也与识别其他刺激类型的独特范例有关：特定的马、特定的牛或者特定的汽车等。对脑损伤效应的研究会得出类似的结论。梭状皮质受到损伤将导致脸盲症（面部识别能力下降）[9]，而就那些擅长辨认其他视觉类型的独特个体的人（如擅长辨认单只奶牛的牧场主）而言，他们的辨认能力也会在梭状皮质受损后受到影响。[10]当然，在大多数情况下，对大多数人而言，辨认人脸的能力要比区分马或牛的能力重要得多，除非你是牛仔或牧场主。但是，和之前的例子一样，神经科学家一定要超越现象，去揭示现象背后的一般原则，面部识别和对其他视觉形象类型的特殊范例的识别也都只是特例。

比方说，通过令人信服的实验设计解决如下问题是非常必要的：

1. 该区域仅负责面部识别呢，还是也会参与其他信息的处理？如果是后者，那么该区域就不大可能是模块化的。

2. 该区域会平均地参与所有面部识别呢，还是其参与程度会因为对某张面孔的熟悉程度而有所不同？如果后者成立，那么该区域就不大可能是模块化的。

3. 该区域会平均地参与与面部识别有关的各种任务呢，还是其参与程度取决于任务的类型（例如，对某个普通人的面部进行识别，或者辨认其究竟是高加索人还是东方人）？如果后者成立，那么该区域就不大可能是模块化的。

4. 该区域精确的解剖结构会因为衰老而改变吗？具体而言，它在右半脑的相应表征和左半脑的相应表征会因为衰老而改变吗？年龄越大受到的限制越多（少）吗？如果答案是"是的"，那么该区域就不大可能是模块化的。

你是否认同面部识别是模块化的，取决于你如何回答这些问题。要想证明其他认知功能也具有模块化的表征，就必须提出类似的问题并为之设计相应实验。在评估支持或者反对新皮质模块化观念的时候，很有必要区别先验的、固有的模块化与后验的、生成的模块化。我所说的先验的模块化是指联合新皮质各部分固定的、已经得到精细划分的功能设定。我发现很难承认存在先验的模块化，我反对的主要是这个极端的概念。我提出了功能性新皮质组织的梯度理论，[11]将在下一节对其进行讨论，该理论可以起到替代上述极端观念的作用。与此同时，在个体认知历史上，随着时间的推移，极有可能出现一些紧密结合在一起的神经组群，也就是我所说的后验的、生成的模块化。可想而知，这些生成的模块化与先验的模块化（如果它存在的话）在诸多重要方面都是不同的。生成的模块化会呈现出更少的统一性和更多的个体差异。更重要的是，它会受到个体认知历史的影响并随着时间的推移发生变化。由于已经养成的认知习惯和左右半脑之间有一种天然的联系，这种后验的、生成的模块化更可能出现在左半脑而不是右半脑中。相反，与左半脑相比，右半脑的模块化程度更低一些。

区分先验的模块化和后验的模块化非常关键，读者应当牢记在心，否则可能会被书中另一些矛盾观点搞糊涂了。在本书和我的其他作品中，都有我对先验的模块化理论毫不留情的批判。由于接下来的讨论会涉及新皮质某些部分呈现出来的模块化特点，我要谈一谈后验的模块化。我知道引入模块化的两个平行定义——先验的模块化和后验的模块化——听上去既复杂又多余，但它们反映了大脑学习过程的时空动态的一个重要的，甚至是基本的方面。我认为，无论何时使用模块概念对大脑的功能进行描述，都有必要明确所谓的模块化的本质：先验的还是后验的。虽然过去没有普遍强调这一区分，但是我希望它会成为有关功能性大脑组织的讨论的一个无法回避的话题。

由于我不认为联合皮质的先验模块化程度很高，我对新皮质的精准定位及其特定功能区域之间清晰界限的关注程度比不上许多其他神经心理学家和认知神经科学家。首先，在严格意义上，我不认为存在上述界限。引入模块这个概念是为了方便科学探究（就好比引入直方图是为了方便反映积分的性质一样），但后来人们开始认为模块是真实存在的，此时模块已经成为一个干扰人们认识论的噩梦。其次，大脑皮层的功能分布（及其生成的模块，如果它们存在的话）会随着时间的推移而产生变化，也是因人而异的，因而，它既有流动性，也有可变性。因此，我虽然对声称某个半脑内不同的前额区域具有非常明确的功能划分的文章[12]非常感兴趣，但同时又对它们保持警惕。

认知梯度与认知层级

这样一种说法通常被用来解释新皮质的组织结构。这是一种简单而又极具启发意义的说法。它是建立在新皮质的三级层次的说法基础之上的。

半脑后半部分的第一层级指的是初级感觉投射区域。这些区域是以一种"刺激定位"（stimulotopic）的方式进行组织的，这大致意味着，刺激区域到皮质区域之间存在点对点的投射。

这种投射是连续性的（用数学的语言来形容就是"同胚的"）。这意味着刺激区域的相邻点投射到皮质空间的相邻点。初级感觉投射区域包括位于枕叶的通过视网膜定位的视觉皮质，位于顶叶的通过躯体定位的躯体感觉皮质和位于颞叶的通过频率定位的听觉皮质。额叶的第一层级指的是运动皮质，它是通过躯体定位的。刺激区域与初级感觉投射区域之间的映射在拓扑学上是正确的，但在度量上却是失真的。不同皮质区域对应不同的刺激区域，这不是基于它们的相对规模，而是基于它们的相对重要性。

第二层级参与更复杂的信息处理过程。这些区域不再以刺激定位的方式进行组织。不过，上述每个区域依然与特定的模态有关。这些皮质区域被称为"异模态联合皮质"，位于初级感觉投射区域附近。

最后，第三层级所包含的皮质区域是在大脑进化的最后阶段才出现的，也被认为是负责处理最复杂信息的中坚力量。这些皮质区域不针对特定的模态。相反，它们的功能就是整合各种模态的信息。这些区域被称为"多模态联合皮质"，包括颞下皮质和顶下皮质，当然还有前额叶皮质。如果对脑损伤效应进行客观实际的检查，不要先入为主，就会得出与大脑模块化理论截然不同的观点。

大脑皮层相邻部分的损伤会导致相似的认知缺陷，虽然这些缺陷不是完全一致的。这意味着新皮质的相邻区域的认知功能是类似的，从一种认知功能到另一种认知功能的渐变对应着皮质表面轨道的连续渐变。认知在大脑皮层上的分布是渐变且连续的，绝非模块化或相互割裂的。我将这种组织模式称为"梯度"。可以用梯度来形容多模态联合皮质，异模态联合皮质多多少少也具有梯度的特点。初级感觉投射皮质的梯度特点最弱，还保留着鲜明的模块化特征。

我最早是在 20 世纪 60 年代想出认知梯度的概念的，当时我刚刚开始学习神经心理学。和其他同学一样，我一下子接触了大量的神经心理综合征，一份无穷无尽、各不相同的疾病名称清单。我开始思索如何建立一个连贯而又简单明了的体系，将这些神经心理学综合征都容纳进去，以方便对它们进行研究。梯度模型能够很好地满足我的要求，因为我可以将这些病症放在模型中进行研究，而不是单靠死记硬背。后来我意识到，皮质功能组织的梯度概念也是一个理解大脑和大脑疾病的强有力的概念工具和理论工具，要比将大脑皮层理解成不连续的功能区的主流观点更加有力。我的梯度理论能够让我在实证地观测大脑某个部分的损伤之前就对其效果进行精准的预测，我对此乐此不疲。该理论还有助于解释新皮质的不同部分是如何获得相应的功能的。我开始将我的梯度理论当作神经心理学领域的门捷列夫的元素周期表。

我最先和来自巴库（位于里海的阿塞拜疆共和国的现首都）的艾克提巴尔·扎发洛夫分享了梯度理论。艾克提巴尔是莫斯科国立大学心理学系的学生，是比我晚入学几年的师弟，也是被我照顾的对象。艾克提巴尔是一个聪慧异常的通才，在数学方面天赋过人，他的研究领域是文化矛盾。他对西方哲学和文学了然于胸，思维严密又极具创意，他的东方底蕴更加深厚。

机缘巧合之下，我为艾克提巴尔被莫斯科国立大学录取也出了一份力。申请者接受研究生的面试也是录取流程的一部分。教务处提醒我们注意，心理学系对"精神不稳定"的申请者具有特别的吸引力。由于有这样的担心，再加上受到我们所处的文化的影响，我们接到了这样的指示：小心疑似"精神病"的申请者，并用荧光笔偷偷地在他们的档案上做标记——这像一个"死亡之吻"，档案被做了标记的申请者将无法圆梦莫斯科国立大学。

在 7 月的一个酷热难耐的下午，我坐在莫斯科国立大学位于驯马场广场的老校区的一个没有空调的办公室里，强忍着酷暑听办公桌对面一个口齿不够伶俐的年轻申请者讲话，总是忍不住走神。与此同时，我的好友娜塔莎·卡琳塔坐在旁边的办公桌后面试一个打扮得体、头发乌黑、身材瘦高的南方学生。这个年轻人不过十几岁，却能说一口流利的俄语，只是带着明显的高加索口音。于是，我为了解乏，偷听了他们的对话。年轻人谈到了哥德尔定理，娜塔莎的目光变得越来越呆滞，显然是一点儿都没有听懂。当这个南方年轻人谈到图灵机的时候，我看到娜塔莎的手伸向了荧光笔。因为我已经发觉年轻人与我志趣相投，于是我立即向娜塔莎提议互换面试者。本应由我负责面试的语无伦次、不够聪明的面试者归了娜塔莎，我完成了对这个南方年轻人的面试。

我写下了对艾克提巴尔的盛赞之词，他成了心理学系的学生，或许是整个心理学系最聪明的学生。在这段经历之后，艾克提巴尔就开始追随我，把我当作他的保护者。很快我们就因为对方在学术方面的造诣而彼此敬仰，一旦有了异乎寻常的观点和理论都会首先告诉对方，看看对方的反应。

几年之后，在我要离开苏联之际，艾克提巴尔从莫斯科飞到里加与我告别。我们在我父母位于三楼的公寓的卧室里畅谈了一夜。

我率先告诉了艾克提巴尔我朴素的梯度理论，该理论与我们学到的大脑相关理论完全不同。我们的交谈颇为风雅，我们品着格鲁吉亚红酒，吃着午餐，从大学校园旁边的国防部酒店的屋顶上俯瞰整个莫斯科，这个酒店被同学们戏谑地称为"五角大楼"。

艾克提巴尔被我的观点打动了，并表示赞同这一想法。因此，我决定进一步发展它，于是在第二天和亚历山大·卢里亚讨论了这一观点。我一直认为我的梯度模型直接来源于卢里亚有关大脑－行为关系的研究方法。但出乎我的意料，他并不这样认为，他赞成的是更加传统的"定位论"，因而基本上不赞成我的观点。卢里亚的优点之一是，即使你在科学辩论中与他持有不同的意见，也不会伤害他与你的私人关系。即便他并不认同你的观点，他也不会感觉受到了威胁。他从来不会被激怒，总是处于热情与和蔼的无动于衷之间，当时他的态度就是这样。

15年后的1986年，我写下了我的梯度理论，当时我有幸在耶路撒冷希伯来大学的高等研究所做了一年的访问学者。具有讽刺意味的是，我受邀加入的智库是专门研究认知的模块化的。该智库的其他成员，包括来自世界各地的著名神经心理学家和认知神经科学家都支持模块化的观点，于是我成了整个团队中令人头疼的标新立异者，竭力为一个被众人反对的观点摇旗呐喊。我们在学术上的分歧并没有妨碍形成一个非常温暖、振奋人心的氛围。我们所有人都建立了亲密的友谊，现在依然是密友，我也将在耶路撒冷的一年当作我人生中最幸福的时光。

当我介绍认知"皮质梯度"概念的期刊文章最终于 1989 年 [13] 发表，之后又以一本书的一章 [14] 被出版的时候，它几乎被科学界忽视了。1989 年那篇论文被发表的过程本身就足够让人沮丧。某个一流期刊拒绝发表这篇文章，在评审中对其进行了严厉的批评，认为它是无稽之谈，尽管我觉得该期刊理应是这篇文章的归宿。最后，这篇文章终于在一个影响力较小的期刊上发表了，果然，它没能引起足够的重视。模块化的概念在当时太深入人心，太有魅力了。事实上，我在多年后之所以做出不再全职从事学术研究，而是开设私人诊所的决定，在很大程度上就是受到了此次以及其他一些失败经历的影响，因为我没能对我所在领域的、我所认为的（我的看法可能是正确的，也可能是错误的）平庸的时代思想产生影响。我没能打破它，而为了取得学术意义上的"成功"，我就不得不成为"多数人俱乐部"中的一员。我不能将我的学术生涯建立在我完全不赞同（更别说遵照它了）的趋势上。一段时间过后，耶路撒冷的智库成员被要求为一个有关模块化的专刊供稿。秉承一贯的叛逆作风，我用"模块正统理论的兴盛和覆灭"作为论文的标题，通过临别赠言的形式预言了模块化理论在不久之后的覆灭。[15]

事实上，到 20 世纪 90 年代末，模块化理论就在衰退了。近代科学出现以前的神经心理学最后的痉挛正在走向终结，大脑皮层的梯度理论正在积聚优势。至少在美国，这种情况的出现在很大程度上受到了杰伊·麦克莱兰[16]和玛尔塔·法拉[17]等人的计算结果的影响，对他们的直觉起到启发作用的正是神经网络范式，以前在莫斯科国立大学读书的时候，我也是在同一种范式的启发下形成了自己的思想。我认为，这代表认知神经科学领域的一种真正的范式转变，和所有范式转变一样，这意味着一场艰苦的战役。奥利弗·萨克斯在其著名的文章"盲点：科学中的遗忘与忽视"中将我们近来对大脑看法的转变比作 20 世纪初的物理学的范式转变。[18]在那个时候，研究离散物体的牛顿物理学被电、磁和引力等新的物理学抢尽风头。

之后我会在本书中指出，模块化的概念并非一无是处。模块化理论或许能够准确地反映古老的神经组织原则，但它在后来的进化过程中被梯度原则取代了。如果真是如此，那么大脑的进化与我们对大脑的学术认识的发展之间就存在神秘的相关性。大脑的进化和我们提出的大脑理论的发展都发生过范式转变，即从模块化范式转变为交互式范式。基因组学的现代工具至少在一定程度上可能会成为有助于解决模块化理论和梯度理论争论的一个新的强有力工具。越来越多的研究为大脑中的区域基因表达绘制了地图。[19]将新皮质与大脑其他部位的功能组织地图和区域基因表达地图重叠在一起，研究二者的一致性程度，将会是一件非常有意思的事情。先验的模块化意味着功能不同的大脑部位应当与具有不同的基因表达模式的区域相对

应。相反，新兴的梯度理论可以预测并不存在这种明显的对应
关系。

一物即一物

理解梯度理论的最佳方式是研究我们心理世界的两个基本
方面：知觉和语言。思考一下对我们的心理表征进行编码的两
种方法。在第一个版本中，不同类别的事物（水果、花朵、衣
服和工具等）被编码为单独的"模块"，每个模块占据皮质中
一个独特的、有明显界限的位置。在第二个版本中，每类事物
的表征都根据其不同的感觉成分（视觉、触觉和听觉等）分散
开来。

第一种可能性与大脑组织的模块化原则相一致。事实上，
该原则的支持者往往会援引对特定类别的事物存在知觉障碍或
者命名障碍的案例。我们之前曾指出，此类案例非常罕见，但
是确实存在。第二种可能性与皮质组织的梯度和连续原则相一
致。为了确定哪一种可能性更接近真相，我们研究了一种独特
的神经障碍 —— 联想性失认症。

假设你走进一家百货商店。你发现自己周围有几百种物
品，大部分物品至少在某种程度上都是特别的。你已经见过领
带上的特定图案、裙子的特定款式或者花瓶的特定造型的可能
性有多大。你之前可能不曾遇到和这些物品长得一模一样的复
制品。然而，你立即就能够认出它们属于某种熟悉的类别：是
领带、连衣裙或花瓶。有趣的是，这些物品一下子就变得熟悉

起来，虽然严格来说它们都是新的。

类别知觉指的是能够辨认出某个特定范例属于某种一般类别的能力，这是一种基本的认知能力，如果没有这一能力，我们就无法在所处的世界中找到方向。我们认为具备这样的能力是理所应当的，在大部分情况下，我们能够毫不费力地立即自动运用这种能力。但是，这一基本能力可能会因大脑疾病而严重受损。比如，在联想性失认症中，即便基本感觉（视觉、听觉和触觉）完好无损，类别知觉的能力也受到了严重的损坏。[20] 我们对于外部世界的认识在本质上是多媒体的。我们能够唤起绿色树冠的视觉形象，也能够唤起树叶在风中的沙沙作响，盛放的花朵的清香以及手指触摸树皮时的粗糙质感。在联想性失认症中，辨认普通物体的能力是如何受影响的呢？关于某个物体的心理表征的不同属性会有类似的命运吗？联想性失认症中的知觉障碍针对的是整个物体还是该物体的某些感觉维度？有关脑损伤对认知影响的研究表明，在失认症中，感知物体的能力绝对不会受到彻底的摧毁。它往往被限制在某种感觉系统中，不会对其他感觉系统产生影响。因而，研究人员发现并命名了不同的局部失认症。视觉物体失认症患者无法通过视觉辨认某个普通物体，却能够通过触摸立即辨认出该物体。纯粹物体立体觉失认症患者无法通过触摸辨认出某个普通物体，却能够通过视觉辨认出该物体。联想性听觉失认症患者无法通过物体的特殊声音辨认出某个普通物体（如无法通过狗叫辨认出狗），却能够轻而易举地通过视觉或触摸的方式辨认出该物体。[21]

因而，上述各种形式的失认症中没有哪一种会让我们完全丧失感知物体的能力，它们仅仅会影响部分感知能力。在每一种失认症中，缺陷往往局限于一种特定的感觉模态（视觉听觉或者触觉），而患者仅仅是此种感觉模态受到了严重的损害。同样，这种局部缺陷往往不限于某一特定类别的物体（如衣物或家用工具），而是在某种程度上对所有类别的物体有影响。但患者并未失明、耳聋或麻木。虽然失认症的确与特定的感觉系统有关，但感觉本身并没有受到影响。缺陷涉及对感觉信息的理解，而非接受。

联想性失认症在神经解剖学上是怎样的呢？导致失认症的受损皮质区域与感觉输入抵达皮质时负责感觉输入的皮质区域是相邻的。和视觉物体失认症相关的区域与枕叶的视觉皮质相邻，和联想性听觉失认症相关的区域与颞叶的听觉皮质相邻，和纯粹物体立体觉失认症相关的区域与顶叶的躯体感觉皮质相邻。

根据上述事实可知，对事物的心理表征不是模块化的。它是分散的，因为其不同的感觉组成是由不同的皮质区域来表征的。它也是梯度的，因为这些局部表征所在的区域和与之对应的感觉模态区域是连续的。

一物对应一词

思考词语含义在大脑中被编码的两种方法：

1. 对词语含义的表征本质上是模块化的。所有的词语含义都被捆绑在一起，与它们所表示的对真实物理世界的大脑表征分离开来。

2. 对词语含义的表征是分散的。在神经解剖学上，它分布在与其相对应的物理世界的各个方面的大脑表征附近。这意味着，不同类别的词语含义被编码在大脑皮层的不同部位。

虽然对大多数事物和事件的表征涉及多种感觉模态，但某些表征对某种感觉模态的依赖程度要高于对其他感觉模态的依赖程度。对人类而言，对物体的心理表征主要取决于视觉模态，其他感觉模态居于次要地位，从"脑海中浮现一个画面"（而不是"脑海中出现一种声音或气味"）这样的习惯表达中就可以窥见一二。你可以通过让你的朋友描述一个普通物体来验证这一点。他的描述很可能侧重于该物体的外观，然后在你的要求之下，他才会对其声音、气味以及触感进行描述。相反，几乎可以确信的是，一只会说话的狗（相对而言是一种更加依赖嗅觉的生物）会发明出"脑海中出现一种气味"这种说法。与此同时，对步行、跑步和击球等身体动作的心理表征的视觉程度更低一些，其运动和触觉或者说本体感受的程度更高。

我们用名词来表示物体，不是任何名词都可以，而是一些具体名词。"椅子"是一个物体词，但"独立"却不是。用动词来表示动作，尤其是具体的动词。"跑"是一个动作词，但

"含糊其辞"却不是。关于物体词和动作词的皮质表征是怎样的呢？二者存在于皮质的同一特定部位，还是依照其含义分别存在于不同的皮质部位呢？

对脑损伤的研究表明，语言的皮质功能映射很显然是分布式的。命名障碍往往不是全局的，而是局部的。物体词缺失（名词命名不能）是由视觉枕叶附近的颞叶局部受损导致的。在上述情形下，动作词完好无损。相反，动作词缺失（动词命名不能）是由运动皮质正前方的额叶受损引起的。这意味着对物体词的皮质表征与对物体本身的皮质表征之间有密切的联系，对动作词的皮质表征与对动作本身的皮质表征之间也有密切的联系。[22]运用功能性神经成像对健康的受试者所做的研究支持了这一观点。美国国家心理卫生研究所的亚历克斯·马丁及其同事对大量类似研究做了回顾，得出了如下结论：对物体的皮质表征和对表示物体的词语含义的皮质表征都是高度分散的。[23]这些表征的不同特征储存在参与获取上述物体信息的感觉和运动区域附近。比如，对动物的命名会激活左枕叶，而对工具的命名会激活负责右手动作的左运动前区。[24]如图 3.4所示。

再一次，一个明白无误的非模块化、分布式的连续皮质功能组织浮出水面，与梯度模型一致。关于词语含义的知识并非以独立紧凑的模块形式储存在我们的大脑中。词语含义的不同方面的分布情况与它们所代表的物理现实的各个方面存在密切联系。

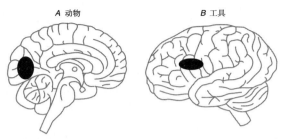

注：A 表示当受试者说出图片中动物的名称时，其血流量增加的区域（与说出工具名称时比较），B 表示当受试者说出图片中工具的名称时，其血流量增加的区域（与说出动物名称时相比较）。

图 3.4　语言皮质表征的分布情况

有趣的是，一些经常被模块化理论的支持者所援引的研究发现更加自然地与皮质的梯度模型相吻合。在大脑受损之后，给生物命名的能力比给无生命物体命名的能力更加容易丧失。[25] 这也是大脑模块化理论的支持者经常援引的研究发现中最有力和最容易被重复检验的一个。不过，运用简单的常识，我们就能提出一个不同的、非模块化的解释。我们接触到的大多数无生命物体都是人造的。人造物体是为了某种目的而被创造出来的。我们用它们来完成一些事情。在大多数情况下，这意味着，对无生命物体的心理表征有额外的特点：对象暗含的动作表征。对多数生物的心理表征是没有这一特点的。因此，对无生命物体的心理表征的分布范围更广，涉及大脑的更多部位，因而更加不容易受到脑损伤的影响。

就像对物理世界本身的心理表征一样，对表示物理世界的语言的心理表征也是分散的。上述两种神经记录之间存在着密切的关系，确切地说是一种相似性。二者似乎是耦合的，彼此依附。无论从进化还是审美的角度来看，这都是合理的；这样的神经蓝图既简洁又优雅。它还与功能性皮质组织的梯度原则完美契合。

额叶中的皮质梯度

梯度在左右半脑的后部表现为沿枕颞轴、颞顶轴和枕顶轴的相对连续的功能分布。各轴的两端都有一对初级感觉投射区。离上述端点较远的位置，是在相应模态下负责高级加工过程的区域（异模态联合皮质），接近轴的中部的，是负责将单独模态进行功能整合的区域（多模态联合皮质）。左右半脑之间的差异会与上述基本设置依照我们之前讨论过的方式进行叠加。[26]

但是，可以从梯度角度理解额叶吗？经过粗略分析，由运动皮质到运动前区皮质再到前额叶皮质的发展可知，上述理解是自然而然的。但是，一旦涉及前额叶皮质，情形就变得不够明了了。人们倾向于认为，从额叶凸面到额极的移动，也是认知控制水平由低到高的变化过程，即由更具体到更抽象、更普遍的层次变化，与感受野概括性的逐渐增强类似，只不过前者侧重于行为，而后者侧重于感知。

试图找出该执行控制的各个层级的水平正是我于 20 世纪 60 年代末在莫斯科国立大学所写的硕士论文的研究目的。CAT（计算机轴向断层扫描）等神经成像技术在多年之后才问世，更别提 MRI 了，因此，我不够成熟的尝试严重缺乏神经解剖学上的准确度。但是，我的研究结果非常有趣。到了美国，我于 1975 年在国际神经心理学会的一次早期会议上发布了这一研究结果，并在几年后发表了相关文章。[27]

该研究涉及前额叶损伤患者，病因多种多样，研究是在莫斯科的布尔登科神经外科研究所进行的，卢里亚在那里有他自己的实验室。我对动作持续症感兴趣，我根据一组自行设计的实验方案，要求患者在听到一系列快速的语言指示（"画十字……圈……十字……正方形"）之后绘制简单的几何图形，从而对持续症进行观察。我的理念是，将持续症作为发生在认知层级的各个水平上的执行障碍的标记。

很明显，可以观察到几种不同形式的持续症，并不是所有的持续症都与"动作"有关。可以根据呈现出持续症的行为单元来区分它们。持续症既包括简单动作，也包括运动序列，既包括几何形式的某种抽象的拓扑学特征，也包括动作的整体类型（最抽象的层面）。我将上述不同类型的现象命名为"多动性持续症""元素持续症""特征持续症""活动持续症"（参见后文的图 8.3，我将在不同的语境下再次探讨该现象，并对其进行具体描述）。上述不同类型的持续症显然与认知过程的不同阶段的障碍和指导它们的认知层级的不同水平相对应。活动持续症意味着在选择一般操作方法方面的障碍（"我应当写还是画？"）以及在由一项活动切换到另一项活动方面的能力障碍。特征症持续意味着在选择恰当的语义类别方面的障碍（"它是封闭式的还是开放式的？"）以及在某个特定的活动中从一个语义类别切换到另一个语义类别方面的能力障碍。元素持续症意味着在形成恰当的动作序列方面的障碍（形成恰当的

动作序列是实际执行前一阶段所做出的选择所必需的）以及无
法从一种序列切换到另一种序列的能力障碍。最后，多动性持
续症意味着在序列中执行个别运动行为方面的障碍以及无法从
某一个运动行为切换到另一个运动行为的能力障碍。[28]

　　在对各种类型的持续症进行分层诠释之后，我希望将其作
为额叶控制的基础正常次序的认知结构的标记，越靠近额极，
额叶控制的整合程度就越高。这在认知和神经解剖学上都具有
概念方面的意义。我很肯定，持续症的不同类型反映了运动前
区—额极轴上的不同位置的功能紊乱。根据假设，多动性持续
症理应反映运动前区的功能紊乱，活动持续症理应反映额极附
近区域的功能紊乱，元素持续症和特征持续症所反映的功能紊
乱则位于上述连续区间之间的某个位置。这就是我希望发现的
结果：持续症的类型与位于皮质运动前区—额极的连续区间的
脑损伤之间存在一一对应的关系。原则上，这完全是可能的，
因为我的一些患者在遭受严重外伤后不得不切除两侧的额极。
但遗憾的是，我理想化的假说仍未得到证实，因为我的临床材
料过于模糊，无法对其进行精确的神经解剖学诠释；脑损伤的
面积过大，当时也不存在神经成像方法。我的大多数患者同时
存在几种类型的持续症，这让诠释变得更加复杂。不过，值得
注意的是，在大面积的额叶损伤和多重类型的持续症案例中，
经过一段时间后，一种明显的康复模式会出现：层级较低的持
续症率先康复，层级较高的持续症恢复得很晚。[29]这似乎与从
层级角度对它们的诠释相一致，在概念上也与皮层运动前区—
额极轴相对应，但对于我预想的直接的神经解剖学解释仍然是

不够的。

多年后出现的功能性神经成像让上述直接的神经解剖学解释成为可能。美国国家卫生研究院的乔丹·格拉夫曼及其同事通过 fMRI 研究表明，当一项认知任务具有不同层级的目标时，额极附近的区域只有在受试者时刻牢记主要目标并且同时执行次要目标的时候才会被激活。[30]美国加州大学伯克利分校的乔舒亚·霍夫曼及其同事通过对健康受试者的 fMRI 研究表明，行为的选择与额叶凸面的不同区域的激活有关，随着选择要求变得越来越抽象，上述区域与额极的距离也越来越近。霍夫曼及其同事又对局部额叶受损的一组患者做了类似的 fMRI 研究。果然，层级较高的抽象选择障碍与靠近额极的损伤有关。[31]提出分层级的"大量执行过程"这一概念的艾蒂安·克什兰及其同事[32]所做的 fMRI 研究给出了一组类似的发现。克什兰假设控制层级在刺激、知觉情境和时间历程的层面上运作，分别由布罗德曼 6 区（皮质运动前区），44/45 区（额下）和 46 区（前额叶中部）调节。上述层级关系似乎与我在多年前所描述的"元素持续症""特征持续症""活动持续症"之间的层级关系非常类似。克什兰和亚菲在一项相关研究中证明，前额叶皮质前区对于兼顾两个以上同时进行的行为任务或心理计划尤为关键。[33]纳伦德·拉姆纳尼和艾德里安·欧文得出了类似的结论，二人指出，布罗德曼 10 区对于将若干认知操作的结果整合到上一级目标中非常关键。[34]拉姆纳尼和欧文也指出了额极独特的解剖学特征。前额叶皮质前区与后皮质的多模态联合区域（而非异模态联合区域）之间有双向联系。此外，与其他前额叶区域的典型情况相比，前额叶皮质前区具有以下特征：每个细胞中树突棘的数量更多，树突棘密度更大，细胞体的密度更小。结合来看，总通路结构和微型回路的上述特征使前额叶皮质前区非常适合对输入信息进行极为广泛的整合。[35]

因此，这似乎意味着，在我于近半个世纪前进行的低技术尝试失败后，研究人员通过最先进的功能性神经成像方法来清楚地证明前额叶皮质的功能组织的层级性成为可能。额叶的功能组织似乎还遵循认知梯度原则：从运动皮质到额极，认知控制越来越复杂和抽象。

大脑的自治和控制

额叶是中央神经系统的控制工具和代理。似乎额叶在进化后期的出现标志着约束性更强的大脑组织。不过，实际情况更加复杂。在大脑的进化过程中，出现了若干彼此制衡的逆流。或许，正是迫于大脑组织的自由程度越来越高和内部混乱一触即发的压力，大脑才在进化过程中发育出了额叶。

自 20 世纪 80 年代初以来，大脑的功能组织就一直是大量科学争论的焦点。我们考虑了两种截然不同的蓝图。一种蓝图基于模块化的概念。[36] 如前所述，模块化系统由独立自主的单元构成，每一个单元都有相对复杂且相对独立于其他单元的功能。彼此独立的模块相互提供或接收输入信息，但它们对其他模块的内部运作影响很小或毫无影响。模块之间的互动受到限制，由数量相对较少的信息渠道门控。另一种蓝图是一个大规模并行、互联的大脑。[37]在这种情况下，单元的规模更小，功能也更简单，但在数量上要多得多。它们紧密相连，通过多重渠道保持不间断的互动。

模块化的概念是 18 世纪的颅相学在高科技层面的复苏。它不仅预设离散单元之间存在着清晰的界限，还预设了其功能。该理论认为，各个单元被严格分配了特定的功能。

相反，大规模互联的大脑在某种程度上是循环的，其优势在于形式神经网络（也称神经网络），形式神经网络本身也是受到了生物神经系统的启发。神经网络就是大脑的动态模型。神经网络最早出现于 20 世纪 40 年代，[38]计算机的诞生又在最近为其提供了助力。神经网络是大量简单的互联元素的集合，用计算机程序的形式来表示。元素和连接的性质以一种简化的方式模拟了真实的生物神经元以及连接神经元的轴突和树突的性质。通过在计算机上运行程序，可以观察模型在各种任务下的"行为"模式，这让观察者能够推断出真实大脑的动态特性。随着"经验"的积累，形式神经网络会获得一系列丰富的特性，这些特性不是从一开始就被明确编入程序的，而是涌现的。它们的连接强度的模式会随之改变，因而，该网络的各个部分形成了对各种输入信息的"表征"。

神经网络模型是当今认知神经科学最强大的工具之一。对涌现特性的研究、反映脑损伤效应的临床数据和用来观察区域互动的功能性神经成像方法，为我们从非模块化的角度研究大脑组织提供了帮助。在本书之前的章节中，我将该组织原则称为梯度原则。根据梯度原则，大脑中会进行大规模的连续互动，而大脑各个部分在功能方面的预设相对较少。相反，我们认为各个皮质区域的功能的出现遵循某种基本梯度规律。[39]无论是模块概念还是梯度概念，都有其支持者和反对者。二者均反映了大脑的重要特性。从进化角度来看，模块化理论最适合丘脑这个古老结构，它是众多神经元的集合（核团）。互动原则最适合大脑在进化上相对较晚的一项创新——新皮质。组织的互动原则尤其体现在新皮质中最晚进化的一部分，即所谓的多模态联合皮质，它对最高级的心理过程尤为关键。爬行动物和鸟类是丘脑生物，几乎不存在大脑皮层发育。[40]恐龙或许也是如此。相反，哺乳动物有发育良好的大脑皮层，大脑皮层居于主导地位，而丘脑处于从属地位。

丘脑和新皮质紧密相连。丘脑往往被看作大脑皮层的前身，具备大脑皮层的大多数基础功能。虽然二者在功能上相近，但是它们在神经解剖学结构上相去甚远。丘脑由独特的核团组成，这些核团经由有限的通路彼此连接，这些通路也是唯一的沟通路径。相反，新皮质没有明显的内部边界，经由大量通路彼此广泛互联。如果丘脑是大脑皮层最近的原型，那么新皮质的出现基于怎样的进化压力呢？在进化过程中，是什么推动了一个全新的神经组织的形成，而不是对原有神经组织进行改进？为什么出现了一个神经层，即新皮质，其适应性优于通过拥有越来越大的核团来坚持丘脑的原则？这当然是一个有关目的论的问题，不过我们总是在问有关目的论的问题，这些问题往往成为我们探索生物、经济和社会等复杂系统进化奥秘的追求在学术上的简约表达。

我们有关目的论问题的可能答案是，神经组织的不同原则适用于不同的复杂程度。在一定程度上，模块化组织是最优的。而一旦达到一定的复杂程度，对确保自适应的成功来说，转变为由大量更加简单（但在种类上更多样化）的互动元素所组成的高度互联的网络就变得必要了。整个进化过程的重点从功能僵化、固定的大脑（丘脑）转变为具有灵活的自适应能力的大脑（大脑皮层）。这一点反映在哺乳动物新皮质爆发性的进化过程中。

纯粹是为了方便组合，与按照模块化原则组织起来的系统相比，新皮质允许更大数量级的特定连接模式。因此，新皮质能够应对更高程度的复杂性。此外，由于从一种连接模式到另一种连接模式的转换可能在新皮质中迅速发生，新皮质具备了真正的动态拓扑特征。

新皮质的出现使丘脑从神经认知的金字塔顶端跌落下来，继而在某种程度上处于新皮质的从属地位。因此，哺乳动物发达大脑的丘脑功能与其在进化之初的作用不同。这或许也是丘脑在认知中的作用有些捉摸不定，很难通过科学研究搞清楚的原因。一种有趣的可能性是，丘脑为分布较广的皮质区域之间的沟通提供了捷径。仅从居间的突触连接的数量来看，经由丘脑从新皮质区域 X 到新皮质区域 Y 的距离要比经由新皮质内的通路更短。[41]

大脑组织原则从丘脑到皮质的转变意味着不同大脑结构、神经组织和单个神经元之间各种可能的互动模式的数量得到了大幅提升。在取得这一进展之后，选择某一特定情形下最有效的模式就变得尤为重要了。但原则上，大脑所享有的更高的自由度，必须与在任何特定的时间内对其进行约束的有效机制相平衡，否则就可能造成神经层面的混乱。

为了满足上述"需要"，大脑皮层在进化的末期出现了额叶。额叶的控制力或许比较弱，而大脑的其他结构保持了较大的自主性。额叶的控制还是"全局性"的，负责在任何特定的时间点和某个时间段内协调并约束各种神经结构的活动。额叶不具备应对有机体所面临的各种必要挑战所需的专门知识或者技术。但是，额叶能够"找到"应对某个特定挑战所需的知识和技术所在的大脑区域，然后根据需要，用复杂的结构将这些知识和技术组合起来。让我们来做一个神经未来学方面的训练，假设大脑能够继续进化（虽然最近出现了该假设的一些拥趸，但该假设并不是一个显而易见的命题）。大脑会沿着越来越复杂和精细化的神经网络的道路进化，还是会出现性质上全然不同于以往的生物计算原则？在前述讨论的基础上，我们得出了这样的推论：会出现一个性质更加复杂、内部连接更加活跃的网络，该网络的组成部分的数量比之前要大一个数量级，规模比之前要小一个数量级。

如今，人工分子生物计算原则已经成为计算机设计的范式转变的基础。生命最终可能会模仿艺术，生物计算系统的进化会模仿人工计算设备的进化。但是，到了那个时候，让大脑的生物进化变得多余的可能正是人工计算设备的进化以及已有的被用于知识积累和传播的文化设备。

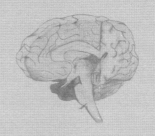

新奇性、常规化和半脑

第 4 章

错误的开始

人们在很多年前就知道,某个半脑(大部分情况下是左半脑)和语言的联系比另一个半脑更加密切。皮埃尔·保尔·布罗卡[1]和卡尔·韦尼克[2]在19世纪下半叶证明,孤立的左半脑损伤会对语言功能造成严重的影响。左半脑中风往往会引起失语症(语言功能障碍),右半脑中风则不会。

左半脑与语言有关联是一个无可辩驳的事实。不过,问题是,与语言的紧密联系究竟是左半脑的核心属性,还是大脑组织更基本的一个原则?所有认为一个半脑的典型特征是语言功能,而另一半脑的典型特征是空间处理功能的观念点最终都无法得出让人信服的结论。因为语言(起码狭义上的语言)是一种独特的人类特质,任何基于语言的二分法都只对人类有效。这是不是意味着动物身上不存在半脑特化呢?关于非人类物种半脑特化的研究非常稀缺,这意味着,上述观点仍然是神经科学家的主流观点。

但是,认为只有人类身上才有半脑特化现象是违反直觉的,因为我们往往认为各种特质在进化上具有一定的连续性。虽然存在不少进化间断的实例,但科学研究的所有有效假说都是强调连续性的。在多年前提出这一观点的正是我父亲,他是一名工程师，几乎没有接受过心理学的专业训练（因而也不会受其成见的束缚），但他受过更广泛的文化熏陶，有着缜密的逻辑思维和常识。

假设半脑特化是人类独有的特点也与我们对结构和功能之间关系的普遍信念背道而驰。左右两个半脑并不是彼此的镜像。大脑右额叶比左额叶面积更大，更突出。左枕叶比右枕叶面积更大，更突出。这种双重不对称的现象叫作"雅科夫列夫扭矩"，是以发现该现象的哈佛大学著名的神经解剖学家雅科夫列夫的名字命名的。[3]虽然这种形态上的不对称性已经为人熟知，但直到最近，人们才通过定量磁共振成像形态测定学对其进行了进一步研究。[4]右半脑的前额叶皮质比左半脑更厚。[5]但是，雅科夫列夫扭矩在化石人类时期就存在了，类人猿身上也有大量的半脑不对称现象。[6]大脑皮质厚度的性别差异和半脑不对称性也体现在大鼠身上。[7]颞平面是颞叶内部的一个结构，位于人类左半脑的颞平面要比位于人类右半脑的颞平面大。[8,9]传统观点认为这种不对称性与语言有关。不过，后续研究表明，传统意义上与语言相关的颞叶结构（侧裂和颞平面）的不对称性也体现在猩猩、大猩猩[10]和黑猩猩[11]身上，与人类的情况类似。

左右半脑的差异在细胞层面也体现得淋漓尽致。大脑前后扣带回中有一种常见的梭形细胞，其特点是具有相当长的轴突。这种梭形细胞在右半脑中的数量远远多于左半脑。这种非对称性也不是人类独有的，而是在众多哺乳动物身上都有所体现，尤其是在类人猿身上。托克尔·克林贝里及其同事的研究表明，不论是儿童还是成人，其右额叶中白质的组织形式都要比左额叶中白质的组织形式更规则。[12]

大脑在生化方面也是非对称的。对包括大鼠[13]和小鼠[14]在内的多种生物而言，左半脑中的神经调质多巴胺要比右半脑中的多。相反，右半脑中的神经调质去甲肾上腺素要比左半脑中的多。[15]右半脑中的神经激素雌激素受体要比左半脑中的多。[16]这些生化方面的差异在好几种非人类物种身上都有所体现。[17]对胚胎猴而言，雄猴额叶中的雄激素受体浓度是非对称的，雌猴额叶中的雄激素受体浓度是对称的。[18]在分子水平上，左右半脑中海马体的天门冬氨酸受体浓度也有差异。[19]

许多物种的左右半脑无论在结构上还是生化方面似乎都是不同的。因此，我们有理由相信动物左右半脑在功能上也是不同的。事实上，左右半脑的功能差异已经在猴子身上有所体现[20]，在羊的身上也有所体现。[21]但对动物来说，这些差异不可能是以语言为基础的，因为动物没有语言，至少没有狭义的语言。很明显，要想把握左右半脑的功能差异，就必须找到一种更基本的区别。理想状态下，这种区别不会否定语言与左半脑之间的联系，但同时又能说明这种联系只是一个特例。

尽管半脑特化的语言－视觉空间二分法依然是临床神经心理学的主流观点，至少是一种简单的解释，但越来越多的人意识到，这种理论无法从概念上反映事实的全貌。人们还提出了大量的替代理论，比如，左半脑与"分析"过程相关，右半脑与"综合"过程相关；左半脑进行"顺序"处理，右半脑进行"同步"处理；等等。但是，正如我在《智慧大脑》一书中所讲，这些二分法太过复杂以至于不具备可操作性，无法被证伪，因而无法成为有用的科学工具。[22]

新范式

引导我开始研究半脑的想法诞生于 40 年前的莫斯科。作为莫斯科国立大学的学生，我大部分时间都是在布尔登科神经外科研究所度过的，卢里亚在那里有一个实验室。我和几个小儿神经外科医生成了好朋友。当我们在医院的餐厅吃着索然无味的饭菜时，他们会讲述一些有关外科手术的故事。有一个故事听上去尤其让人困惑。对非常年幼的孩子来说，右半脑损伤会造成非常严重的后果，左半脑损伤的后果则没那么严重。虽然这些说法没有得到正式研究的证实，但它们提出了一个有待解释的问题，这对我来说是一个极具吸引力的智力练习。许多年后，美国发展神经心理学家伊丽莎白·贝茨做了一个针对儿童的正式研究，基本上证实了我的苏联神经外科医生朋友的猜测。[23]

这个观点与成人大脑中应该发生的情况截然相反。对成人而言，左半脑往往被称作"优势半脑"，是极其重要的。神经外科医生担心影响语言功能，因而往往不愿意对左半脑实施手术。相反，人们认为右半脑的重要性不及左半脑。以前的文献往往将右半脑称作"次要半脑"。神经外科医生普遍更愿意对右半脑实施手术，电休克疗法通常也是对右半脑而不是对左半脑实施的。

左半脑有没有可能是专门为语言功能准备的，因而在语言功能发育完全之前一直保持"沉默"？这样一来，儿童左半脑损伤不会造成严重的负面影响就可以说得通了，但这个解释仍然无法回答右半脑损伤造成的极其严重的负面影响。此外，我的神经外科医生朋友纷纷告诉我，即便左半脑损伤影响了那些通常与语言关系不大的区域，这种影响也是良性的。

在发育过程中，左右半脑之间似乎存在着某种广义上的功能转换，具体而言，是从右半脑转换到左半脑，而且这种转换不限于语言的习得。该现象催生了这样一种观点：左右半脑的差异与认知新奇性和认知常规化有关。会不会右半脑在处理新信息方面极其熟练，而左半脑更擅长处理常规的、熟悉的信息？我带着这样的观点于 1974 年来到了美国。在 1981 年，我的朋友路易·科斯塔和我共同发表了一篇理论论文，首次在右半脑和认知新奇性与左半脑和认知常规化之间建立了联系。[24]

诺贝尔奖获得者、心理学家赫伯特·西蒙认为，学习包括积累各种易于识别的模式。[25]左半脑会不会就是储存这些模式的地方？

新奇性和熟悉性是所有具有学习能力的生物的精神生活的决定性特征。在简单的本能行为中，有机体对触发性刺激是瞬间"熟悉"起来的，熟悉的程度不会因为不断接触而改变。有机体的反应从一开始就已经被设定好了，并在其整个生命周期中保持不变。人们认为，控制刺激反应的神经组织不会因为经验而发生变化。简单的条件反射就是一个例子。当你的鼻子发痒时，你会不由自主地挠它。这种反应不是学习的产物，也不会在你的一生中发生变化。

包括人类在内的高等动物的大脑具有强大的学习能力。与本能行为不同，学习就意味着改变。有机体会遇到一些没有现成的有效应对方式的情形。当有机体在一段时间内反复遇到相似情形时，适当的应对策略就出现了。产生有效解决方案所需的时间和遇到这些情形的次数可谓天差地别。有时候只遇到一次就可以产生有效解决方案（这就是所谓的"啊哈反应"）。但总的来说，上述转变都是从缺乏有效的应对方式到发现有效的应对方式。这一过程就被称作"学习"，新出现的（或被教会的）行为就被称作"习得行为"。在每一个学习过程的早期阶段，有机体都会遇到新奇事物，而学习过程的后期往往和常规化或者熟悉事物联系在一起。从新奇性到常规化的转变是普遍存在于我们内心世界的循环，也是我们的心理过程在不同时间尺度上展开的规律。

在整个进化过程中，学习和习得行为的作用不断凸显，相比之下，本能行为的作用反而减弱了。会不会是在强化学习的进化压力的驱动下，左右半脑才产生了结构和化学方面的差异？换句话说，存在两个不同的、彼此独立却又相互联系的系统，一个与新奇性有关，一个与常规化有关，会不会是为了方便学习呢？

要得到该问题的实验性答案，需要对比两种有机体的学习能力：一种有两个半脑，一种没有两个半脑，但它们在其他方面的复杂程度是相同的。由于高等生物普遍具有两个半脑，这种实验是无法实施的。因此，研究人员顶多是绘制学习能力和半脑分化的进化生长曲线，看看二者是不是同步的。但是，类似曲线的绘制是一项不够精确的研究，往往基于主观的猜测。

不过，科学的武器库中不只有实验和实证的方法。虽然实验法是主流的科学研究方法，但它的作用是极其有限的，因此，比较成熟的学科都有其理论工具。理论是就事实的某一方面建立的简化模型，通常是由合乎规范的语言建构的，多数情况下是数学语言。与直接的实验不同，我们可以以合乎规范的方式（或者说是计算的方式）对一个模型进行检验，通过其他性质推导出它的某些性质。自从有了功能强大的计算机之后，一种单一的计算方法就可以同时囊括演绎法和实验法这两种研究方法。关于实验对象的模型被设计成了计算机软件的形式，然后在计算机上运行这个软件，以模型实验对象的行为。这样一来，我们就可以运用模型进行实验设计，并且通过模型的实际表现来研究它的动态性质。在认知神经科学的所有最新发展中，计算方法的潜力尤为突出。

最激动人心的要数形式神经网络了。神经网络由相对简单的单元组成的大型集合构成，和大脑极其相似。神经网络一旦得到对其行为的反馈，就能积累并储存环境信息（输入信息）。神经网络真的可以学习。

神经网络被越来越频繁地用于建模和更好地理解真实大脑中的过程。神经网络建模的先驱之一斯蒂芬·格罗斯伯格发现，将系统分为两部分，一部分负责处理新奇信息，另一部分负责处理常规信息，的确能够提升计算效率。[26]其他计算理论也发现了新奇情形下的探索性行为与固定情形下的认知常规化之间的区别。虽然上述理论都没有明确地把这两个过程与两个半脑联系在一起，但它们从侧面证明了进化过程中出现的左右半脑的分离会让大脑在计算方面更具优势。

将认知新奇性与右半脑联系在一起，将认知常规化与左半脑联系在一起，这促使我们用一种全新的方式来看待大脑。以前对左右半脑在认知中的作用的理解是静态的、一般的。一些功能，如语言功能，被认为与左半脑有关，而且这种关系是一成不变的。还有一些功能，如空间处理功能，被认为与右半脑有关，而且这种关系也是不可改变的。神经心理学或行为神经科学的标准教科书列出了大脑从功能到结构的固定映射，而没有考虑映射性质的任何动态变化。那么，对赫拉克利特的箴言"人不能两次踏入同一条河流"又当做何理解呢？大脑过程的动态本质已被公认为神经生物学的基石，甚至啮齿类动物的大脑，也会表现出与学习有关的动态变化。[27]虽然神经生物学的大多数分支都承认这一观点，但这个不证自明的真相被人类神经心理学忽视了许多年。此外，传统神经心理学和行为神经生物学默认所有个体的大脑功能映射都是相同的，不会因其教育背景、职业或生活经历的差异而有所不同。但它同样是违背常识的。试问，肖像摄影师和音乐家在观察人脸和聆听音乐时使用的是完全相同的大脑部分吗？

不过，新奇性和常规化是相对而言的。今天看来新奇的事物在一天、一个月或者一年后就是常规事物了。因此，左右半脑的关系必然是动态的，某项认知任务可能在一开始是由右半脑控制的，后来会逐渐转移到左半脑。这种时空上的动态变化如图 4.1 所示。此外，对我而言新奇的事物对你来说可能是老生常谈了，反之亦然。因此，左右半脑之间的功能关系在不同人身上也有所不同。

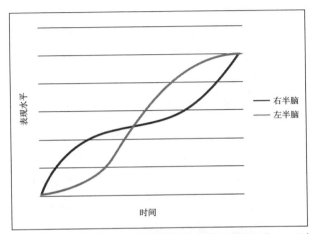

注：如果任务是全新的，则右半脑在学习初期居于主导地位。一旦与任务相关的认知策略已经确立，左半脑就开始占主导。这是一个极具启发意义的概念范式，没有与之相对应的具体实验，但可以用来表达戈德堡和科斯塔在 1981 年最先提出的观点的大意。

图 4.1　在完成一项学习任务的过程中，事物从新奇性到常规化的转变

信息从右半脑向左半脑的转换并不是字面上所说的位置调换。更可能的是，两个半脑在互动中都会形成心理表征，只是生成速度不同。在学习一项认知技能的早期，右半脑形成表征的效率更高，但在这一过程的晚期，左半脑形成表征的效率更高。我们现在还不能完全理解上述差异背后的神经机制，但我们能够提出一些比较合理的假说。假设左半脑形成并存储了一般性表征，即反映了某类特定事物或情形的一般特征。从另一

个方面来说，这些表征又是特定的，因为它们仅反映了某类范围相对狭窄的情形的共同特征。显然，要想反映某个人经验和知识的总和，就需要大量类似的表征。相比之下，右半脑形成并储存比较粗糙的表征，每一个表征都反映范围较为宽泛的某类情形的共同特点。显然，右半脑所包含的表征比左半脑少。还可以做一个更极端的设想，右半脑的联合皮质几乎不包含特定的表征，而是由一个单一的相对一体化的网络构成，这个网络在某种程度上反映了所有已有经验的平均属性。

当一个人面对一项比较熟悉的认知任务时，其左半脑中的特定表征会与之产生共鸣。当一个人遇到一项比较新奇的认知任务时，这项任务将会与右半脑中某个较粗糙的表征产生共鸣，因为这些表征的界限不那么明显，也不太具体。当个体通过这项新型的认知任务获得经验和专门知识后，其左右半脑的情况会变得非常不同。在左半脑中会形成一个全新的、范围相对狭窄的表征来反映这项全新的认知挑战的特性。而右半脑的反应就没有那么强烈了，仅仅会对大尺度的粗糙的网络进行更新。

我在《智慧大脑》一书中将左右半脑对同一数据集的表征比作描述统计学用以总结同一数据集的两种方式：右半脑好比是总结所有数据的标准差，而左半脑好比是散点图，每一个点都代表数据的某个特定的子集。[28] 显然，当新数据集出现时，左右半脑将会以不同的方式对自身的表征进行更新。散点图中会出现新的数据点，而之前已经录入的数据点不会因此而被清除（左半脑中会出现新的具体表征，先前已经形成的表征则不受干扰地被保存下来）。标准差将会被重新计算，得到的值会略有不同（右半脑中现有的全局性粗糙表征将会被整体修改）。右半脑中有一个布满沟壑的巨大网络，和沙漠中的沟壑有点类似，虽然这些沟壑深浅不一，但它们的深度都在重力的作用下不断地趋近一个平均值。左半脑中的沟壑彼此交织成独立的小型网络，每个小型网络本身就足够深，彼此之间依靠非常浅的沟壑相连接。图4.2描绘的就是左右半脑在网络结构上的差异。

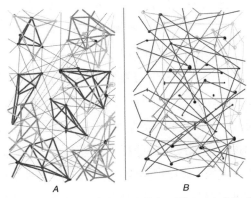

注：左半脑（A）的神经网络的模块化特征更明显，右半脑（B）的模块化特征较不明显。这一启发性的表述是对总体情况的一种描述，并不反映实际的神经解剖学特点。

图 4.2　左右半脑的网络结构差异

上述关于相似的输入信息在左右半脑中不同编码方式的描述引出了一个非常有意思的推测。由于左半脑的网络结构更优良（详见本书第3章有关认知本质的讨论），因此，储存于其中的信息对认知体验而言是更易得的。这还与我们先前讨论的先验模块和后验模块的区别有关。相对而言，左半脑的组织结构更加模块化，而这种模块化特征是后验的，而非先验的。我们得出的另一个有趣的推测是，右半脑更善于应对全新的情形。由于右半脑网络的界限相对不分明，所有初始激活在右半脑中的传播范围都要比其在左半脑中的传播范围更广，因而更可能"突然想出"能有效应对全新情况的方法。[29]

当然，上述所有观点都是凭直觉得出的。不过，我希望将这些观点用非常清晰的方式表述出来，这对更严谨的实验和建模是具有启发意义的，我们不能止步于仅仅认为右半脑的加工模式是"全局的"，而左半脑的加工模式是"局部的"。我们将在第 11 章继续讨论可能的建模方法。

现在，我们得出了一个有趣的结论：右半脑被经验修改的速度小于左半脑。乍一看，这个结论似乎违反常理，因为右半脑对应的是认知新奇性，而左半脑对应的是认知常规化。但是，当我们进行更深层次的分析时就会发现，变化较缓慢的右半脑之所以更适合处理新奇事物，是因为右半脑中的平均默认表征能够反映众多已有经验的共同特征（因而区分度不高）。在缺乏应对某种情形的现成知识的情况下，援引已有经验不失为一个好选择。一旦掌握了眼下特定情形的特征，你就会相应地调整你的反应，并储存新获得的经验。

我对单侧额叶损伤患者及其以行动者为中心的决策过程进行了研究，实验结果对我得出的如下结论产生了深刻的影响：左右半脑以不同的速度更新心理表征（参见第 5 章）。[30]计算工作也为该结论提供了聚合性证据。斯特凡诺·福斯及其同事用神经网络模型证明，当突触的增殖率是变量而不是常量时，神经网络的计算效率就会提升。[31] 换句话说，在不同的学习情境中，突触的改变速度应当是不同的。大自然会不会正是要耦合两个大体相似却不完全一致、具有不同学习速率的系统（大脑半球）来满足这个需求？这样的安排允许左右半脑轮流占据主导地位，这样一来，这个由左右半脑组合而成的系统就能够适应非常广泛的学习情境。

左右半脑的功能差异可能是由它们的神经解剖学差异造成的，我们将在本书的第 11 章和其他部分对该问题进行广泛的探讨。[32] 与此同时，让我们继续在严格的功能性、宏观层面进行讨论。两个半脑在选择应对方式的过程中是如何互动的呢？如果左右半脑会选择完全不同的应对策略，那么它们之间就会存在一种竞争关系，胼胝体和前部联合体的抑制性通道极有可能起到了协调作用。假设某种工作记忆窗口会对最近经历的成功和失败进行记录（假设已经经过了 i 次试验），且系统设定了某种成功的标准，我们称之为 m ($0 < m < i$)。然后，该系统会按照如下方式运行：当成功的试验次数 n 超过 m ($0 < m < n < i$) 时，左半脑就会胜出，因为这意味着左半脑中的具体表征已经足以指导眼下的决策过程了。反之，当工作记忆窗口中成功的试验次数 n 低于该标准（$0 < n < m < i$）时，右半脑就会胜出，因为这意味着从储存在左半脑中的与眼前情境相关的表征无法胜任这一工作，此时就需要调动储存在右半脑中的全局默认表征了。我们将在本书的第 11 章进一步探讨左右半脑的宏观功能差异背后的神经机制和微观结构。

教育背景、职业、生活经历不同的个体在对新奇事物和常规事物的理解方面也有所不同。因此，左右半脑在认知方面发挥的作用是动态的、相对的、个性化的。更重要的是，新奇性和常规化之间的差异体现在所有有学习能力的生物身上，基于该差异的半脑差异可能已经存在于非人类物种身上了。至少，可以用实验对这一可能性进行研究，物种间的进化连续性也能为其提供佐证。这是一个更让人信服的科学研究框架。乔治·瓦洛蒂加拉及其同事已经证明了进化连续性的存在，他们发现数个物种的两个半脑与新奇性和熟悉性的联系是有差别的。[33]

科学史充满了错误的开端。但科学的进步不是建立在用新观点全盘否定旧观点的基础上的。这意味着一种毫无希望的循环。当一个新理论或新发现可以把旧知识作为一个特例纳入更普遍的概念之中时，它就更具有建设性。半脑特化的新奇性－常规化理论并不意味着将左半脑与语言联系在一起的传统观念是错误的。相反，该理论将传统理论视为一种特例，即用清晰明了的常规化代码——语言——来表征信息。

我原以为我们在 1981 年首次发表的关于半脑特化的新奇性－常规化假说的文章[34]能在该领域引起轩然大波，结果并没有。不过，这篇论文也并非石沉大海。一些有影响力的神经科学家和神经心理学家认为这个假说是一个重要的突破。其中就有已故的著名神经外科医生约瑟夫·伯根，他和罗杰·斯佩里一起率先研究了胼胝体切除术患者；[35]还有加拿大发展神经心理学家拜伦·洛克，此后他对非语言学习障碍的研究基本上就是建立在半脑特化的新奇性－常规化假说之上的；[36]还有同为发展神经心理学家的杰拉尔德·图尔凯维奇，他提出了大量有趣的观点，只是在这一领域还没有引起注意。受到我们的新奇性－常规化假说影响的几乎都是发展神经科学家，他们的工作和观察使他们理解了认知在一段时间内的动态变化。但是，其他神经科学家依然固守着大脑与行为之间静态的、误导人的传统观念。直到最近，人们才对认知新奇性和认知常规化之间的对比重新产生了兴趣，并将其归入"探索与开发"的范畴。我们将在第 9 章进一步探讨这种发展。

证据

在科学中，即便是那些最合理、最具美感的假说，也必须经过实证检验。可以证明左右半脑之间的动态关系的许多证据其实是用非常简单的工具获得的。这些工具利用的是神经布线的一些基本特征。大脑中的大多数感觉通路都是交叉作用的：来自外部世界左半边的信息主要传递至右半脑，来自外部世界右半边的信息主要传递至左半脑。对触觉、视觉以及一部分声音信息而言，这一观点的确是成立的。当然，在正常情况下，左右半脑会进行互动并分享信息，因为它们由大量被称为胼胝体和接合处的纤维束相连。不过，通过快速地将信息传递至感觉场的一边，就可以看到某个半脑与信息输入端正好相反的事实。

用简单的设备就可以实现这一目的了。速示器就是运用该原理的一种简单的视觉投影设备。有关半脑运作的绝大多数信息都是借助速示器获得的。研究声音信息的感觉通路交叉现象时使用的是双耳分听设备，也就是一个配有两只耳机的磁带播放机。[37]

运用上述方法进行的大多数研究都是围绕着对关于两个半脑作用的静态观念的重申和阐述展开的，很少有突破性进展。大部分研究的目的不过是进一步扩展两个半脑的功能列表。不过，一些研究结果得出了出人意料的结论，与公认的"真理"不符。

对音乐的处理和对人脸的感知是右半脑的重要功能。传统上，脸盲症（面部识别障碍）和失音症（旋律识别障碍）一直被当作由中风或者其他原因导致的右半脑损伤的症状。不过，毕弗和基亚雷洛的经典实验表明，负责处理音乐的半脑和与音乐专长有关的半脑之间有着惊人的关系。[38]对音乐知之甚少的人在处理音乐时一般是用右半脑，而训练有素的音乐家通常是用左半脑。由于大部分人对音乐的了解非常有限，将音乐与右半脑联系起来的传统观念是有道理的，但其理由不够充分。音乐和半脑特化之间存在内在的、必然的联系这一观念站不住脚了。相反，由哪个半脑负责处理音乐信息似乎是相对的，它是由接受音乐训练前接触音乐的程度决定的。在人脸识别方面也有类似的发展。右半脑主要处理模糊的人脸，这与传统观念是一致的。而左半脑主要负责处理熟悉的人脸。[39]我们又一次发现，这样的相对性基于新奇性－常规化这一区分。

上述研究所记录的从认知新奇性到认知常规化的转变，以及与之相关的从以右半脑为主导到以左半脑为主导的转变反映的是学习的自然过程，这些转变往往需要几年时间。类似的"认知重力"从右半脑到左半脑的转换也可以在更小的时间尺度内得到证明，这种时间尺度小到可以在实验室条件下实现。

在实验室中对学习过程的动态模拟进一步证实了半脑特化的新奇性－常规化原则。在这些模拟实验中，研究人员设计了一种受试者从未见过的任务，甚至与其先前的经验毫无关联。然后受试者在一项长达数小时甚至数天的漫长实验中频繁接触该任务。使用速示器和双耳分听设备就可以证明，一开始，受试者右半脑的表现优于左半脑。但是，随着受试者频繁地接触该任务，这个模式就逆转了，左半脑的表现变得越来越突出。无论是听觉还是视觉刺激，非语言的几何图形还是语言刺激，只要该任务涉及对语言的非常规使用，得到的结论都是一样的。因此，控制权从右半脑到左半脑的转换似乎是一种普遍的现象，得到了各种类型的学习任务的证实，有语言的学习任务，也有非语言的学习任务，时间跨度从几分钟、几个小时，一直到几年、几十年。在确定哪项任务由哪个半脑负责时，新奇性－常规化这一维度似乎可以涵盖所有其他变量。

虽然利用速示器和双耳分听设备得出的研究结果令人信服，但它们所要求的刺激呈现方式与现实生活中的信息传递方式几乎没有相同之处。证据是间接的，因为它是推断出来的，而不是在大脑中直接观察到的。由于速示器和双耳分听设备天然地无法揭示两个半脑处理信息时的确切的神经解剖情况，我们得到的证据也是不准确的。那么，这些研究结果与真实过程之间究竟有多大关联呢？有必要在更加自然的情境中检验两个半脑的动态互动。

研究关于大脑－行为关系的动态理论需要一些动态的实验工具。直到功能性神经成像技术的出现，人们才掌握了真正适合研究大脑－行为关系的动态特征的方法。可以通过为学习曲线的各个阶段拍摄"快照"的方式来研究其动态特征，大部分的训练就发生在"快照"与"快照"的时间间隔中。

越来越多的功能性神经成像研究运用了这种方法，并为其配备了各种现代技术，包括 fMRI、PET、MEG 和 SPECT 等。用上述方法获得的证据同样证明右半脑与新奇性、左半脑与常规化之间有着密切联系。

美国国家心理卫生研究所的亚历克斯·马丁及其同事为此提供了强有力的证明。[40] 他们用 PET 对受试者在学习各种信息（有意义的词语、无意义的词语、真实的物体、虚构的物体等）时的脑血流量模式变化进行了研究。每种类型的信息都会被呈现两次，但每次呈现的具体信息不同。首次呈现的内容如果是全新的，那么右半脑的颞叶内侧结构就会被激活，但在第二次呈现时，这种激活的水平就会降低。反之，左半脑的颞叶内侧结构会一直处于激活状态，如图 4.3 所示。这些实验结果非常重要，因为血流水平能够反映神经激活水平。

在马丁的研究中，激活状态从右半脑到左半脑的转变普遍适用于四种类型的信息，包括语言信息和非语言信息。这意味着，右半脑与新奇性、左半脑与常规化之间的联系并不取决于信息的性质，上述联系是普遍存在的。此外，尽管同一具体信息不会在试验中连续出现两次，但激活状态从右半脑到左半脑的转变总是存在的。因此，激活模式的变化反映的是学习过程的一般性质，而不是针对某一特定事物的学习。

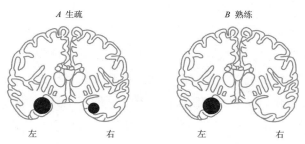

注：在面对新任务时（A），右半脑被明显激活，但随着熟练程度的提升，其激活水平会降低（B）。

图 4.3 大脑区域激活水平变化与任务熟悉程度之间的关系

一个英国神经科学家团队也有类似的发现。[41] 无论是人脸还是符号，只要受到不熟悉的刺激，右枕叶（梭状回）的激活水平就会提升。相反，当熟悉度提高后，右枕叶的激活水平会降低，左枕叶的激活水平会增加。和马丁的研究结果一致，不论是何种性质的刺激，新奇性－常规化的效果都是存在的。对符号（传统观点认为符号与左半脑有关）和人脸（传统观点认为人脸与右半脑有关）来说同样如此。

戈尔德及其同事用 PET 研究了健康的受试者在执行对额叶来说比较复杂的任务（此时大脑在反应和左右交替方面都比较缓慢）时的局部脑血流量模式的变化。[42] 他们对比了学习曲线的早期（生疏时）阶段和晚期（熟练时）阶段。额叶在两个阶段都被明显激活，在早期阶段的激活水平明显高于晚期阶段。尤其值得注意的是相对激活水平的变化。在早期阶段，右前额叶皮质的局部脑血流量大于左前额叶皮质。在晚期阶段，情况恰恰相反，左前额叶皮质的局部脑血流量大于右前额叶皮质，这个过程伴随着前额叶皮质激活水平的全面下降。

沙德梅赫尔和霍尔库姆用 PET 研究了学习复杂的运动技能时受试者的局部脑血流量，该技能要求受试者预测并掌握某种机器人装置的行为。[43]研究表明，与基线状态相比，右前额叶皮质（额中回）在初期阶段的激活水平明显上升。相反，左后顶叶皮质、左背外侧运动前皮层和右前小脑皮质在后期阶段的激活水平比初期阶段有明显上升。

海尔及其同事用 PET 研究了受试者在学习流行的空间拼图游戏"俄罗斯方块"时的葡萄糖代谢率。[44]在经过 4~8 周的日常俄罗斯方块游戏练习后，虽然受试者玩游戏的水平提高了 7 倍多，但其皮质表面区域的葡萄糖代谢率反而下降了。在受过训练之后，游戏玩得最好受试者的大脑不同区域的葡萄糖代谢率下降得最多。

伯恩斯、科恩和旻屯（Mintun）用 PET 研究了受试者在反复学习有规则可循的关系体系（"语法"）[45]时的局部脑血流量变化。他们先给受试者介绍了语法 A，紧接着介绍了语法 B。二者之间的差别非常小，受试者甚至都没有觉察到自己已经在学习语法 B 了。在受试者学习 A、B 两种语法的过程中，研究人员拍摄了一系列神经成像快照。学习语法 A 的时候，受试者的右腹侧纹状体、左运动前区和左前扣带回结构首次被激活，激活水平随后开始下降。相反，右背侧前额区域和右后顶叶区域的激活水平在不断上升。引入语法 B 之后，其左运动前区、左前扣带回结构和右背侧前额区域第二次被激活，激活水平随后开始下降。

赖希勒及其同事用 PET 研究了受试者在执行语言任务（为看到的名词匹配合适的动词）时的局部脑血流量变化。[46] 研究人员先给出了一系列名词（不熟悉的状况），在受试者进行大量练习后，又给出了一系列新名词（新奇的状况）。在面对不熟悉的状况时，受试者的前扣带回、左前额叶、左颞叶和右小脑皮质被激活了。这种激活状态在受试者经过练习后基本上消失了，并在面对一系列新名词的时候部分得到了恢复。进一步分析表明，面对不熟悉的状况和新奇的状况，受试者的右小脑明显被激活，但在受试者经过练习后，激活状态就消失了。相反，受试者经过练习后，其左枕叶内侧明显被激活，但面对不熟悉的状况和新奇的状况时却不会被激活。因此，即便是语言任务，只要是新任务，在一定程度上也要依赖右半脑。可以证明，在语言任务的难度（很可能是一种不完全的常规化）和右半脑之间也存在着一定的类似联系：需要更长的处理时间才能够完成的任务需要右半脑更深层次的参与。[47]

托尔文及其同事用 PET 研究了人脑识别过程中与新奇性和熟悉性相关的局部脑血流量有关。[48] 熟悉性与双侧额叶和顶枕区的广泛网络的激活有关。新奇性与双额颞叶、顶叶和枕叶的广泛网络的激活有关。此外，新奇性与海马结构和海马旁结构明显的非对称激活（发生在右半脑而不是左半脑）有关。使用 fMRI 可以得到大致相似的实验结果。当受试者进行一个互补（不同）的而不是模仿（相同）的行为[49]时，其右侧下额区和右侧下顶区明显被激活。在一项比较"探索"（寻求新奇性）与"使用"（在模棱两可的情况下使用已经掌握的知识）机制的研究中，纳撒尼尔·道及其同事发现，与探索行为相关的右前额叶区域特别活跃。[50]美国国家心理卫生研究所的莱斯利·昂格莱德实验室的一项研究则表明，与"简单"目标（属于已知类型，明确且能够被立即识别）有关的知觉决策是受左背外侧前额区域指导的。[51]

一个日本神经科学家团队将伽马 EEG 频率作为认知激活指数，对以行为者为中心的偏好任务[52]（本书第 6 章和其他地方将详述认知偏见任务[53]）的改进版进行了研究，有效地证明了"认知重心"从右半脑到左半脑的转换。这些实验结果非常引人注目，这种转换事实上是二维的，随着对任务的熟悉程度的提升，认知重心既会从右半脑转换至左半脑，也会从大脑前部转换至后部（见图 4.4）。该实验结果的意义在下一章将进一步凸显，我们将审视新奇性与额叶之间的关系。

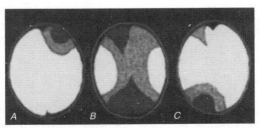

注：深色阴影代表较高的激活水平。A 表示初次接触该任务时，后额叶特别活跃。B 表示实验进行到一半时，额叶的激活已经转移至右半脑，两个半脑的后部区域都很活跃。C 表示实验进行到尾声时，左半脑的后部区域特别活跃。

图 4.4　随着对任务熟悉程度的增加，伽马 EEG 中呈现的皮质激活水平的变化

　　罗伯特·奈特及其同事对执行视觉运动任务的受试者进行了事件相关电位研究，也发现了认知重心从右额叶转换至左顶叶的类似情形。[54]

　　在过去的几年里，计算与神经成像领域出现了一些著名的二分法，大体上与对认知新奇性和认知常规化的区分类似。"探索"和"使用"的区分就是其中之一。另外，"批评者"和"行动者"的二分法特别适用于额叶和相关结构。"批评者"通过学习对未来的奖励进行预测，"行动者"用学到的知识指导行动。J. O' 多尔蒂及其同事进行了一项旨在区分两者的 fMRI 研究，得出了如下结论："批评者"是由腹侧纹状体（双侧壳核和右伏隔核）介导的，"行动者"是由背侧纹状体（左前尾状核）介导的。[55]腹侧与背侧的区别显然是非常有趣的。它和一个宽泛的、时间更久远的观点相呼应，即认为眶额结构对个人的价值评估功能至关重要，而额叶凸面在对外部世界进行导航的过程中发挥了极其重要的作用。我感兴趣的还有 J. O' 多尔蒂的研究结果的偏侧性，虽然多尔蒂没有强调这一点：具有探索者特质的"批评者"往往与右前脑有关，具有执行者特质的"行动者"往往会与左前脑有关。

　　上述大量证据表明，借助早先的"科技含量较低"的速示器、二分法和当今最先进的 fMRI 得出的结论有着令人印象深刻的一致性。大脑这支乐队似乎可以被分成两组演奏者。坐在通道右侧的演奏者更快地初步掌握曲目，但从长远来看，经过适当的练习后，坐在通道左侧的演奏者更容易接近完美。如果将大脑比作公司，大脑这个庞大的组织似乎是由两个主要部门组成的：一个处理比较新的计划，另一个负责运行已有的、进行中的生产线。事实上，两个半脑都参与了全部的认知过程，但它们的相对参与程度会依据新奇性－常规化原则而有所不同。

神经科学的多个领域都出现了支持上述概括性结论的证据。除了前述的神经心理学和神经成像证据外，行为－生化证据也为其提供了佐证。左半脑中的多巴胺能通路更重要，在动物模型中，多巴胺系统受到刺激后会产生刻板的、重复的行为（在先前经验中被强化）。相反，右半脑中的去甲肾上腺素能通路更重要，刺激去甲肾上腺素能系统能产生探索性的、求新的行为[56]，对去甲肾上腺素能系统的药理学抑制会增强反应抑制功能[57]。类似地，史蒂文·格罗斯伯格[58]等人提出，将新知识习得机制与旧知识的保持机制分开后，可以提高神经网络的计算能力。[59]

病理学研究的结果指向了同一方向。当病理性定向反应增强时，相关的电生理活动会产生偏侧性，主要与右半脑相关。[60]

认知控制的发生位置从右半脑到左半脑的转换发生在多种时间尺度上：短到几分钟、几小时（如在实验过程中进行学习），长达几年、几十年（学习复杂的技能和编码，包括语言）。这种转换甚至可能超越个体的时间尺度。有观点认为，整个人类文明史的特点就是认知重心从右半脑转换到左半脑，因为在此过程中人类积累了各种现成的认知模板。这些认知模板通过语言等外部文化手段被储存，并被个体当作认知的某种"预制构件"在学习过程中被内化。所有想用神经解剖学的术语来诠释维果茨基的文化 - 历史心理学[61]的人都会得出这一结论。朱利安·杰恩斯用一种更富诗意、更具隐喻性的语言表达了类似的结论，他是这样阐述"两院制"心智的：右半脑发出"神的声音"，300 多年前，我们的祖先正是在这种声音的引导下，学会应对新情况的。[62]

临床医生的教训

　　基于一项看似普通但在许多方面更直接相关的临床实践，前面的讨论提到一些重要的问题，涉及神经心理学诊断测试的设计原则以及认知激活任务（被越来越多地用于临床诊断）的设计，大都运用了 fMRI 等功能性神经成像技术。受试者在一段时间内处理多个项目是非常常见的。比如，威斯康星卡片分类任务就有 6 个类别，加州语言学习测验有 5 个测试，本顿线段方向判定测验有 30 个测试。[63]对上述测验的解读背后隐含的假设是，在整个测验过程中，作为基础的功能性神经解剖学特征是静态的、不可改变的。但是，前面的讨论对该假设提出了强有力的质疑，并得出了一个不太好操作的结论，即对各个测验项目的得分取平均值，最终得到一个单一分数的做法或许并不合理。相反，我们需要设计新一代的测验，或者至少为原有的测验设定新的准则，将测验项目程序分成若干子集，并对其进行单独打分。这样一来，各部分的分数不同，其代表的神经解剖学特征也不同。

　　这显然会让神经心理学的临床诊断变得更加复杂。也有观点反对将测验项目程序按照时间顺序分割成若干部分，这些观点认为，这种做法会减少数据点的样本量，让数据变得更不可靠。但是，只有当样本中的所有数据点都来自同一群体时，上述观点才成立。由于我们所说的"群体"是指静态功能性解剖学特征作用下的数据点，这个观点是站不住脚的，因为作为基础的功能性解剖学特征在测验过程中会随时间而变化。这样一来，将在测验（或实验）过程中不同时间点上获得的数据点进行合并，就像企图输入一堆血压值来提高样本的智商分数一样。

半脑特化的新奇性－常规化原理与多年来被神经心理学当作公理的许多理论相去甚远。当然，对此持怀疑态度的读者可能会问：几十年来的实验结论都宣称能证明语言任务与左半脑之间存在联系，视觉空间任务与右半脑之间存在联系，那么如何统一上述实验结论与本章所表述的观点呢？这些实验结论不仅包括在 20 世纪 60 年代用技术含量比较低的速示器完成的实验，还包括用最先进的功能性神经成像工具完成的实验。[64] 这些实验结论都是错误的吗？我即使稍微有暗示"它们错了"的意味，都是狂妄自大和愚蠢的，这也不是我的本意。但必须注意的是，先前的临床神经心理学中几乎没有因素比较单一的测验任务，认知神经科学也是如此。因此，我们很容易将语言－非语言的维度与新奇性－熟悉性的维度弄混。我们称之为"语言"的任务同时可能是受试者比较熟悉的，我们称之为"非语言"或者"视觉空间"的任务同时可能是受试者认为比较新奇的。因此，虽然没有理由认为 20 世纪下半叶半脑特化理论的全盛时期出现的大量实验结论事实上是错误的，但对这些结论的理解可能是误导性的。

失认症与左右半脑

对失认症的研究有助于我们进一步理解半脑特化的本质。此前，我们引入了新奇性－常规化原理，认为这一原理反映了两个半脑之间的基本功能差异。不过，半脑的范围非常广。新奇性－常规化原理在左右半脑的不同部位是怎样体现出来的？显然，从初级感觉区和运动投射区到联合皮质区，半脑特化的程度在提升，初级感觉区和运动投射区的皮质映射基本上是双侧对称的，而联合皮质区的两个半脑之间的功能差异很大。后皮质（枕叶、颞叶和顶叶）中的这些差异可以通过思考两个半脑的损伤如何引起不同类型的失认症加以理解。在进行神经解剖学讨论之前，我们先运用常识，看一看两种重要的知觉任务之间有什么不同吧。想想这样两个例子。第一个例子是，精疲力竭的你走进一间陌生的会议室，瘫倒在一把陌生的椅子上（这把椅子的款式不同寻常，充满了神秘感），拿起一支陌生的钢笔（钢笔的款式设计也是极尽浮夸之能事，充满了艺术气息），然后开始记录一个陌生人的演讲。演讲者的声音对你来说是陌生的，就连口音也是。在这种情形下，你是如何认得椅子和钢笔的呢？你之前从未见过这把椅子和这支钢笔，甚至从未见过这样的款式，椅子上也绝对没有任何标记表明它就是椅子。你刚刚不费吹灰之力完成了一项知觉方面的惊人壮举，几乎没有花费时间，而且很自然，这对计算机来说是一件困难的事。你将这些独特的陌生物体视作某些已知物体类别的成员。你这属于模式识别。同样，即便演讲者的音色和口音对你来说都是独特的、陌生的，你依然能够理解演讲的内容。你能将独特的陌生听觉信号理解成语音、词语和句子等已知类别的成员。第二个例子是，那天傍晚你在走廊上遇见一个人，立即认出来他就是早上的演讲者；事实上，在他转弯之前，你就通过他的声音认出了他。他似乎也认出了你，哪怕你们早上只是打了一个照面，毕竟会场人头攒动，大家都互不认识，然后你们相互点头致意。这些动作也是在一瞬间完成的，不费吹灰之力，但是这个知觉任务与前一个截然不同。在第一个例子中，你将某个独特的示例识别为一般类别的一员。很明显，要完成这个过程，在你遇到这个独特的示例之前，你的头脑中就必须存储有关于这一类别的心理表征。一个生活在亚马孙丛林中，从未接受过教育也从未见过钢笔的人是认不出一支新款钢笔的。因此，这个例子中的知觉过程是自上而下的，也就是说，前提是存在一个已经形成的、一般性的心理表征，它能够引导你将一个独特示例识别为一个类别的一员。但是，由于这个任务不是识别物体的所有独特性，而是仅仅识别其所属类别，你不需要对其所有属性形成一个"心理账户"，只需要对其与所属类别密切相关的属性形成一个"心理账号"。如果有人问你这支笔或这把椅子的颜色，你很可能不记得了，因为你并没有注意到这些多余的性质。

在第二个例子中，认知任务是完全不同的。你没有把这位陌生的演讲者的脸仅仅当作一张人类的脸，也没有将其声音仅仅当作人类的声音。你将这个人当作他本身，当作人类的一个独特示例，你在那天早些时候与这个人有短暂的接触。这不是一项有关识别属于某个一般类别的独特示例的任务，而是一项有关知觉恒常性的任务。在这种情形下，尽管关于类别的知识（他是人类，而不是骆驼或大象）是有帮助的，但它并非必要条件。在不同的观察条件之下，你可能会将一团毫无意义的物质识别为它自身，或者发现某个毫无意义的声音与它来自同一个源头，尽管你对这个源头一无所知。与第一个例子不同的是，长期记忆中并不存储有习惯性的、先前形成的一般心理表征来指导你的识别过程。

这两个例子代表了知觉的完全不同的两个方面，它们在现实生活中可能是紧密地交织在一起的，但在神经解剖学上却是全然不同的。第一个例子代表的是我们将独特的示例识别为一般类别成员的能力。它取决于是否存在已经形成的、高阶的、长期的一般心理表征，该过程主要由左半脑介导。第二个例子代表我们在感觉输入条件已经发生变化时识别独特示例（物体、声音、面孔）的能力。它并不依赖已经形成的、高阶的一般心理表征，或者依赖程度没那么高，主要由右半脑介导。

我们是如何了解这一点的呢？答案是通过研究左半脑损伤或者右半脑损伤对知觉的不同影响。左半脑损伤会导致各种形式的失认症，使人无法将独特示例识别为一般类型的成员。我们已经知道这种损伤可能会有多种形式，往往是模态特化的，左半脑不同部位的损伤可能会对不同的模态（视觉、听觉或者躯体感觉）造成影响。但是，此类损伤无一例外地与左半脑有关。相反，右半脑的损伤所导致的各种形式的失认症表现为无法在变动的感觉条件下识别独特示例本身。这种损伤也有各种各样的形式，通常是模态特化的，右半脑不同部位的损伤可能会对不同的模态造成影响。但此类损伤无一例外地与右半脑有关。无法将独特示例识别为一般类别成员的障碍被称为联想性失认症。无法识别独特示例或同一类别的不同示例的障碍被称为统觉性失认症。这两种失认症均有可能是由双侧的后联合皮质损伤导致的；但是，只有左半脑受损时，仅能观测到联想性失认症，只有右半脑受损时，仅能观测到统觉性失认症（参见表 4.1）。[65] 我过去的一篇有关联想性失认症的论文对各种形式的知觉障碍与半脑特化之间的关系进行了更详细的探讨。[66]

比如，一位中年妇女早上起来，走进浴室，环顾四周，看到了各种各样的物品（牙刷、香皂和镜子），不知道它们都是什么。但是，她触摸到这些物品的时候认出了它们。她感到害怕，觉得自己可能是病了，然后请人将她送到了当地的急诊室。医生给她做了 CT（计算机断层扫描），发现她左枕颞部中风，中风发生的时间可能是前一天晚上。这是视觉方面的联想性失认症的一个典型案例 —— 视觉物体失认。后来，她被转介绍给我做神经心理学评估，成了我的患者。

所以，左右半脑后部的功能差异可以用两个截然不同的知觉主题来描述。对左半脑而言，它是受已经形成的一般表征所驱动的自上而下的过程，能够识别出独特示例所属的类别。对右半脑而言，它是一种自下而上的过程，更多地由旨在建立相似性的专门计算所驱动。在某种程度上，前一过程更类似于知觉演绎，而后一过程更类似于知觉归纳。顽固的神经心理学正统学说的支持者可能会说，左半脑的联想性失认症与语言障碍相比是次要的。这个观点是站不住脚的。首先，患者可能在没有语言障碍的情况下患有联想性失认症，也可能在没有联想性失认症的情况下患有语言障碍，即众所周知的双重分离。其次，我们已经知道，联想性失认症是模态特化的，这是以语言为基础的解释所无法准确描述的。最后，或许也是最重要的一点，类别知觉故障会导致联想性失认症，而其他没有语言功能的物种也有类别知觉。让人觉得不可思议的是，我的牛头獒布里特永远能够区分看门人（即便是它不熟悉的看门人）和其他人。我不知道它是怎么做到的。因此，原则上，联想性失认症和统觉性失认症的区别也体现在其他物种身上。其神经解剖学特征是否具有人类身上那种偏侧化是一个让人着迷的问题。

出于上述考虑，设计上述两种知觉过程的动物模型（将独特示例识别为一般类别的成员，在不断变化的感觉条件下将独特示例识别为其自身），并运用功能性神经成像、细胞外记录或脑损伤研究来探讨它们是否由不同的半脑介导的，或许是一件非常有意思的事情。如果真是如此，那么下一步可以研究半脑特化与惯用手之间的关系。这是一个非常合理的问题，因为大多数哺乳动物都有其用爪（手）习惯，在其整个生命周期中都是稳定的。在大多数（或许所有的）非人类物种中，左利爪（手）与右利爪（手）之比不像在人类中那样分布不均，而是基本接近 1∶1。

表 4.1 联想性失认症和统觉性失认症的神经解剖学文献综述

失认症类型	参考文献（按病变部位分列）		
	左半脑	双侧	右半脑
联想性失认症			
视觉物体	鲍尔和鲁本斯（1985）[67] 埃康和德·阿茹鲁盖拉（1956）[69] 埃康等（1974）[71] 尼尔森（1937，1946）[73、74]	埃康和阿尔伯特（1978）[68] 霍夫和佩茨尔（1935）[70] 冯·施陶芬贝格（1918）[72]	
单纯的立体觉失认症	富瓦（1922）[75] 戈德·斯坦（1916）[76] 莱尔米特和德·阿茹鲁盖拉（1938）[77]		
语义的	法廖尼等（1969）[78]		
联想的	克莱斯特（1928）[79]		
听觉的	斯宾勒和维尼奥洛（1966）[80]		
统觉性失认症	维尼奥洛（1982）[81]		
视觉的		达马西奥（1985）[82] 达马西奥等（1982）[84] 德伦齐等（1969）[86]	本顿和范艾伦（1969）[83] 梅多斯（1974）[85] 沃林顿（1982）[87] 沃林顿和詹姆斯（1967,1988）[88、89] 沃林顿和泰勒（1973）[90]
听觉的			法廖尼等（1969）[91]

资料来源：E. 戈德堡和 W. 巴尔：《对缺陷的意识：理论和临床问题》，纽约：牛津大学出版社，1991 年，第 152—175 页。

执行缺陷与半脑

额叶损伤往往导致两种症状：持续症和场依存行为。在大多数严重的案例中，这两种症状会表现为附和行为。[92] 我将在本书的第 8 章详细介绍这两种症状。在这里我只是指出，持续症指的是一种无法从一种活动完全切换至另一种活动的病理现象，表现为之前活动的某些元素可能会延续至正在进行的活动，对后者造成干扰。可以将持续症理解为缺乏认知灵活性。相反，场依存行为指的是因缺乏抵抗环境中偶然出现的干扰而无法专注于眼前的任务。可以将场依存行为理解为心理操作缺乏稳定性。在一些极端案例中，这种缺陷可能会表现为动作模仿（对他人行为的身体模仿）或言语模仿（对他人话语的语言模仿）。

临床神经心理学文献通常将持续症和场依存行为视为截然不同的两种症状，每一种都是由额叶介导的执行控制的不同方面的故障导致的。此外，上述两种不同的症状往往被用来说明执行功能的两个截然不同的方面：一是通过内部表征指导行为的能力，二是根据不断变动的偶然事件切换认知模式的能力。执行控制的上述两个方面有时候被称作"稳定性"和"可塑性"，二者在正常认知中保持着某种动态平衡。在额叶受损后，这种平衡关系可能会被打破，导致持续症（心理操作过于稳定）或场依存行为（心理操作的可塑性过高）。[93]

由额叶介导的认知稳定性和认知可塑性的机制在认知和计算神经科学领域仍然是一个需要进行大量研究和辩论的问题，

由此产生了"双稳态"这一概念，"双稳态"指的是有机体以一种稳健、稳定的方式维持一系列心理活动，然后相对快速地切换到另一系列心理活动（同样以一种稳健、稳定的方式将其维持下去）的能力。[94]研究人员提出了若干机制来解释双稳态。其中之一涉及多巴胺调节的双重特性。[95]我们已经知道，存在多种多巴胺受体，它们似乎是以不同的方式运作的。有观点认为，D1受体对低浓度的多巴胺做出反应，其激活能使有机体"稳健"地维持当前的认知机制。相反，D2受体仅对高浓度的多巴胺做出反应，其激活能使有机体的认知机制产生不稳定的"迅速更新"。[96]如果这是真的，那么D2受体的偏侧化（偏向右半脑）就非常耐人寻味。这可能是认知新奇性与右半脑之间联系紧密的部分原因吧。[97]虽然持续症和场依存行为表面上有着巨大差异，甚至是完全对立的，但它们的内在机制之间有何种差异还远远没有定论。兰德尔·欧·莱利和宗像裕子[98]在"认知神经科学的计算探索"一文中提出了一种不同于临床观测给我们的直觉的重要见解。该见解的核心是，持续症和场依存行为反映的不是额叶内两种不同机制的崩溃。事实上，它们被视为由额叶介导的对后部神经网络的某种单一调节的失败（更准确地说，是没能发挥作用），后部神经网络位于左右半脑后部，由两种不同的方式被组织。换句话说，额叶症状学的双重性质不仅在于额叶本身，还在于额叶对之起作用的后神经网络的组织方式的多样性。如果后部神经网络是由一系列子网络组成的，各个子网络内部有着紧密的联系，但各个子网络之间的联系不够紧密，那么额叶介导的失败就会导致激活模式被"卡在"子网络当中，无法传递出去，因而导致持续症。另一方面，如果后部神经网络是相对同质化的，那么额叶介导的失败将导致激活模式过度扩散，从而产生场依存行为。

对这两种神经架构的描述（将其分为独特的子网络和相对同质化的子网络）听起来和本章提到的两个半脑的组织方式颇为类似：左半脑由相对独特的子网络组成，而右半脑由相对同质化的子网络组成。接下来我们得到了一个有趣的推论。如果欧·莱利和宗像裕子的假说与此处对半脑差异的描述（以及之前在《智慧大脑》[99]中的描述）都是正确的，那么左额叶损伤主要导致持续症，右额叶损伤主要导致场依存行为。我们有可以检验该预测的数据吗？答案是肯定的。不管怎样，我的导师亚历山大·卢里亚都避开了心理测量学的标准测验。相反，他选择了一系列临床试验，一些是他自己设计的，另一些是基于上一代了不起的欧洲神经科医生的成果改编而成的。卢里亚根据手头的诊断问题以一种即兴的、灵活的方式进行试验。大部分程序的设计初衷都是为了引发阳性症状而非阴性症状，也就是疾病所引起的表现，而不是正常行为的一部分，不是行为的减退。几乎毫无例外的是，阳性症状由于自身的独特性能够提供比阴性症状更多的信息，因而，在有经验的研究人员看来，卢里亚的临床试验是一种异常强大的诊断工具。如今，这种神经心理学诊断方法有时会被夸张地冠以"过程导向型""量化""假设检验"等名称，用来强调其不同的方面，并与"固定组"的方法相区别。卢里亚的临床团队中的所有成员（包括我在内）都以一种类似学徒的方式从卢里亚独特的苏格拉底式的灵活诊断中获得了很大启发。在卢里亚的临床试验中，有一些用来获取包括持续症和模仿行为在内的"额叶"症状（或者说迹象）的独创性程序。

多年以后，已经身在美国的我决定让这些程序更加正规化，将卢里亚的独创性和对标准化的普遍预期结合起来。这一努力的成果就是我与我之前的学生兼同事鲍勃·比尔德、朱迪·耶格和肯·波德尔合著的《执行控制组》（*The Executive Control Battery*）一书。[100] 它由 4 个简单的子测验组成，其中两个被用来引发各种类型的书写持续症和运动持续症，另外两个被用来引发各种类型的模仿反应。除了用于神经健康的正常个体外，我们还将执行控制组实验用于各种临床案例，其中就有单侧额叶损伤患者。

研究结果颇具戏剧性。左额叶损伤导致的持续症的严重程度几乎是右额叶损伤的两倍。相反，右额叶损伤导致的模仿行为的严重程度是左额叶损伤的两倍。[101] 上述发现证实了我多年前进行的一项非正式观察，当时我还在卢里亚在莫斯科的布尔登科神经外科研究所工作，我发现持续症和场依存行为通常是由不同侧的单侧额叶损伤导致的。假设欧·莱利和宗像裕子的假说是正确的，这正是根据本章前面提到的两个半脑神经网络的组织方式的差异所做的预测。虽然上述发现无法证明左右半脑神经网络的组织方式非常不同，即一个由各不相同的子网络组成，另一个显得更同质化和平滑，但二者显然与该模型相容。类似地，如果我们这里所说的两个半脑神经网络的组织方式存在差异的假说是正确的，那么执行控制组实验的发现对欧·莱利和宗像裕子的假说提供了有力支撑，即持续症和场依存行为背后有一种单一机制，只是该机制因为两个半脑神经网络的组织方式存在差异而表现出了不同。

　　不过，这并不是全部。有关持续症和模仿行为与左右额叶损伤的双重分离只存在男性身上。对女性来说，这种双重分离并不明显，左右额叶损伤的影响非常相似。顺着我们的逻辑进行推理，这是不是意味着女性的两个半脑的神经组织方式比男性的更相似？我们将在第 7 章更深入地探讨这个问题。

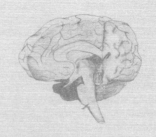

指挥：仔细观察额叶

第 5 章

新奇性与额叶

每一个管弦乐队或剧团都有上演多年的保留剧目，也有比较新的剧目。同样，公司生产的产品中既有旧生产线生产的，也有比较新的生产线生产的。那么，指挥或者董事（或首席执行官）需要密切关注哪一种剧目或者产品呢？常识告诉我们，一项活动越复杂、练习得越少，就越不容易实现"自动驾驶"。因此，那些没有经过反复排练、比较新奇的活动更需要领导的密切关注。

赖希勒及其同事所做的功能性神经成像实验凸显了额叶和新奇性之间的密切关系。[1] 他们用 PET 研究了局部脑血流量与任务新奇程度之间的关系。额叶的血流量在任务（说出与看到的名词相对应的相关动词）初期达到了最高水平。随着受试者对任务熟悉程度的提升，额叶便几乎不再参与该过程了。当实验人员引入一项与前一项任务大体相似但不完全相同的新任务时，额叶的参与程度又会有所提升，但仍然没有达到最初的水平（见图 5.1）。任务新奇程度与额叶血流量之间似乎有很密切的关系：面对最新奇的任务，额叶血流量最大；面对最熟悉的任务，额叶血流量最小；面对比较新奇的任务，额叶血流量比较小。由于血流量与神经活动有关（这也是大多数科学家的观点），上述实验直接而有力地证明了额叶在处理认知新奇性方面的重要作用。

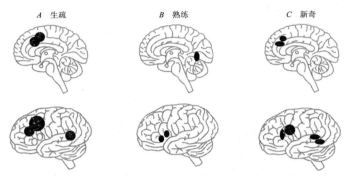

注：（A）前额叶皮质面对新任务时被激活。（B）随着对任务的熟悉程度的提升，前额叶皮质的激活水平下降。（C）前额叶皮质在引入与前一任务不完全相同但有些类似的任务时再度被部分地激活。

图 5.1　额叶与新奇性

当然，认知新奇性与认知常规化不是泾渭分明的，而是一个程度问题。因此，前额叶皮质在全新的认知情境中与其在熟悉的认知情境中发挥的作用大小也是相对的，二者之间不存在陡然的变化，也是一个程度问题。美国国家卫生研究院的乔丹·格拉夫曼及其同事已经证明，在面对新的任务时，前额叶皮质的前部特别活跃，而在面对熟悉的任务时，前额叶皮质的中部和后部比较活跃。[2]该研究结果呼应了前额叶皮质中的行为表征具有等级性这一观点。依据该观点，前额叶皮质后部较多地参与了对特定行为的表征，其特定的神经回路被"贴上了标签"。相比之下，前额叶皮质在处理全新任务时激活了分布更加广泛的区域，而这些区域中有表征与该任务比较类似的熟悉任务的神经回路。

读者可能记得新奇性与右半脑有关。这是不是意味着额叶与右半脑功能的关联要比左半脑更加密切呢？存在这样的可能性。右额叶比左额叶大。虽然在功能与结构之间建立过度的直接联系是不客观的，但大多数科学家依然相信更多的神经组织意味着更强的计算能力。右半脑（包括右前额叶皮质）中的通路更长，连通性更好，这可能使得激活作用在右半脑中传播的范围要比在左半脑中大。比如，由右前额叶区域的梭形细胞延伸出来的轴突要多于左前额叶区域（参见第 4 章的讨论）。从额叶和右半脑在应对新奇性方面发挥的特殊作用以及左半脑在执行惯例方面发挥的作用可以看出，与学习有关的动态变化至少是两方面的。在学习的过程中，对认知的控制会从右半脑转移到左半脑，从大脑皮质的前部转移到后部。

我之前提到的双重现象得到了美国国家心理卫生研究所的吉姆·戈尔德及其同事的证实。[3]吉姆等人用 PET 研究了实施一项复杂的"延迟性交替反应"任务时脑血流量模式的变化情况。额叶在任务初期（生疏）激活水平非常高，到了任务后期（熟练），其激活水平大幅下降。在学习的初期阶段，右前额叶区域比左前额叶区域的激活水平更高。在学习的后期阶段，该模式发生了反转：左前额叶区域的激活水平反而高于右前额叶区域。图 5.2 描绘了这一现象。

在另一项 PET 研究中，多伦多罗思曼研究所的安东尼·麦金托什及其同事证实，有意识的学习会使左前额叶皮质发生某种变化，但对右前额叶皮质没有这种作用。[4]我们在第 4 章讨论过，一个日本科学家团队研究了伽马 EEG 随任务熟悉程度的提升发生的变化，证明右前额叶区域的激活水平与左后皮质区域的激活水平之间有一种渐变关系。[5]伊恩·多宾斯及其同事对启动效应的研究也清楚地表明左右前额叶的梭形细胞之间存在互动关系。[6]因此，越来越多的证据表明，学习伴随着一种复杂的、至少是发生在二维层面上的从右前额叶到左后皮质区域的时空动态过程。

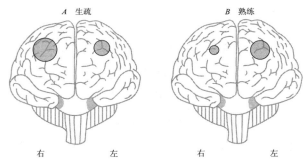

注：（A）在新任务中，右前额叶皮质明显被激活。（B）随着任务的熟悉化，整体激活水平降低，并从右前额叶皮质转移到了左前额叶皮质。

图5.2 额叶、半脑和新奇性

据我所知，没有数据能表明灵长类动物身上是否存在上述效应，即便人们发现猴子在学习新任务的过程中其前额叶皮质中有单个神经元被激活，[7]但是由于没有相关证据，也没有办法证明上述效应是真实存在的，为了观测到这种效应，可能有必要在动物身上寻找。

以前的文献认为右半脑是"次要半脑"，额叶是"沉默的脑叶"。如今我们知道，虽然这些结构的功能有些难以捉摸，但它们既不是次要的，也不是寂静的。正是因为右半脑和额叶所处理的情境无法被编码和简化为算法，所以，右半脑的功能不如左半脑明晰，额叶的作用也不如前额叶皮质的作用明晰。"次要半脑"和"沉默的脑叶"之类的说法应该到此为止了。我们用了很长时间才懂得去理解它们的功能，而且我们已经开始理解它们真正的复杂性和它们在我们的思维过程中发挥的核心作用了。

工作记忆还是用记忆工作

对大多数人而言，记忆不是什么神秘的概念。事实上，公众是如此习惯于这个术语，以至于无差别地用它代指思维的各个方面，这种包罗万象的用法是无意义的。如果你问 10 个人"记忆的作用是什么"，得到的答案可能非常一致，诸如记住名字、电话号码、乘法表，或是在期末考试中回忆起历史事件的日期。记忆也是被人们研究得最多的思维领域。在典型的记忆研究中，受试者被要求记住一个词汇表或者一系列人脸图片，然后在不同的条件下回忆或者辨认上述材料。

可惜的是，公众对记忆先入为主的理解和研究记忆的传统方法与记忆实际的工作原理相去甚远。在典型的记忆研究中，受试者被要求记忆信息，然后对信息进行回忆。受试者之所以记住了一些信息，是因为实验人员要求他们这样做。记忆和回忆的目的都是其自身，决定回忆内容的是实验人员，而非受试者。

在大多数现实情境中，我们储存并回忆信息并不是为了回忆本身，而是为了解决眼前的问题。这时，回忆是手段，而不是最终目的。此外，对特定记忆的评估和提取不是为了回应来自他人的外部指示，而是为了满足内在的需求。没有人告诉我需要回忆什么，是我自己根据眼前即将进行的活动决定哪些信息对我来说是有用的。

我们每个人都知道各种各样的事情。我知道曼哈顿上西区理发店的位置、俄罗斯著名作曲家的名字、乘法表、澳大利亚主要的机场和我远房表亲的年龄等。那么，当我坐在电脑前写这本书时，我是如何及时地检索有关额叶的信息并把它们记录下来，而不是检索并记录下法国大革命的有关信息或是我钟爱的纽约餐厅的信息的呢？此外，我又是如何在辛苦地打了几个小时字之后，突然觉得饿了，然后迅速地检索有关附近餐馆的信息的呢？这个转变过程是瞬间发生、无缝衔接的。

大多数有关回忆的实际行为都涉及决定什么样的信息对我们有用，然后在可供选择的知识中选择这些信息。此外，随着我们活动性质的变化，我们快速地从一个选择切换至另一个选择，然后不断地重复这个过程。几乎在醒着的每个时刻，我们都要做这样的决定、选择和转换，大多数时候都是自动的、毫不费力的。但是，考虑到我们在任何时候所能获得的各种信息的总量极其庞大，这些决定绝非微不足道。上述决定涉及复杂的神经计算，是由额叶实现的。基于这种不断变化的决定、选择和转换的记忆由额叶指引，也被称作工作记忆。在该过程的每个时点，我们都需要获取某种特定类型的信息，它们只是我们全部知识的一小部分。我们对信息的获取就好比在一堆稻草中找寻一根针，这是一种惊人的能力。

典型的记忆实验与实际生活中对记忆的使用之间有着巨大差异。在实际生活中，我必须决定应当记住什么。在典型的记忆实验中，这个决定是由实验人员做出的："听这些单词并记住它们。"当做决定的过程从受试者转向实验人员时，额叶就没办法发挥作用了，记忆实验也不再是工作记忆任务了。大多数实际的回忆行为都涉及工作记忆和额叶，但记忆研究和对记忆障碍患者进行检查时所采用的大多数程序是不涉及工作记忆和额叶的。

对记忆的实际应用与在实验室中对记忆的研究之间的差异有助于解释为什么人们会搞不清楚额叶对记忆的作用。自从雅各布森[8]与卢里亚[9]第一次提出该话题以来，有关该话题的辩论已经持续了数年。最近，额叶的作用被重提，工作记忆的概念重新受到重视，这很大程度上得益于神经科学家帕特里夏·戈德曼－拉基克[10]和杰奎因·弗斯特[11]的研究成果。在过去几年中，不断有关于工作记忆的著述。瑞典认知神经科学家托克尔·克林贝里的著作《超负荷大脑》（*The Overflowing Brain*）[12]以其透彻明晰的特点在众多关于该主题的著述中脱颖而出。额叶在行为的时间安排以及对满足有机体目标的各种心理操作的适当顺序的控制方面扮演着关键的角色，这一角色与工作记忆密切相关。[13]对前额叶皮质进行药物干扰会损伤工作记忆，[14]尤其是当 D1 或 D2 受体受到影响时。[15]如今，工作记忆在认知神经科学领域已经是非常时髦的概念了。和所有的时髦概念一样，工作记忆的概念往往被随意、轻率地使用，有时候甚至语焉不详。因而，仔细并严谨地对这一概念进行讨论显得尤为重要。人们通常认为"工作记忆与短期记忆类似"。如果它真的与短期记忆类似，为什么要用一个全新的术语来表述呢？创造没有新含义的重复术语，会使事物变得模糊，而不是澄清它们。我和少数神经科学家将工作记忆定义为与任务相关的信息的选择。为了全面理解选择过程中工作记忆的核心作用，我们需要记住，有关额叶对记忆作用的最初证据来自动物实验。正是依赖额叶的这方面的记忆被称为工作记忆。当时，对人类的研究没有为额叶在记忆中的作用提供充足的支撑，虽然它证实了海马体和间脑对大脑记忆的作用。为什么动物与人类记忆实验之间会有这样的差异呢？

为了解答这个问题，首先假设你就是动物实验的设计者，然后假设你是参与实验的老鼠或猴子。对实验人员来说，这项任务就是记住迷宫的路线或一系列交替出现的反应，这是一项记忆任务。但是，老鼠或猴子并不关心研究人员眼中的实验目标。对参加实验的动物来说，这项任务就是要通过各种手段获得诱饵，这是一项觅食任务。动物发现，为了获得诱饵，就必须记住迷宫的路径，而不是实验人员的瞳色或他们灿烂的笑容。更重要的是，让额叶参与该过程的是对与任务有关的信息的选择，这才是工作记忆的实质。

对人类的研究所使用的大多数记忆范式都没有考虑选择过程，受试者只是被明确告知他们需要记住什么，这背离了评估工作记忆的初衷，也不符合对记忆的日常使用的实际情况。我们之前就讨论过，正是由于这个原因，关于人类和动物的额叶在记忆中作用的文献之间存在着差异。来自伦敦大学神经科学研究所威尔康姆认知神经学系的罗及其同事所做的 fMRI 研究表明，当记忆任务有选择的需求时，前额叶皮质就会参与进来。[16] 类似地，当一些"不值得被记住"的内容被有选择性地遗忘后，前额叶皮质（背外侧、腹外侧和前扣带回）的激活水平又会下降。记忆抑制是对长期记忆的"负向"选择的最终形式[17]。科罗拉多大学的德普及其同事已经证实，右侧额下回、右侧额中回和额极区域共同参与记忆抑制过程。[18]

当神经心理学的记忆测试涉及选择过程时，额叶在测试中就会发挥作用。正因如此，加州语言学习测试[19]是针对语言记忆的优秀测试。受试者发现（或没能发现）并选择使用（或没能选择）有助于回忆的语义群的默示选项。蒙蒂·布克斯鲍姆及其同事的PET研究表明，这种默示选择包含真正的选择成分，能够让额叶参与进来。[20]我能够想象，加州语言学习测试中额区的激活水平与受试者在执行任务时对语义群的依赖程度是成正比的。可惜的是，在针对工作记忆的众多神经心理学测试中，含有明显的选择成分的测试寥寥无几，我们只能希望这个警示能够引起《心理学协会》和《心理学评估资源》等主要测试出版机构的编辑的重视。我们真正需要的是含有明显的选择成分的新一代记忆测试。它们将成为真正的"工作记忆测试"。

由于对解决眼前问题所需要的信息的选择发生在额叶中，额叶必须"了解"该信息储存在大脑的哪个部位，至少大体上"了解"。这一要求意味着，大脑皮层的所有区域都以某种方式被表征在额叶中，这个说法最初是由休林斯·杰克逊在 19 世纪末提出的。[21] 这种表征是比较粗略的，而不是明确的，额叶知道哪类信息储存在什么位置，但并不知道具体信息是什么。然后，额叶与相应的大脑部分取得联系，让记忆（或科学家所说的"痕迹"）"上线"，方法是激活"痕迹"周围的回路。额叶和公司的首席执行官这一类比此时又派上了用场。在签署新的合同后，首席执行官对项目实施所需的具体技能一无所知，但他知道哪位员工具备这些技能，也能够根据员工专长为项目选择合适的员工。

由于解决问题的不同阶段可能需要不同类型的信息，额叶必须持续不断地让新的"痕迹"迅速"上线"，替换旧的"痕迹"。此外，我们往往得从一项认知任务迅速切换到另一项任务。更有难度的是，我们经常同时处理好几个问题。这项活动凸显了工作记忆的一个不同寻常的特点：它的内容在不断地迅速变化。假设你有 5 个银行账户，经常同时进行储蓄和提款活动。进一步假设，为了经营你的业务，你必须在不借助笔记本或者电脑的情况下，同时记住 5 个账户的余额。你不能只记忆大量一成不变的信息，还得随时更新你的记忆内容。

银行账户的例子听上去有些匪夷所思。但是，这与必须监控并应对在同一时间内迅速变化的多种情况的公司高管、企业家、共同基金经理、政治或军事领袖所面对的挑战有什么不同呢？想象一个杂耍演员，他必须不断地跟踪空中的 5 个球的运动轨迹。经营公司、开展业务或者管理科学实验室就好比思维上的杂耍表演。这个比喻很好地说明了工作记忆的作用。如果工作记忆运行不畅，那么这些球很快就会掉在地上。

回到公司高管的例子，假设他要组建一个专家团队，来完成一个复杂的长期项目，而且项目在实施的过程中，可能遭遇无法预料的偶然事件。他必须找出项目各个实施阶段所需的专业技能，确定参与各个阶段的专家人选，找到这些专家，至少在项目的实施阶段能够记住他们的姓名和电话，或者知道如何找到他们，找出项目下一阶段的需求，等等。假设在项目的各个阶段，首席执行官都需要不止一种类型的专家，那么他就需要同时寻找不同的对象。这是对工作记忆的一种相当准确的描述了。工作记忆和我们经常与记忆一词联系起来的活动是不同的——记忆意味着学习固定不变的信息并牢牢记住它。

但是，工作记忆的作用并不限于大型的决策。我们在日常情境中也会用到工作记忆。你记得你最喜欢的餐厅和你的牙医的电话号码。你知道你的鞋子和吸尘器放在哪里。虽然你的脑海里一直储存着这些信息，但它们并非一直都是你注意力的焦点。当你想要招待朋友时，你会给餐厅而不是牙医打电话。当你早晨穿衣服时，你会走向放鞋子的柜子而不是放吸尘器的柜子。这些看似琐碎、不费什么心思的决定也要用到工作记忆。我们具有关注与任务相关的某个信息，然后将注意力转移到另一个与任务相关的信息上的能力。对与任务相关的信息的选择是自动发生的，毫不费力。额叶确保了选择能够顺畅地进行。痴呆症早期患者往往显得"傻傻的"。他们可能会拿着脏盘子进卧室而不是厨房，或者打开冰箱寻找手套。这意味着，他们的额叶选择并呈现与任务相关的信息的能力正在逐渐瓦解。痴呆症早期患者的工作记忆经常出问题。工作记忆严重受损的人很快就会发现自己处于一种绝望的混沌状态中。有一个关于工作记忆的悖论。虽然额叶在获取并激活与任务有关的信息方面的作用极为关键，但额叶本身是不包含信息的，信息都储存在大脑的其他部位。为了证明这种关系，耶鲁大学的帕特里夏·戈德曼－拉基克及其同事研究了猴子的延迟反应。[22] 他们发现，每当必须保持记忆"痕迹"（记忆的痕迹）时，猴子额叶的神经元就会放电，一旦产生反应，额叶的神经元就会停止放电。这些神经元可以让记忆"痕迹"保持"在线"状态，但对记忆"痕迹"的储存没有帮助。

前额叶皮质的不同部分参与了工作记忆的不同方面，额叶的功能组织与后皮质之间存在某种特定的联系。人们多年前就发现，包括人类在内的灵长类动物的视觉系统由两个不同的部分组成。一是顺着枕颞区延伸的"是什么"系统，负责处理与物体识别相关的信息。一是顺着枕顶区延伸的"在哪里"系统，负责处理与物体位置相关的信息。视觉空间知识也是分散的。关于"是什么"的记忆在枕颞系统中形成，而关于"在哪里"的记忆在枕顶系统中形成。

对两种视觉记忆的获取是由相同的额叶区域完成的，还是由不同的额区完成的呢？美国国家心理卫生研究所的苏珊·考特尼及其同事用 PET 进行了巧妙的激活任务实验，回答了这个问题。[23] 实验人员在一个 4×6 的网格内放置了一组人脸图片，接着又换了一组人脸图片。受试者被要求回答有关"是什么"的问题（"这些人脸是一样的吗？"）或者有关"在哪里"的问题（"它们在网格中出现的位置是一样的吗？"）。这两项任务在额叶中产生了截然不同的激活模式，"是什么"居于次要地位，"在哪里"居于主要地位。耶鲁大学的帕特里夏·戈德曼－拉基克及其同事在猴子身上用单细胞记录得出了相似的结论。[24]

　　类似地，工作记忆的不同方面受额叶内不同区域的控制。这是不是意味着前额叶皮质的各个部分都与额叶外部的特定系统有联系？额叶这个指挥从整体上看是怎样的呢？额叶中是不是有一个真正做出完整贡献的部分呢？我们刚刚对额极周围区域的功能有了初步理解。额极是额叶的最远端（主要是布罗德曼 10 区，但不限于布罗德曼 10 区）。如果未来的研究人员发现直接临近额极的区域具有某种合成功能，并且在背外侧和眶额皮质区域叠加了额外的神经层级，我是不会感到惊讶的。这一说法得到了美国国家心理卫生研究所的乔丹·格拉夫曼及其同事，[25] 加州大学伯克利分校的乔舒亚·霍夫曼及其同事 [26] 以及克什兰及其同事 [27] 独具匠心的研究的支持，我们在第 3 章回顾了上述研究。我们将在下文讨论大脑这一部分可能发挥的合成功能的其他方面。工作记忆的神经回路是大量实验和计算方法研究的焦点。[28] 研究的目的是弄清楚，当某个信息对完成眼前的任务有用时，大脑是通过何种机制让该信息保持"在线"的。研究人员提出了电生理学（神经组织中持续不断的回响）和生物化学（钙介导的突触易化）两种机制。[29] 这些都是重要且有意思的研究。不过，在我看来，他们只解答了有关工作记忆机制的第二个问题，却忽略了第一个问题：该机制是如何决定哪个信息对解决当前的任务是重要的呢？在大多数用于研究工作记忆的实验范式（人类模型或动物模型）中，任务都受到了上述限制，以至于对选择过程的要求可以忽略不计。在我看来，这样的设计没有凸显工作记忆，反而将其从方程中去掉了，从而降低了额叶参与该过程的程度。任何有说服力的对工作记忆机制的研究都必须首先考虑选择过程。

选择自由、不确定性和额叶

思考一下下述日常问题：我的活期账户中有 1 000 美元余额，我取出了 300 美元，此时账户里还有多少钱？我今天应该穿蓝色夹克、黑色夹克还是灰色夹克？我的牙医的电话号码是多少？我应该去加勒比海、夏威夷还是希腊度假？我老板秘书的名字是什么？我晚餐应该点香辣番茄龙虾、羊排还是基辅鸡呢？（我的医生建议我上述菜品一样都不要点。）

问题 1、3、5 的答案是确定的，每个问题都只有一个正确答案，其他的回答都是错误的。在找寻正确答案（"真相"）的过程中，我进行了真实的决策（veridical decision making）。问题 2、4、6 的答案是不确定的，没有固定的正确答案。我选择羊排不是因为它"天然正确"，而是因为我喜欢吃羊排。我在选择时用了适应性决策（不过，我的医生说这个选择是适应不良的）。

在学校里，老师给我们出题，我们必须找出正确的答案。正确答案通常只有一个。答案往往被隐藏起来。问题是明白无误的。但在现实生活中，除了一些领域狭隘的技术难题，大多数实际情境本身是不确定的，不仅答案是隐藏起来的，问题往往也是。我们的生活目标不够明确，也不够清晰。比如，"追求幸福"对不同的人有不同的含义，甚至在不同的情况下对同一个人的含义也不同。在任何时候，我们每个人都必须决定"追求幸福"意味着什么。格特鲁德·斯泰因深刻地理解了这一点，当她被问到"答案是什么"时，她巧妙地反问"问题是什么"。

我们生活在一个不确定的世界。除了高中的考试、大学的测验与有关事实和计算的琐事，我们在日常生活中所做的大部分决定并没有天然正确的解决方案。我们所做的选择并不是当前情境所固有的。这些选择是当前情境的特点与我们自身的特点、愿景、疑问以及历史之间复杂的相互作用的结果。有理由认为前额叶皮质在决策过程中起核心作用，因为前额叶皮质是大脑中来自有机体内部的信息输入与来自外部世界的信息输入的唯一汇聚点。为确定性的情境寻找答案通常是通过算法完成的。这项任务被越来越多地分配给了各种设备：计算器、电脑和各种名录等。但是，至少到现在为止，在没有天然正确答案的条件下做出选择仍然是专属于人类的任务。在某种程度上，只有在不确定的情境中才能够做出自由选择。

是否存在算法上完全可以计算的事实正是领导决策与技术决策的区别所在。指挥家或舞台导演的主要责任是为音乐或戏剧作品提供一种演绎方法 —— 完全是主观的建议。公司的首席执行官要在不确定的、不断变化的环境中做出战略决策。军事天赋至今仍然被视为一种艺术而非科学。

解决不确定性，或者说"消除情境中的不确定性"通常意味着先选择问题，也就是将整个情境简化为有唯一正确答案的问题。在选择着装时，我可能会问多个问题：哪件夹克最适合今天的天气（选择最保暖的夹克）？哪件夹克最时髦（选择最新款的夹克）？哪件夹克是我最喜欢的（选择灰色的那件夹克）？我消除情境中的不确定性的方式取决于我此刻的优先考虑，而这些优先考虑会随着情境的变化而有所不同。如果不能减少不确定性，就会产生优柔寡断的、不确定的、前后不一致的行为。有人可能会想起布里丹的驴：眼前有两垛稻草，它却因为无法选择而饿死了。连古罗马人都能体会到持续的不确定性所带来的危险，因而有了"严刑峻法胜过无法可依"这句名言。与此同时，个体必须具备在不同时间内对同一情境采取不同观点的灵活性。有机体必须能够以多种方式消除同一情境的不确定性，并且能在这些方式之间任意切换。处理固有的不确定性是额叶的首要功能之一。在某种意义上，你是坚毅果决还是优柔寡断取决于你的额叶的运行是否顺畅。研究表明，额叶损伤患者与健康的人处理不确定情境的方式是不同的。最常见的早期痴呆症状就是丧失做决定的能力。大脑其他部位的损伤似乎不会影响决策过程。

总而言之，真实的决策与"探寻真相"有关，适应性的、以行为者为中心的决策与做出"于我有益"的选择有关。大多数有关"执行领导力"的决策都是基于优先级考虑的，它们往往是在充满不确定性的环境中做出的，是适应性的，而不是与发现真相有关的。基于优先级消除不确定性的认知过程与应对具有严格确定性情境的认知过程是完全不同的。讽刺的是，认知不确定性与基于优先级的决策几乎被认知心理学研究忽略了。但是，它们被心理学的其他分支注意到了。像罗夏墨迹测验这样的投射测验在心理动力学研究中一向受到充分的重视。但是，它们在追求精确性和可测量性的认知科学家眼里过于模糊和主观了。虽然缺乏令人满意的科学研究方法，但在不确定的环境中进行的基于优先级的适应性决策在我们的生活中处于中心地位，额叶对此类决策尤为重要的事实是不容否认的。因此，与其将这些问题搁置起来，认为它们不值得研究，不如找寻科学的研究方法。

我和我之前的学生肯·波德尔尝试用一种简单的实验来弥补这个缺点，我们使用了一种被叫作认知偏见任务的原始方法。[30]先给受试者展示一个几何设计（目标），再展示另外两个设计（选择），然后要求受试者"观看目标并选择最喜欢的选项"（见图5.3）。我们明确告诉受试者，不存在天然正确或错误的答案，完全由他们自主选择。该实验包括大量类似的测试，没有哪两个测试是完全相同的。

我们鼓励受试者按照自己的意愿进行选择。不过，实际上，我们对设计进行了有意的安排，使受试者仅有两种选择：基于目标的优先级（随着不同的测试而改变）做出回应，或基于某些与目标无关的稳定偏好（如最喜欢的颜色或形状）做出回应。在实际的实验中，"自由选择"只是一种幻觉，实验设计巧妙地限制了受试者能够做出的反应。虽然我们的实验看上去不够严谨，但它对受试者的反应明显进行了量化，并且具有极强的可复制性。事实证明，我们的认知投射范式是非常有用的，我们将在下文再次讨论这个范式。

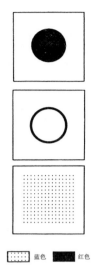

注：在以行为者为中心的认知偏见任务中，受试者被要求观察上面的图形，然后从下面的两个图形中选一个自己最喜欢的图形。在认知偏见任务的真实条件下，受试者被要求观察上面的图形，然后从下面的图形中选一个与上面图形最相似（或最不同的）图形。受试者不知道的是，下面两个可供选择的图形中，总有一个与目标图形更相似。

图5.3 认知偏见任务

我们的受试者既包括健康的个体，也包括不同类型的脑损伤患者。额叶损伤患者会做出与健康人截然不同的反应。相比之下，大脑其他部位的损伤对该过程产生的影响微乎其微。我们又做了一遍实验，不过，这一次，我们用两种不同的方式来消除任务的不确定性。我们没有让受试者"选择自己最喜欢的图形"，而是让他们选择"与目标图形最相似的图形"，然后进行下一个实验，这次是选择"与目标图形最不同的图形"。在消除了不确定性的情况下，额叶损伤的影响消失了，脑损伤的受试者与健康的对照组的任务完成情况别无二致（见图 5.4）。

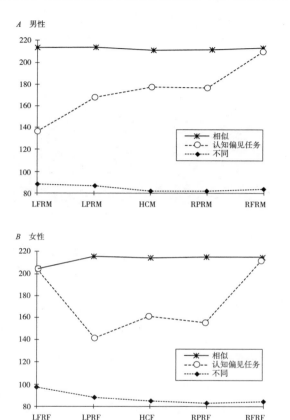

注：在以行为者为中心的情况下，额叶损伤在认知偏见任务中会使受试者的表现发生显著变化。在认知偏见任务的两种真实情况下，额叶损伤不会对受试者的表现产生影响。对惯用右手的男性（A）和惯用右手的女性（B）来说都是如此。LFRM=左额叶损伤男性组，LPRM=左后损伤男性组，HCM=健康男性对照组，RPRM=右后损伤男性组，RFRM=右额叶损伤男性组，LFRF=左额叶损伤女性组，LPRF=左后损伤女性组，HCF=健康女性对照组，RPRF=右后损伤女性组，RFRF=右额叶损伤女性组。

图 5.4　以行为者为中心的认知偏见任务与真实条件下的认知偏见任务的比较

通过 fMRI 也可以在正常的受试者身上观察到该效应。凯·福格莱及其同事所做的实验表明，在以行为者为中心的认知偏见任务中，前额叶被显著激活，但是在真实的认知偏见任务条件下，前额叶并未被激活 [31]（见图 5.5）。

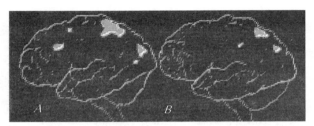

注：（A）基于偏好所选择的几何图形会导致前额叶与枕顶部位被激活。（B）基于感知错配所选择的几何图形仅会导致枕顶部位被激活，而不会导致前额叶被激活。

图 5.5　用 fMRI 刻画的在以行为者为中心的任务（A）和
真实的任务（B）中的大脑激活情况

我们的实验表明，在可以自由选择的情境中，额叶非常关键，这时由受试者决定如何诠释不确定的情境。一旦为受试者消除了情境中的不确定性，任务就被简化为对唯一可能的正确反应的计算，即便任务的其他方面都保持不变，额叶的信息输入也不起关键作用了。纽约大学的毕扬·佩萨兰及其同事已经证明，猴子的额叶与后皮质区域之间的互动在它进行自由选择时要比实施指令驱动的行为时更加显著。[32] 因此，额叶对本身不确定的、基于偏好的行为的指导作用不是人类特有的，额叶在广泛的类人猿物种中也发挥着关键作用。

在人类思维的所有方面，没有什么比意向性、意志力和自由意志更引人入胜的了。不过，只有在拥有多种选择时，人类思维的这些特质才能充分发挥作用。人类倾向于把他们认为最先进的一些思维能力当作独一无二的。哲学家和科学家有关意志力和意向性是人类专属特质的主张数不胜数。这种绝对的说法无法让严谨的神经生物学家信服。思维的上述特质更有可能是在进化过程中逐渐形成的，这种发展过程极有可能是指数式的。事实上，贾斯汀·伍德及其同事已经在多种非人类的灵长类物种身上发现了感知意向性的能力。有意思的是，这种能力在黑猩猩和旧大陆恒河猴的身上更强，而在更加原始的新大陆罗望子猴身上则不太强。[33] 我大胆地猜测我的宠物牛头獒布里特也有些许感知意向性的能力。另外，无论是黑猩猩还是猩猩，在社会认知测试方面的表现都无法与两岁半的孩子相媲美，即便它们和两岁半的孩子在关于应对物理世界的测试方面表现相当。[34] 因而，有理由认为感知意向性的能力，尤其是社会认知能力的发展是与额叶的发育同步的。进一步讨论一下比较神经生物学语境下的犬类，斑鬣狗展现出了极其明显的社会属性。经证实，它们的额叶是所有（四种）鬣狗中最大的。[35] 忽略以行为者为中心的适应性决策的不只是认知神经科学家。更糟糕的是，以行为者为中心的决策也被教育工作者忽略了。美国的整个教育体系都是建立在教授真实决策的基础上的。不仅美国如此，世界各地都是如此，至少在西方文化传统中是这样。我们根本不教学生如何进行有针对性的、适应性的决策。这些策略是由每个个体通过自己的认知发现，经过反复试错，以独特的方式习得的。对教育工作者和学院派的心理学家来说，设计明确的教学方法以教授以行为者为中心的问题的解决原则是最值得破解的难题。发展心理学也将焦点放在了真实决策上，对以行为者为中心的适应性决策的重大研究和发现几乎没有。

不过我们知道，在痴呆症早期，适应性决策能力比真实决策能力衰退得更早。我与曾经的博士后学生艾伦·克鲁格进行了一项研究。[36] 我们对比了不同阶段的阿尔茨海默型痴呆症患者在认知偏见任务中的表现的下降情况，以及在消除不确定性的真实情境中，他们的表现的下降情况。患病期间，患者在以行为者为中心的、基于偏好的任务中的表现要比在真实的、"相似性匹配"任务中衰退得更早。这体现在图 5.6A 和图 5.6B 中。

这一研究结论具有多重意义。它对阿尔茨海默型痴呆症不太容易导致额叶损伤的主流观点是一个挑战。大多数研究表明，阿尔茨海默病主要影响的是海马体和新皮质。[37] 传统观点认为，位于新皮质的顶叶非常容易受阿尔茨海默病的影响，额叶受到的影响则比较小。我们之所以会有这种根深蒂固的假设，或许是因为没能系统地认识到额叶功能障碍的早期认知症状其实是痴呆的早期症状。事实上，如果你仔细倾听痴呆症患者及其家人的讲述，你就会发现老年人在认知衰退的早期，明显变得拿不定主意、犹豫、越来越依赖其他人做决定，这种现象与记忆障碍和找不到用于表达的合适词语等症状一样普遍。不幸的是，以行为者为中心的决策能力的丧失作为额叶功能障碍的一个早期症状，往往被误诊为抑郁症或其他疾病，其在临床上的意义几乎完全被忽略了。这很可能会导致在为神经病理学研究选取大脑样本并建立大脑数据库的过程中存在系统性的取样偏差。取样偏差又会导致关于各种大脑结构对疾病的相对脆弱性的研究得出偏颇的结论。

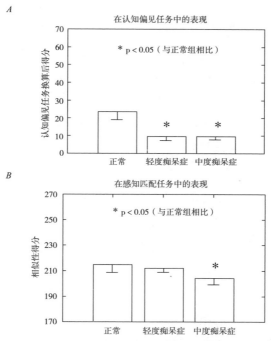

注：以行为者为中心的决策能力在疾病初期已经有所下降（A），真实决策能力在疾病后期才开始下降（B）。

图 5.6　阿尔茨海默型痴呆症患者以行为者为中心的决策与真实决策的对比

　　对临床医生、痴呆症研究人员和制药公司来说，寻找高灵敏度的痴呆症早期认知症状是他们面临的一个主要挑战。人们期待治疗痴呆症的新药问世，而且这一期待越来越有可能成为现实，因而找到能够测量新型认知向性药物效果的高灵敏度的工具就显得尤为重要了。以行为者为中心的决策能力非常容易受大脑疾病影响的特点对寻找痴呆症早期的认知症状和研发用于评估认知向性药物效果的高敏感度工具具有重要的启发意义。

研究人员发现，在其他疾病中也有以行为者为中心的决策能力的丧失，但真实决策能力却是完好无损的。安东尼奥·贝尔德霍及其同事在西班牙进行了一项大型研究，在参加认知偏见任务和艾奥瓦博弈任务的一组药物成瘾者身上发现了类似的情形。[38] 因此，以行为者为中心的任务在诊断效果方面的优势体现在多个临床人群中。

我在《智慧大脑》[39] 一书中写道，真实的认知是描述性的，以行为者为中心的认知是规范性的。我认为这是一个非常重要的区别，与语义性知识和情节性知识的差别以及程序性知识和陈述性知识的差别是一样的。由于复杂的认知结构可以根据神经解剖结构进行映射，描述性认知大都对应于左右半脑的后部，而规范性认知大都对应于额叶（见图 5.7）。为了充分理解额叶的功能，必须设计新一代的认知范式，用来研究非真实的规范性认知。认知神经科学领域已经越来越多地采用这种范式，但这种范式还没能被神经心理学的诊断测试所采用。有趣的是，描述性认知和规范性认知的差异及其各自与后皮质或额叶的联系也反映在计算神经科学中。兰德尔·欧·莱利建立了用以分析额叶与后皮质差异的神经网络模型，并提出额叶具有数值计算的某些特征，后皮质具有模拟计算的某些特征。[40] 他还指出，后皮质的功能主要基于赫布式学习（受外部世界特征的驱动），而额叶的功能主要基于一种类似幕布的机制（受目标的内部表征驱动）。[41] 虽然不清楚这个比喻的适用范围到底有多广，准确度到底有多高，但是毫无疑问，这是一个非常吸引人的比喻，非常具有启发意义。赫布式学习是由学习者所处环境的特征驱动的，它在将自身呈现给个人的同时反映了外部世界的特征。相反，反向传播学习受任务的驱动，是一个主动的过程。

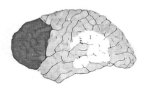

图 5.7　以行为者为中心（规范性）认知的皮质范围（深色阴影）和真实（描述性）认知的皮质范围（浅色阴影）

以行为者为中心的问题与意向性问题密切相关。与意向性相关的严谨的神经科学研究仍然极为稀缺。近期，哈克瓦·刘及其同事所做的研究脱颖而出。[42] 他们想要通过对自主行为的 fMRI 研究掌握将意图带入意识焦点（注意"意图"）的动态神经解剖学。不出所料，大脑中的辅助区和顶叶区受到手部移动这一行为的影响而被激活。除此之外，右背侧前额叶区域也被激活。探究前额叶区域的激活是否普遍存在于与意向性有关的各种不同任务中（因而是一个与意向性有关的不变成分，不因具体的任务要求发生改变），是一个非常有意思的课题。同样有趣的是，观察右半脑是否一直具有偏侧优势，或者它与对任务的熟悉程度之间是否存在一种函数关系，偏侧优势最终是否会从右半脑转移到左半脑。

在我写作本书时，大多数认知神经科学家已经将工作记忆这一概念视作理解额叶功能的关键。但是，由于没有考虑到以行为者为中心的决策以及在本章探讨过的其他问题，对工作记忆的认知学定义的精准度颇让人担忧。一些研究人员试图通过将工作记忆定义成一种依赖额叶的记忆形式，从而提高工作记忆定义的精准度。但这是一种循环逻辑。认知的诸多方面都取决于额叶。如果你给工作记忆下的定义无法独立于神经解剖学，那么你如何知道诸多依赖额叶的心理操作中的哪一个才是"工作记忆"呢？临床神经科学领域越来越意识到执行缺陷对包括痴呆症和外伤性脑损伤在内的一系列障碍的关键影响。因而，研究人员对研发解决上述问题的干预工具（采用认知训练软件和药物学的形式）越来越感兴趣。但是，要想治疗一种疾病，就得知道究竟应当测量并影响哪一个变量。不同于与执行功能相关的研究文献给人的一般印象，所有接触过"执行功能障碍"的脑损伤患者的研究人员都知道，这些患者的主要问题不是标准的模糊定义下的"工作记忆"，而是在约束比较少的情境中缺乏判断力和决断力。临床实践和临床研究往往不会对其进行评估，这并不是因为它在研究人员的眼中不重要，只是因为我们没有实现它的有效工具。

我坚信，临床上对执行缺陷的任何有意义的、有效的诊断或疗法都主要取决于能否记录并影响患者做出以行为者为中心的正确决策的能力。为了实现这一目标，神经心理学必须设计出测量上述能力的严谨的方法。不然的话，无论是帮助患者还是理解这个基础的神经认知过程，我们都努力错了方向。

　　我们已经探讨过，额叶损伤非常有可能对规范性的决策造成影响。不管病因是什么，额叶损伤患者普遍掌握了关于预期行为的相对粗浅的修辞性知识，但他们将这些知识充分运用到实际行为中的能力受到了严重的损伤。亚历山大·卢里亚通过一个简单的操作就引发了患者身上的这种差异：患者被要求做与实验人员相反的事情。"当我举起手指时，请你举起拳头；当我举起拳头时，请你举起手指。"通常，额叶损伤患者虽然清楚地记得正确的指令，但仍然会模仿实验人员的行为。我们在《执行控制组》[43]一书中设计了正规的实验并在几年前发表。正是由于患者有粗浅的知识但缺乏用这些知识指导行为的能力，假设的"道德困境"情境对额叶损伤患者的元认知研究的作用非常有限。虽然为研究知识和行为之间的关系而设计的标准临床诊断程序非常有限，但所有有经验的临床医生都知道，在包括痴呆症在内的一系列情形下，患者的自主决策能力都非常脆弱。对描述性认知和规范性认知之间差异的进一步理解和认识具有深远的社会影响，其广度和深度已经超出了狭义上的临床神经心理学。2002 年美国最高法院对智力迟钝者的死刑意见就是该问题在法律领域的延伸。[44]美国最高法院做出了不支持以上惩罚的裁决，这表明，美国最高法院承认这样一个事实，即虽然认知受损的个人可能粗浅地了解什么是社会可以接受的行为，但他可能缺乏将这些知识运用到实际行为中的能力。

无处不在的"神经"

虽然临床神经心理学在研发适用于不确定情境的有效决策评估工具方面有些懈怠，但我们发现，越来越多的研究人员对这一过程在认知神经科学中的一系列新应用表现出了越来越浓厚的兴趣。20 世纪 80 年代中期，我和一些备受尊敬的分子神经科学家率先使用了"认知神经科学"这个新名词，不少人对此不屑一顾。当然，今天的"认知神经科学"风头无两，已没有人会质疑这一名词的合理性。此后，我们又接触到了一些更新颖的术语，这些术语在 10 年前还让人觉得有些荒诞不经，像什么"社会神经科学""神经经济学""神经营销学""神经伦理学""神经法学"，甚至还有"神经政治学"。每个术语都反映出，认知神经科学这一领域对各种社会、经济和政治情境中所固有的复杂决策的生物机制进行严谨研究的信心越来越足。道德和伦理行为甚至也成了神经心理学研究的对象，我们将在第 9 章探讨一些相关细节。

神经经济学和社会神经科学发展得尤为迅速，因而得用另一部作品去介绍它们。事实上，的确有探讨上述领域的作品，如保罗·格莱姆齐的著作《决策、不确定性和大脑》。[45] 在我写作本书时，在以纽约大学实验室和普林斯顿大学实验室为代表的若干实验室已经诞生了相关主题的丰富研究成果。上述全新研究领域的大多数研究都采用了实验研究方法，尤其是 fMRI 技术。此外，它们还采用了分析、建模和计算机模拟等方法。[46]

这些新应用与认知神经科学更传统的领域的不同之处在

于，前者更关注约束比较少的不确定情境中的决策和行为选择，以及受到主观选择而不是一目了然的正误标准指引的决策机制。相关研究人员所关注的议题与我试图引入的评估额叶损伤和其他形式的脑损伤患者的议题大体相似。上述与认知神经科学相关的新兴学科中的大多数都与前额叶皮质、前扣带回、纹状体及其相关结构有关，因而，我觉得至少应当在本书中粗略地提及上述各式各样的与"神经"相关的学科。

我们应当将这些新的研究领域当作应用，因为大脑在经济、道德和法律等情境中对基础决策机制的运用与其在其他认知情境中的运用别无二致。大脑中不存在具有与众不同的神经解剖学特质的特定主题的模块。比如，我们不能认为存在某个特定用途的神经回路负责市场互动背后的决策过程，且该回路与参与其他各种"执行"决策的回路之间是相互独立的。"神经经济学"等新创造出来的与"神经"相关的术语大都属于应用的范畴，而非对大脑功能基本特征的研究。虽然神经科学家和神经心理学家对这一点把握得非常到位，但是公众在大众媒体的误导下可能会产生错误的看法。媒体上充斥着"当受试者被要求想象钱、爱情或者政治选举时，MRI 扫描仪显示其'大脑中枢的某些部位开始发亮'"之类的说法。因此，我于 2018 年 3 月 21 日[47]从美国有线电视新闻网获悉，一项神经影像研究表明，乐善好施的人的纹状体（该报道还将"纹状体"误写作"状纹体"）是发亮的，原因是纹状体是大脑的"幸福中枢"。当然，"给还是不给"在很多情形下都是一个没有确定答案的决定，但正是这种"神经颅相学"让我的一个朋友，一个非常聪慧、慷慨的慈善家决定放弃对该领域的资助，虽然他多年来一直在资助神经科学领域的研究。他可能对这种讨人喜欢、媒体喜闻乐见但投机取巧的只言片语感到厌烦了，他的纹状体变得一片空白，至少与大脑相关的研究让他提不起兴趣。因此，现在我正试图说服他，并不是所有的神经科学都是如此浅薄的。

不幸的是，功能性神经成像已经催生了大量类似的研究，它们华而不实却又引人入胜，有的极富戏剧性，让人觉得其阐述非常清晰，但它们根本不具备理论上的连贯性，归根结底，对增进我们对大脑或者其他领域的认识毫无裨益。这些研究往往具有误导性。不同于主要采用技术含量较低的研究方法的20世纪心理学，新一轮的神经颅相学采用的研究工具非常昂贵。高科技让它们看上去熠熠生辉，但这些都是幻觉，事实上它们在增进认识方面起到的作用微乎其微。幸好神经经济学领域出现了越来越多严肃的、有原则的研究成果，越来越多的研究成果涉及"不确定情境中的决策"这一课题。许多真正有意义的研究也正在进行，我将对它们进行简要介绍。

我之前提到过，神经经济学对大脑在市场环境中的决策机制的研究让人们对认知不确定性和认知不确定情境中的决策更加感兴趣。在此类研究中，我们必须重视认知不确定性这个术语的用法，因为它的用法本身就是非常不确定的。有时候这个术语被用来指称冲突性情境。以斯特鲁普测验（Stroop Test）为例，当应当选择的正确行为与习惯性行为截然相反时，就要克服认知上的"条件反射"。在其他情境中，认知不确定性指的则是概率性环境。这个术语有时候也指受试者对有关环境的关键信息一无所知的情况。但是，上述定义中的大多数仍然意味着存在一个"客观"的正确选项，哪怕是一个隐藏的选项。不过，当我使用认知不确定性这个术语时，我更倾向于指称基于真正主观偏好的选择，而不是找出隐藏的真相（比如，"我应该点牛排还是鱼"而不是"哪一种行为可能带来最高的金钱回报"）。因而，在阅读科学报告时，有必要从"消除不确定性"着手，弄清楚研究对象究竟属于认知不确定性的哪个方面。

我们已经知道，前额叶皮质由数个具有不同神经解剖学特征的区域构成。其中两个区域与不确定情境中的意向性密切相关，它们是背外侧前额叶皮质和前扣带回皮质。一系列映射技术证明，这两个区域在神经解剖学特征和功能上密切相关。PET等神经成像技术表明，它们还呈现出一种独特的共激活模式，可能是因为背外侧前额叶皮质和前扣带回皮质之间存在直接相连的通路，或者是因为二者都通过中脑皮层多巴胺通路接收来自腹侧被盖区的映射。前扣带回皮质参与了冲突的解决；[48] 通过预测行为和比照结果对错误进行监控；评估特定情境中的错误概率；[49] 消除认知不确定性 [50] 和评估陌生任务的难度 [51]。当然，前扣带回皮质到底发挥什么样的作用尚未完全明确，前扣带回皮质和背外侧前额叶皮质在解决和适应冲突方面的分工情况也是如此。[52] 这并不是要偏离多样化的、总体上非常有趣的神经成像研究。但是，大多数此类研究在试图探究前扣带回皮质和背外侧前额叶皮质在冲突解决或冲突监控中的作用时，仍然使用类似 Flanker 测试（说出通常与周围箭头相反的箭头的指向）[53]

或斯特鲁普测验（说出某个印刷颜色和其字面意义不一致的词语）[54]的真实性范式，而这两种测试本身有正确或错误的选择。和前额叶皮质的情况一样，如果我们执意用真实性范式来进行认知研究，我们是绝对不可能弄清楚前扣带回皮质的功能的。我坚信，如果引入建立在以行为者为中心的原则之上的新一代认知和神经心理学范式，我们对前扣带回皮质在人类认知中的作用的理解将更加深入。在此之前，我们在理解前额叶皮质和前扣带回皮质方面的尝试将会一直抓不住要点。本书之前对认知新奇性和认知熟悉性的区别的描述或许有助于理解前扣带回皮质在评估任务难度、检测错误以及预测某个特定的认知情境中的错误概率等方面发挥的作用。该方法意味着，应当对前扣带回皮质的单侧差异的表现形式给予更密切的关注。

在或然的不确定情境中，前额叶皮质与纹状体在决策过程中的关系也是一个值得关注的焦点，[55]此外还有关键信息缺失的或然情境。[56]加州大学洛杉矶分校的萨布瑞娜·汤姆及其同事研究了"风险厌恶"的神经机制，[57]风险厌恶是一个著名的现象，指的是大多数人对损失的敏感程度高于对收益的敏感程度，因此，要抵消对财务选择策略可能带来的损失的恐惧，就需要有比损失大得多的收益。萨布里纳·汤姆等人还发现前额叶皮质与纹状体参与了这一过程。因此，当涉及在或然的不确定情境中做决策的一系列情况时，这两个结构之间有紧密的联系。

说到真正具有主观性质的准经济学决策研究，约瑟夫·凯布尔和保罗·格莱姆齐的研究非常出色。[58]他们研究了给延迟的金钱奖励赋予价值的神经机制。与同等金额的延迟奖励相比，能够立即获得的奖励往往被个体认为是"更有价值的"。迟延的金钱奖励的贬值是非常主观的，主观"贬值"程度与延迟时间的函数关系曲线看上去非常奇怪。有人可能会说，可以通过录入延迟奖励期间可能积累的利息或者投资回报等方法"客观"地算出这一函数，但这似乎不是人们赋予价值的方式。凯布尔和格莱姆齐的研究表明，个体的主观价值计算似乎与大脑的三个区域相关：腹侧纹状体、内侧前额叶皮质和后扣带回皮质。

塞缪尔·麦克卢尔及其同事的研究表明，负责协调即时金钱奖励的神经基质和负责协调迟延金钱奖励的神经基质之间存在差异。关于即时金钱奖励的决策激活的主要是脑干和边缘结构。关于未来可能获得的金钱奖励的决策激活的主要是新皮质结构，尤其是前额叶皮质，即额叶凸面（背外侧和腹外侧）和眶额皮质这两个区域都有所体现。[59]马蒂亚斯·佩西戈林及其同事在相关研究中发现，包括腹侧纹状体和杏仁核在内的一些基底前脑结构在与预期奖励相关的刺激行为方面发挥着重要的作用，哪怕这种预期仅仅体现在潜意识水平上。[60]还有一些结构也参与了对各种刺激的价值分配。猴子眶额皮质中的神经元在面对香蕉和苹果等"有价值"的奖励时极有可能产生神经冲动。其中一些神经元对不同的价值还会表现出不同的敏感程度：同一个神经元面对一组物品中更具吸引力的一个物品时会产生更强烈的神经冲动，而物品的吸引力取决于认知环境。如果是苹果和生菜的组合（生菜的吸引力不如苹果），那么面对苹果时，神经元的冲动更强烈，但如果是苹果和香蕉的组合

（香蕉的吸引力胜过苹果），情况就不一样了。[61]

卡尼曼和特沃斯基的经典研究表明，人们在做经济决策时并不是完全理性、平心静气的，[62]对公平的道德考量和情绪都会起到一定的作用。情绪对决策的作用在框架效应中有所体现。相同的情况既可以用收益的方式来表述，也可以用损失的方式来表述（对比"你将赚取 60% 的钱"和"你将损失 40%的钱"）。即便这两种表达实质上是一样的，但实验表明，它们对经济决策产生了不同的影响。有意思的是，框架效应与杏仁核的活动密切相关，而不受框架影响的、"理智的"决策模式与眶额区和前扣带回皮质的激活有关。[63]因此我们猜测，之所以有框架效应，是因为受到了情绪的影响。

普林斯顿大学的艾伦·桑菲及其同事研究了"最后通牒"游戏中的决策的神经机制，发现人们对公平的道德考量发挥了一定的作用。该游戏要求某个玩家提出如何分钱的建议，其他玩家可以选择接受或者拒绝这个建议。[64]不公平的分配方案会激活背外侧前额叶皮质（尤其是右侧）和前脑岛，理智因素和情感因素都发挥了一定的作用。

有意思的是，黑猩猩在"最后通牒"游戏中的行为完全受自利目的的驱动，它们的目标就是将自身收益最大化；看到其他玩家受到不公平待遇时产生的义愤似乎并不能对决策产生影响。在某些情况下，人类似乎也是如此。苏黎世大学医院和哈佛医学院的达里娅·克诺赫及其同事发现，当右背外侧前额叶皮质（而不是左背外侧前额叶皮质）在低频经颅磁刺激的作用下出现暂时功能障碍时，受试者会丧失出于正义感而对其他玩家的贪婪感到沮丧的能力，会不顾公平因素只做对自己最有利的选择。[65]关于该研究在情绪的偏侧性方面的有趣发现，我们将在第 6 章讨论。右半脑的额叶 – 杏仁核系统似乎负责调节消极情绪，而左半脑的额叶 – 杏仁核系统负责调节积极情绪。因而，或许通过经颅磁刺激使消极情绪循环暂时失效的做法将会减少受试者对所处情境的负面特点的考量，从而让有关个人收益的愉悦期待占上风。

在"利他主义惩罚"实验中，小组中的正直成员随时准备惩罚违反社会准则的小组成员，即便这些正直成员的惩罚行为将会给自己造成损失。此类行为代表了另一种受到情绪影响的有意思的经济决策。多米尼克·德凯威领导的瑞士多学科研究团队发现，有对越界的组内成员进行"有效"（会对经济产生实质的而不是形式上的影响）惩罚的强烈愿望的人，其右侧尾状核的激活水平会更高。[66]

类似的，布鲁克斯·金 – 卡萨斯及其同事研究了两个人的模拟经济交易中的互惠和互信关系，互惠关系可以是"善意的"、"恶意的"或"中性的"。[67]大脑中的大部分区域会在非中性情况下被激活，其中就有额叶、丘脑和脑干。尾状核的头部似乎在"公平计算"和对基于该计算的回应选择方面起着非常关键的作用。塔尼亚·辛格及其同事研究了从其他人身上感知到的公平、对他人的同理心与感受到不公平以后渴望报复的心理之间的复杂关系。[68]当公平玩家遭受痛苦时，受试者会对其产生同理心，这种同理心与额岛和前扣带回皮质的激活有关。当不公平玩家遭受痛苦时，男性的同理心会减弱，但女性不会。当感知到不公平玩家遭受痛苦时，男性伏核的激活水平会提升，这在一定程度上反映了他们渴望报复的心理，但女性不会如此。

因此，涉及复杂神经机制的准经济决策无法被简化成一个单一的结构。它以广义上的额叶为核心，包括前额叶皮质的各种组成部分、扣带回皮质和基底核，同时还包括杏仁核等"情绪"结构。呈现在我们眼前的是一个由一般用途的结构组成的巨大网络，每一个结构都参与范围广泛的其他活动，而非专门的、分工非常细致的回路。该结论与探究什么是经济决策原型的动物研究的结论一致。猕猴在不同种类的果汁之间做选择时，其眶额皮质会产生神经冲动。[69]

但比神经解剖学发现更了不起的是，神经经济学这个新领域引入了别出心裁的新一代范式，比临床神经心理学所使用的传统范式更复杂（当然，有时候过于复杂了）。临床神经心理学家需要对神经经济学设计的某些范式和对正常受试者认知不确定性的功能性神经成像研究加以调整，作为临床心理学测试的设计基础。

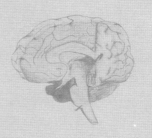

情绪和认知

第 6 章

情绪额叶

　　严谨的神经科学对情绪的探索进展缓慢，但从约瑟夫·勒杜等人的研究成果中我们知道，杏仁核在我们的思维和感觉中扮演着关键角色。[1]约瑟夫·勒杜及其同事的研究也表明，丘脑和杏仁核之间有直接的通路，确保能够对环境进行前意识的、非常迅速的和粗略的情绪评估。或许这种古老的情绪评估机制不仅是皮质下的，还可能是皮质前的。丘脑与杏仁核的交叉区域通常被当作情绪的最基本机制，不过从进化的角度看，它只是一般的情绪机制，调节情绪的最古老机制其实是中脑当中的顶盖和被盖的交叉区域。多年来，一直有一个非常流行的误解，在科普领域和大众中尤其受欢迎，即理性思考过程只由新皮质调节，而情绪由皮质下结构调节。但是，因为丘脑在进化早期具有新皮质的功能，基底神经节和杏仁核在进化早期具有额叶的功能，因此，如果丘脑和杏仁核的交叉区域可以在系统发生的过程中起到古老、粗糙的情绪机制的作用，那么理应存在更年轻的交叉区域，为更精细、更有意识的情绪调节提供机制。该机制在本质上应当属于皮质，涉及额叶对来自后皮质的输入信息的评估。

　　我们对事物的情绪反应并不是对世界的真实描述，而是对事物和我们之间、我们的需求和幸福感之间的关系描述。情绪不能反映触发情绪的个体、客体或者事件的固有属性；情绪教会我们如何应对这些个体和客体（接近、躲避、斗争或者逃跑），以及应当对它们抱有何种期待——好的或者坏的，二者都是可以传递的概念。我们可以把情绪当作一种模式识别，但它是一种规范性的、以行为者为中心的模式识别，而不是一种描述性的模式识别。对新情境、新事物或陌生人的情绪反应就像我们在陌生的事物中认出熟悉类别的成员和有意义的客体的能力一样，具有即时性。

为了进一步说明这个比喻，把情绪处理过程的崩溃与之前讨论的联想性失认症放在一起讨论是具有启发意义的。如果认出新物体是熟悉类别成员的能力取决于半脑后部的联合皮质（枕叶、顶叶和颞叶），那么认出新情境是熟悉威胁或者熟悉奖励的能力则取决于前额叶皮质。这是有道理的，因为我们已经知道前额叶皮质对以行为者为中心的规范性认知负责。正如后联合皮质损伤有可能导致失认症，前额叶皮质损伤可能导致情绪失调。

回想起来，认为前额叶皮质在情绪控制中起关键作用一点都不令人诧异。科特·戈德斯坦和亚历山大·卢里亚等早期研究额叶的学者也发现，额叶损伤对情绪失调的影响非常明显。[2] 我们已经知道，额叶损伤往往会导致非常严重的情绪失调：背外侧额叶综合征中的情绪极度扁平化和眶额综合征中的极度情绪去抑制（这种现象有时候被称为"自娱式玩笑癖"）。[3] 有大量文献描述了某些额叶综合征和异常的情绪状态之间的相似性，本书之前也有所涉及。这些相似性在经典的神经学命名法中也有所体现，如背外侧额叶综合征通常被称为"假性抑郁"。不过，人们认为背外侧额叶综合征往往导致患者不能自然而然地产生情绪，其特点是缺乏情绪而不是消极情绪，而眶额（腹近中）综合征中常见的去抑制作用更类似于冲动控制不良，而不是欣快感。有关额叶综合征的经典研究以认知而非情绪为重心。即便人们在 20 世纪初就认识了这些综合征，但率先对它们进行系统描述的是我的导师亚历山大·卢里亚。[4]

对额叶在情绪控制中的作用的系统性研究开始得更晚，但在过去十几年里取得了进步。不过，直到今天，对额叶在认知中的作用和在情绪中的作用的探索通常是由两个不同的科学家群体进行的，二者之间的重合少得惊人。很少有人试图将额叶功能紊乱对认知和情绪造成的影响结合起来研究并形成一个连贯的描述，安东尼奥·达马西奥的研究是一个了不起的例外。[5]他采用了多种方法，包括对神经系统患者局灶性损伤效应的研究（由艾奥瓦大学的罗伯特·罗宾逊倡导）[6]和对正常研究对象使用的电生理学和功能性神经成像研究（由威斯康星大学的理查德·戴维森倡导）。[7]他们的成果有助于消除另一个在公众和流行科学媒体中广为流传的误解：左半脑掌管理智，而右半脑掌管情绪。这些研究之间具有高度的一致性，均证明额叶对情绪控制起着核心作用，其影响还是偏侧化的。左半脑的局灶性损伤倾向于产生消极情绪，该影响的强弱程度与该损伤和左额极之间的距离成正比。这些发现得到了其他关于外伤性脑损伤导致抑郁的研究的证实，这些外伤性脑损伤往往伴随着左背侧额叶和左基底神经节损伤。[8]

相反，右半脑损伤倾向于产生喜悦，损伤离右额极越近，影响就越大。过去几十年的研究越来越清楚地表明，情绪是由皮质下结构（尤其是杏仁核）和新皮质（尤其是前额皮质）联合控制的复杂的多层过程。研究人员还发现左半脑和右半脑中的杏仁核和前额叶皮质在情绪控制中都发挥着作用。此外，左右半脑中的杏仁核在情绪控制中所起的作用表现出了一定程度的两性差异。[9]

罗伯特·罗宾逊及其同事研究了中风对情绪调节的影响，他们可能是率先对左前额叶和右前额叶之间的分工进行系统研究的人。左前额叶中风往往会导致类似抑郁症的情形，右前额叶中风会产生类似欣快感的漠不关心（有时候被称为"泰然漠视"）。单侧中风导致的情绪变化有时候非常极端：左半脑中风患者会病理性痛哭，而右半脑中风患者则会病理性大笑。[10] 鉴于上述现象的极端特点，单侧中风引起的情绪变化的巨大差异不大可能仅仅是不同程度的意识缺陷的结果（右半脑中风往往导致病感失认症，而左半脑中风引起的病感失认症通常不明显甚至完全不存在）。单侧损伤对情绪造成的影响的差异清楚地表明，新皮质在情绪调节方面起着非常重要的作用，而认为左半脑与情绪无关的说法是错误的。

此外，中风的位置距离前后轴上的额极越近，产生的影响就越大。这种模式表明，前额叶皮质在情绪调解方面的作用尤为关键。在本书的第 9 章，我们将探讨腹内侧前额叶损伤患者无法在道德判断中运用情绪输入的情形[11] 以及额叶切除术如何在情绪方面消除（至少是减轻）身体疼痛。[12] 因此，前额叶皮质似乎对情绪调节的几个层次都十分关键：情绪体验以及在认知（包括社会认知）的各个方面将情绪信息用于解释目的。

额叶在情绪中的作用及其偏侧化已经通过对神经健全人的功能性神经成像研究得到了进一步阐释。该研究的大部分是由理查德·戴维森及其同事完成的。利用 EEG、PET 和 fMRI 对正常受试者进行的研究得到的结果是一致的。[13] 面对令人愉快的刺激（如看到令人愉快的电影片段）时，受试者左前额叶被激活，面对令人反感或悲伤的刺激（如看到令人悲伤的电影片段）时，受试者的右前额叶被激活。利用内置金钱收益或损失的电子游戏进行实验，人们得出了相似的实验结果：左额叶被激活与金钱收益有关，右额叶被激活与金钱损失有关。

在一项对"最后通牒"游戏玩家的研究中，当一个玩家接受或拒绝另一个玩家关于如何分钱的提议时，如果该提议是一个不公平的分配方案，则前者右背侧前额叶皮质的激活水平更高，[14] 此时右背侧前额叶皮质是能够感受到"道德义愤"的神经基质。我们已经知道，使用低频经颅磁刺激使背外侧前额叶皮质暂时丧失功能时，在受试者心中，实现个人收益（正面）和认识到他人受到不公平待遇（负面）这两个相互冲突的动机的权重会发生改变，受试者更加倾向于前者。[15]"利他主义惩罚"指的是出于道德上的义愤而惩罚违反社会规范的人，即便这样的惩罚会给惩罚者本人带来损失，"利他主义惩罚"也与惩罚者的右尾状核的激活模式有关。

在右前额叶（下侧和内侧）皮质[16] 或背外侧前额叶皮质的两侧控制下，会出现对记忆（可能是因为它们的负效价）的抑制。[17、18] 有趣的是，抑制不想要的记忆的前额叶激活也与右海马体激活的调节有关，这进一步说明右半脑与消极情绪有关。有关冥想的研究提供了让人印象深刻同时又有些非传统的佐证：进入一种愉悦的、让人身心放松的状态可以激活左前额叶，同时降低右前额叶的激活水平。[19]

内奥米·艾森伯格对社会排斥的研究表明，当我们看到其他人受苦时，我们的社会认知会产生一种感同身受的痛苦，它也与右前额叶激活有关。[20] 该研究是安东尼奥·达马西奥有关情绪迟钝研究的一个补充，情绪迟钝会使腹内侧前额叶损伤患者在面对假设的道德困境时出现社会认知障碍。[21] 因此，在控制多种情境中的情绪状态时，左右前额叶显然有着稳定的分工：左前额叶区域与积极情绪有关，右前额叶区域与消极情绪有关。

在研究情绪特征的个体差异时，我们也会看到类似的二分法。戴维森及其同事认为，单侧前额叶激活模式为情绪类型学研究提供了有意思的基础。乐观、性格阳光的人，其左前额叶的激活一贯比较明显。相反，由于患抑郁症而忧郁、习惯性焦虑和思虑过重的人的右前额叶区域的激活比较明显。[22] 在一些个体身上，上述发现非常稳定，因此，可以将电生理学特征与情绪特征联系在一起。

不同情绪类型的电生理学特征在婴儿初期就已经显现出来了。该项研究表明，这些特征具有遗传基础，甚至能够反映出先天的情绪特征：10 个月大的快乐的婴儿的左前额叶区域很活跃，号啕大哭的 10 个月大的婴儿的右前额叶区域很活跃。[23] 损伤研究以及对孩子和成人的正常状态和正常特征的研究具有高度的一致性，都表明额叶在情绪控制中发挥着重要作用，而且两个半脑具有专门的分工。

前额叶皮质和杏仁核之间的关系是什么？杏仁核是皮质下结构中与情绪控制关系最密切的组织吗？大脑中大部分功能性系统所特有的不同系统层的垂直整合似乎也在情绪机制中发挥着作用。至少，我们必须想到，为了生成情绪的功能神经解剖学映射，存在两两相对的回路设计：左右前额叶皮质和左右杏仁核。在该回路中，前额叶皮质，主要是眶额皮质，很可能会对杏仁核产生一定的"编辑"作用，方法是调节、修改甚至抑制杏仁核的输出。[24] 事实上，理查德·戴维森及其同事已经证明，前额叶基准激活水平越高的人，在某些实验情境中调节情绪的能力越强。相反，激情、冲动暴力犯罪的人，其前额叶基准激活水平是降低的，与此同时，其包括杏仁核在内的多个皮质下结构的激活水平显著提升。[25]

人们一直将杏仁核与消极情绪、恐惧反应和让人反感的记忆联系在一起，外侧杏仁核尤其如此。[26] 但是，最近的研究表明，杏仁核能够调节非常广泛的情绪状态，既有消极的也有积极的。[27] 杏仁核呈现出与额叶类似的功能上的偏侧化（尽管从进化的角度来讲，反过来说更合适）。

与左前额叶类似，左杏仁核面对令人愉快的刺激时更活跃，但在抑郁状态下，它的活动会受到抑制。此外，抑制消极情绪的能力与左前额叶区域中更高的基准激活水平有关。[28] 引起恐惧的刺激会导致右杏仁核过分活跃，右杏仁核损伤会使人失去感知恐惧的能力。大脑病理学的研究结果与上述说法一致。某种形式的焦虑症与右杏仁核的激活水平上升有关，或者与右杏仁核在形态上显得异常大有关。激情、冲动暴力犯罪的人，其右皮质下结构（包括右杏仁核）的代谢激活率异常高。[29]在另一方面，移除右杏仁核（通常是在治疗颞叶癫痫症的手术中）会导致辨认、理解恐惧的面部表情的能力下降。有意思的是，人们在焦虑的大鼠身上发现了若干重要的神经调质的偏侧化：左杏仁核中的血清素浓度比右杏仁核中的更高，右前额叶中的多巴胺浓度增加了（对那些相信进化连续性的人来说，这有点出乎意料）。[30]

上述讨论引起了一个与本书主题相去甚远但很有意思的问题。患有颞叶癫痫症的历史人物（由他们的自述和同时代人的描述得知）的个性和主导情绪基调与他们的癫痫病灶侧之间存在一种什么样的关系呢？如果神经历史学的还原是可信的，那么马丁·路德和圣女贞德都患有颞叶癫痫症。根据大多数历史记载，圣女贞德主要的情绪状态是欣喜和极乐。而马丁·路德往往被描述成一个思虑过重、充满敌意的人。是否圣女贞德的癫痫病灶接近左杏仁核，而马丁·路德的病灶接近右杏仁核呢？我们无从知晓，我们也不知道如果这些了不起的历史人物服用了抗惊厥的药物，文明的进程会不会因此而发生变化。

总之，前额叶皮质和杏仁核的功能偏侧化之间有明显的相似性，可以说控制情绪的两个偏侧化的、整合的额叶－杏仁核回路是协同运作的。我们可以想象两个纵向整合的情绪控制回路：左侧回路负责处理积极情绪，右侧回路负责处理消极情绪。在每一侧的回路中，杏仁核都是一个不受意识控制的无意识组成部分，前额叶皮质则对情绪世界进行更理性的、受到意识控制的"监督"。在大多数真实情境中，这两个层次的控制很好地融合在一起，在情绪上形成了无缝的统一整体。但是，这两个层次的情绪控制也可能在不同的神经学和神经心理学条件下实现分离，前述的单侧额叶中风或者眶额的"假性精神病"综合征的影响就是实例。

　　腹内侧前额叶皮质和杏仁核对情绪状态评估的作用差异反映在相应的损伤效应上。两种损伤都会干扰模拟赌博实验中的决策，但只有杏仁核损伤会导致情绪状态中常见的皮肤电传导反应。[31] 莫伯斯及其同事对虚拟现实环境中捕食者的"威胁"的研究表明，腹内侧前额叶皮质和杏仁核的角色分工与此类似。腹内侧前额叶皮质的激活与遥远的威胁有关，但是随着威胁越来越近，中央杏仁核的激活开始占主导地位。[32] 大概对遥远威胁的认识大都是由前额叶皮质中的认知机制介导的，而更近的威胁则会引起由杏仁核介导的更无意识的反应。

　　在某些环境中，即便在健康个体的日常经历中，"认知的"新皮质和"无意识的"杏仁核的作用之间也会产生分离。在我所著的《智慧大脑》[33] 一书中，我写到多年前游览肯尼亚的情境，我被邀请抱起一只刚刚孵化出来的鳄鱼宝宝，一只小小的、明显无害的生物。但我自己都无法相信的是，我根本无法说服自己去触摸瘦小的鳄鱼宝宝。我和我内心当中的一部分进行了激烈的斗争，我甚至没有意识到我的意识中还有这样一部分。当我（我的额叶）命令自己向鳄鱼宝宝伸出手时，它（我的杏仁核）让我退缩了。伴随这种额叶和杏仁核在神经上的拉锯战的不是通常意义上的熟悉的恐惧感；事实上我非常放松，甚至有意识地被我的内心活动逗乐了。与之相伴的是一种内心的厌恶和抵触，我之前很少有甚至没有过类似的感受。额叶和杏仁核产生的输入似乎导致了不同类型的主观体验。让我惊讶并感到有趣的是，杏仁核占了上风，我没能触摸那个骨瘦如柴的爬行动物。

其他的神经结构也可能是情绪控制的纵向整合回路的一部分。这些其他结构的作用也极有可能具有类似的偏侧化。最近，前扣带回皮质在情绪控制中的作用已经引起了广泛的关注。纽约大学神经研究中心的伊丽莎白·菲尔普斯及其同事发现，性格一贯乐观的个体的杏仁核和前扣带回皮质喙部被激活了。[34] 有证据表明，存在统一的"情绪学习"回路，其中就包括杏仁核、背内侧前额叶皮质和前扣带回皮质。[35]

情绪、新奇性和左右半脑

我们之前探讨过半脑特化及其相互作用，它们是认知的基本特点。现在，在思考额叶对情绪的作用时，半脑的主题再次出现，但我们所处的语境已经大不相同了。

额叶和其他结构的功能偏侧化在认知和情绪上的特点之间的关系是怎样的呢？如何将它们整合到一个连贯统一的关于半脑特化的理论中呢？半脑在认知层面的二分法和在情绪层面的二分法之间是否有内在联系？抑或半脑特化的上述两个方面仅仅是出于偶然？只要我们对半脑特化的理解仍然受到语言－视

觉空间二分法的主导，答案显然是后者。认为语言与积极情绪之间存在某种固有联系，或视觉空间过程与消极情绪之间存在某种固有联系显然是很牵强的。因此，无怪乎半脑特化的认知方面和情绪方面一直被分开考虑，二者几乎毫无瓜葛，研究人员从来都不曾试图将二者整合进一个统一连贯的理论中。在半脑特化的语言－非语言二分法框架之下，要形成这样的理论是不可能的。这一状况非常令人不满意，因为无论是出于学术的考虑还是审美的考虑，我们都希望科学理论足够精练，而不是罗列一堆杂乱无序的观点的冗长清单。相反，半脑特化的新奇性－常规化理论能够让我们对认知和情绪主题进行整合，形成关于半脑特化的连贯理解。

事实上，人们可以说，追求新奇性和消极情绪之间存在某种内在联系。对新奇性的追求暗含着对现状不满的意味。在我之前的作品《智慧大脑》[36]中，我半开玩笑地提出了这样一种观点，像哥伦布和麦哲伦这样热衷于环球旅行、具有开拓精神的伟大航海家如果不是脾气不好，或者当时就有百忧解这样缓解抑郁情绪的药物，他们就不会开始其伟大的航程了。从这个层面上讲，广为人知的双相障碍在具有创造性的个体中发病率高也就不足为奇了。只有当一个人对实然不满时，才会开始追求应然。因此，由于消极情绪是追求新奇性的动力所在，追求新奇性和消极情绪之间有着合理的联系，二者共存于右半脑的神经区域中。

相反，左半脑是长期的一般知识和认知惯例的储存地。不过，大脑对被"允许"进入长期储存库的知识有着高度的选择性。我们获得的大部分信息都会被遗忘，根本无法形成长期记忆。在绝大多数情况下，只有被大脑认为是极其重要的信息才能成为长期记忆。那么，我们是根据何种生物学上合理的机制对信息的重要性做出评价的呢？可能同时存在自下而上和自上而下两种机制。自下而上的机制的基础是使用频率，因为经常被调用的信息本身就是重要的。这可能就是形成并储存一般知识的机制。自上而下的机制的基础是由前额叶皮质赋予的重要性。在某种程度上，左半脑长期储存的信息之所以重要，是因为其有用性得到了认可与强化。

多巴胺很可能在两种机制中都扮演着重要角色。我们已经知道，左半脑中的多巴胺要比右半脑中的多。我们也知道积极情绪主要由左半脑介导，而消极情绪主要由右半脑介导。多巴胺经常被当作"奖赏"神经调质，[37] 似乎在积极奖赏中发挥着极其重要的作用。迈克尔·弗兰克及其同事已经证明，由于自身多巴胺系统的衰竭，帕金森病患者更容易学会能避免导致消极结果的选择，而不是导致积极结果的选择。当服用了多巴胺激动剂之后，这种负面反应学习偏好就会得到纠正。[38]

对半脑特化的新奇性－常规化原则的讨论强调的主要是新皮质结构。但是，同样的原则可能也适用于通常与情绪控制有关的皮质下结构。发生在猴子身上的所谓的交叉断连损伤（涉及某个半脑的杏仁核和另一个半脑的眶额皮质）会导致其丧失对重要刺激的奖赏价值进行更新的能力。[39]该反应可以被理解为，在学习刺激与奖赏之间的不断变化的新关系方面出现了故障。

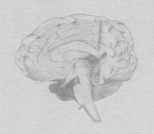

不同人的不同脑叶：
决策风格与额叶

第 7 章

个体差异的神经心理学

比较正常大脑与非正常大脑的功能一直是神经心理学的主要工作。人们认为大脑疾病有多种形式，每种形式都与神经或精神上的疾病状况有关，包括痴呆、脑损伤、中风等。另外，传统神经心理学和认知神经科学用"正常大脑"这个抽象概念来代表所有个体的大脑的平均状态。这个过分简化的概念经常被认知神经科学的多个领域引向极端荒谬的地步，其中就有功能性神经成像。科学家和临床医生不仅能够运用该技术研究大脑结构，还可以运用它研究大脑的生理机能，因此，功能性神经成像这一方法的主导地位越来越凸显。这些成像数据被嵌入"塔莱拉什空间"（以其发明者的名字命名）[1]。"塔莱拉什空间"是一个法国单身女性的大脑，之所以选择它，是因为它与所有大脑类似。更糟糕的是，只选取一个半脑并对其生成镜像，忽略了我们所了解的所有的半脑差异。

神经科学家将人类思维、天赋和个性等方面的差异当作正常状态的多种表现形式，如果所有人都是一样的，那么这个世界将了无生趣，而且在很大程度上将是可以预测的。我们注意到乔·布洛在数学上很有天赋，但没什么音乐细胞，脾气比较暴躁，简·布兰在音乐上很有天赋，但数学不好，脾气温和，我们不会自动得出这样的结论：其中一个人是正常的，另一个人是不正常的。在大多数情况下，我们假设二人都是正常的，只是不同而已。于是，心理学中出现了一个领域，它将个体差异当作正常状态的多种表现形式来进行研究。

但是，大脑与这些差异有关吗？抑或上述差异只是对我们的不同环境、教养和经历的一种反映？神经解剖学家早就知道，个体的"正常"大脑在整体大小、不同部位的相对大小和比例方面有巨大的差异。最近的研究表明，个体大脑的生物化学特征也是极其多样的。这些差异在额叶中尤其明显。[2] 人类大脑的多样性与人类思维的多样性之间存在联系吗？更具体一点，决策风格上的差异与额叶的解剖学和化学差异有关吗？我们刚开始问这些问题，这一做法为我们研究神经心理学的个体和群体差异这一全新的学科打下了基础。我们一定会理解个体神经差异对个体认知差异的影响。事实上，越来越多的研究试图运用神经科学的方法识别个体在冒险行为（本章的后面部分有所涉及）、经济决策模式甚至政治偏好（自由派还是保守派）方面的差异。[3]

这项研究需要分步进行，首先是研究群体的而不是个体的差异。

男性和女性的认知风格

直觉上，我们认为没有哪个个体的认知图式是一条直线。相反，它既有波峰，也有波谷，波峰对应着个体的优势，而波谷对应着个体的劣势。为了理解个体认知图式和个体大脑之间的关系，早期的研究人员试图对大脑皮层进行功能定位，从而催生了加尔的颅相学。由于有这样的传统，人们对个体认知差异的理解往往是谁更擅长做什么（"擅长"似乎与"更大"的大脑皮层区域空间相对应）。

研究人员还用认知风格而不是认知能力来表达个体差异。具体而言，我们可以探究决策风格所体现的个体差异。这样我们又回到了之前讨论过的适应性决策和真实性决策之间区别的问题（见第 5 章）。如果认知能力影响的是我们获得认知技能的难易程度，那么决策风格影响的是我们作为个体应对生活情境的方式。大多数具有一定复杂性的实际情境都没有一个默认的、明确的单一解决办案（如"二加二等于几"之类的问题）。不同的人即使在同样的情境中也会采用不同的行为方式，没有哪个人是绝对正确的而其他人是绝对错误的。我们如何做出选择？是什么导致我们的选择彼此不同？最后，与决策风格差异有关的大脑机制有哪些呢？

我和我的同事设计了一个针对健康受试者的非常宽松的认知偏见任务来解决这些问题。[4] 我们给受试者看三个几何图形（一个目标图形和两个备选图形），要求他们观察目标图形并选择他们最喜欢的图形（见图 5.3）。很明显，不同受试者的反应模式是不一样的。这些反应模式的背后主要有两种截然不同的策略。有的受试者的选择与目标图形相匹配，当目标图形发生变化时，他们的选择也会相应改变。我们称这种决策策略为语境依赖型策略。其他受试者基于稳定的偏好做出选择，而不考虑目标图形。他们选择的对象总是蓝色的或红色的，圆的或方的。我们称其为非语境依赖型策略。让我们意想不到的是，男性和女性做选择的方式截然不同：男性更依赖语境，而女性更独立于语境（见图 7.1）。虽然两条曲线有交叉，但性别差异是明显且重大的。

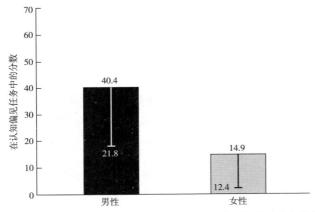

注：男性在认知偏见任务中的选择偏好表明其更依赖语境（分数较高），女性的选择偏好表明其更独立于语境（分数较低）。

图 7.1　以行为者为中心的决策中的性别差异

　　认知上的性别差异是一个比较新颖而且越来越热门的话题。几十年来，神经科学家都将人类当作均质体，忽视了所有人都明白的一个事实，那就是男性和女性是不同的。但是，我们越来越发现人们总是忽视认知上的性别差异，这是一件危险的事情。关于认知的性别差异的早期研究关注的是：在某些确定的认知技能上，谁比谁在某方面更强。此类研究关注的是真实性决策。例如，一些引用率最高的研究表明，男性更擅长算术和空间关系，而女性更擅长语言。但是，很少有研究涉及一般认知风格方面的性别差异。研究两性在一般决策方式（适应性决策）方面差异的文献几乎没有。我们设计的认知偏见任务是针对该问题的最早研究之一。

我们通过深奥的实验观察到的性别差异是否与现实情况相符呢？常识告诉我们应该是的。假设有两种管理个人财产的方式。简·布兰和乔·布洛都是个体咨询师，他们的收入每月都有波动。简·布兰采取的是一种与语境无关的财产管理模式。她总会存下收入的 5%，绝对不会购买价格在 500 美元以上的衣服，度假也总在 8 月份。相反，乔·布洛采取的是一种依赖语境的财产管理模式。当他的月收入低于 5 000 美元时，他选择不存钱，当他的月收入为 5 000~7 000 美元时，他存下月收入的 5%，当他的月收入超过 7 000 美元时，他存下月收入的 10%。他一般不购买价格在 500 美元以上的衣服，除非他的月收入非常高时。只要时间充裕，他就会去度假。这只是一个例子，但它表明了在以行为者为中心的决策过程中表现出来的基本的终身个体差异。

从广义上讲，非语境依赖型策略可以看成一个普遍适用的默认策略。在某种程度上，它代表了有机体试图在各种可能的生活情境中平均地形成适用于所有目的的最佳反应。有机体将积累一套类似的反应，作为终身经验的一个精练的集合。当有了新经历时，这种适用于所有目的的成套反应就会得到更新，但这个过程是缓慢的、渐进的，因为它代表个体"普遍智慧"的集合。

该策略的问题是，现实情境往往差异巨大，任何想要"平均化"的企图都毫无意义。在统计学上，只有当所有的范例都代表同一人群时，给所有范例求平均值才有意义。不同人群的平均值是具有误导性的。不过，当你面对一个你完全没有具体相关经验或知识的全新情境时，这种默认的策略可能是你的最佳选择。

相反，语境依赖型策略反映的是有机体试图理解眼前情境的独特性质，至少是具体的性质，然后具体做出回应。有机体在面对新的情境时，试图将其识别为一种（表征熟悉的狭隘情况的）熟悉的模式，一种"已知量"。完成这一步之后，有机体将运用处理该类熟悉情境的具体经验。但在面对全新的情境时，有机体的模式识别尝试将会失败。在这种情况下，采用非语境依赖型策略的、没有默认选项的有机体将试图理解当前情境的独特性质，即便掌握的信息少得可怜。每次转向新环境时，有机体都会出现剧烈的变化以及"灵活"的行为。

最优的决策策略可能是在语境依赖型策略和非语境依赖型策略之间实现动态平衡。事实上，很少有人坚持使用纯粹的语境依赖型策略或非语境依赖型策略；大部分人都能够根据情况在二者之间随意转换，或者选择混合策略。但是，个体对某种决策策略的偏好总会在生活中以某种微妙的方式表现出来。类似地，我们的研究表明，女性群体对非语境依赖型策略有一种微妙的偏好，而男性群体则对语境依赖型策略有一种微妙的偏好。没有哪种策略是绝对好的。二者的相对优势取决于环境的稳定性。在一个相对稳定的环境中，非语境依赖型策略可能是更好的选择，而在一个高度不稳定的环境中，语境依赖型策略更有优势。对决策策略的选择还取决于个体对眼前具体情境的理解程度。如果其对某个具体情境的理解比较到位，那么语境依赖型策略或许更有优势。但是，如果个体对情境不熟悉，或者由于情境的复杂性，个体对具体情境没有形成可靠的理解，那么依赖一套简洁的、经过反复验证的、真实有效的默认原则反而更保险。

似乎两种决策策略对进化来说都非常重要，因为二者都在人类身上有所体现。二者协同发挥作用是不是比单一策略更有效呢？二者如何互补？何种策略更适合应对何种认知挑战？是什么进化压力导致在决策策略选择方面出现了微妙的性别差异？二者会适应性地满足男性和女性角色成功的需要吗？这些差异与女性和男性在人类进化早期所扮演的不同角色相对应吗？决策风格的性别差异最初是由生理还是文化决定的？其他灵长类动物存在上述差异吗？抑或大多数哺乳动物都存在类似差异？人类生来就有这种差异，还是男孩和女孩只有在达到性成熟时才会出现决策风格的性别差异。更年期女性的决策风格会发生改变吗？决策风格上的性别差异会不会随着男性和女性的社会角色逐渐趋同而消失？这些谜题需要通过进一步的研究才能解开。

有关认知性别差异的研究虽然越来越为人们所关注，但有时也会受到攻击，尤其是当关于性别差异的观点被曲解为关于性别歧视的观点时。有一次我就成了这种误导人的政治正确的靶子。20 世纪 90 年代中期，我受邀在纽约市的一个知名的医疗中心做客座演讲。一个年轻的博士后打断了我的演讲并严厉地指责我是大男子主义，而我当时讲的就是本章所讲的研究成果。我是这样回应的：我没有特别关注政治正确，最糟糕的事情莫过于在无谓的争辩上浪费时间。现场的医生和医学生纷纷用热烈的掌声对我表达赞许。

把活动分为适合语境依赖型策略和适合非语境依赖型策略两类是一件有意思的事情。在某种程度上，这可以由经验完成。但是，由于语境依赖型策略和非语境依赖型策略之间存在差异，也可以借助神经网络等相对直接的计算模型。除了对单个有机体进行建模，还可以研究某类有机体的集体行为，尤其是当其中一些采用语境依赖型策略，而另一些采用非语境依赖型策略时。此外，两种决策偏好的相对优势会随着环境变化而不同。在研究神经网络的群体行为时，或许可以尝试理解在一个群体中综合使用不同决策策略的适应性价值。长期来看，这种理论上的计算模型可能会对研究个体差异和社会中多种决策类型的适应性价值发挥重要的作用。

额叶、半脑和认知风格

不同的认知风格背后有哪些大脑机制？不同的决策策略是否与大脑的不同部位相关？男性和女性的上述大脑机制存在差异吗？决策风格似乎与额叶有关。它们也表现出性别差异和偏侧化。因此，我们需要研究额叶功能的偏侧化问题。

　　半脑特化一直是神经心理学的一个中心话题。不过，现在看来，额叶在此类探究中一直处于边缘地位。这是因为人们普遍认为，左右半脑的功能差异主要是语言－视觉空间差异。人们一贯认为前额叶皮质不是语言或者视觉空间过程发生的场所，因而前额叶皮质与上述差异无关。不过，如果我们因此认为大脑结构和大脑的生化特征与大脑功能之间存在密切联系，我们就会发现传统观念与我们的常识是相悖的。额叶在形态上呈现出性别差异和非对称性，不仅人类如此，一些其他的物种也是如此。右额极超出左额极的部分被称作"雅科夫列夫扭矩"（扭矩的另一半包括左枕叶超出右枕叶的部分），它在男性的大脑中非常明显，而在女性的大脑中就没有那么明显了。但是，人们在人类化石上也发现了这一现象。[5]女性左右额叶皮质的厚度是相似的，而男性的右额叶皮质比左额叶皮质更厚。不仅人类的额叶皮质厚度存在性别差异，一些哺乳类动物也是。左右额叶皮质厚度的差异不仅体现在人类男性身上，还体现在若干其他物种身上。[6]某些物种右额叶中的梭形细胞（这种细胞的轴突一般比较长）要比左额叶中的多。[7]

　　额叶的生化差异不仅体现在人类身上，还体现在其他物种身上。雌激素受体在女性左右额叶中是对称分布的，而在男性左右额叶中是不对称分布的，在若干种其他哺乳动物身上也存在类似的情况。[8]一些主要的神经递质在左右半脑的分布是不对称的。左额叶中的多巴胺通路比右额叶中的多，而右额叶中的去甲肾上腺素能通路比左额叶中的多。这种双重的不对称在人类、猴子和大鼠身上都有所体现。[9]

在这样的背景下，额叶的功能极有可能存在性别差异。很可能男性左右额叶的功能差异要大于女性。同样，上述功能差异不大可能仅体现在语言和非语言过程中，原因很简单，因为这种区分对猴子、大鼠等物种是没有意义的。

通过之前的作品《执行控制组》，我们已经了解了单侧额叶损伤会对男性和女性产生不同的影响。[10]不过，我们想对这些差异做进一步的阐释。和以前一样，我和我的同事发现，通过我们设计的非真实性的以行为者为中心的任务，我们有很高的概率能够解决这个问题。为了满足这个研究的需要，我们选择了只有左额叶受损或者只有右额叶受损的患者，既有男性也有女性。起初我们只研究右利手患者。当我们给这些患者分配认知偏见任务后，我们发现了一个让人惊讶的情况。[11]

右额叶受损的男性的行为极度依赖语境，而左额叶受损的男性则以不依赖语境的方式行动。神经完好无损的健康组则处于二者之间。因此，似乎男性的左右额叶做选择的方式是截然相反的。在正常大脑中，两种决策策略能够共存，并且保持动态平衡，男性会根据情境选择占主导地位的策略。但是，当大脑受损后，决策的灵活性就丧失了，行为往往会走极端，不具备良好的适应性。女性的情况则完全不同，左右额叶受损都会导致其极端的语境依赖行为，而我们已经知道，神经健康的正常女性的行为相对而言更不依赖语境（见图 7.2 ）。

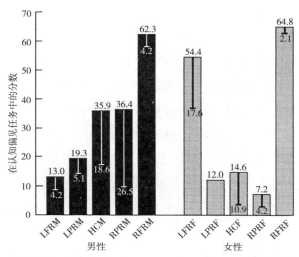

注：在认知偏见任务中，男性左额叶受损会产生极端依赖语境的选择偏
好（低分），右额叶受损会产生极端不依赖语境的选择偏好（高分）。在认知偏
见任务中，女性的左右额叶受损都会产生极端依赖语境的选择偏好（高分）。
LFRM= 左额叶损伤男性组，LPRM= 左后损伤男性组，HCM= 健康男性对照组，
RPRM= 右后损伤男性组，RFRM= 右额叶损伤男性组，LFRF= 左额叶损伤女性
组，LPRF= 左后损伤女性组，HCF= 健康女性对照组，RPRF= 右后损伤女性组，
RFRF= 右额叶损伤女性组。

图 7.2　单侧损伤效应的性别差异

　　关于额叶功能偏侧化和性别差异的研究发现，是该领域最
有力的发现之一。为什么数不清的其他提出类似问题的研究没
能获得同样有力的发现呢？我认为这个问题的答案在于以行为
者为中心的研究范式。为了阐释这个观点，我们对比了两项任
务区分男性左右额叶损伤效应的能力。第一项任务是我们的认
知偏见任务，它是以行为者为中心的（见图 7.3）。第二项任务
是威斯康星卡片分类测验，[12] 该测验被许多人当作神经心理学

的额叶评估的黄金标准，它是真实的（见图 7.4）。如图 7.3 和图 7.4 所示，虽然威斯康星卡片分类测验的地位很高，但它没能对单侧额叶损伤效应进行区分，而认知偏见任务在这方面的表现非常好。这再次证明，神经心理学家和神经心理学测试的发布者需要花时间和精力设计新一代的以行为者为中心的程序。

当然，接下来应当用功能性神经成像技术对正常受试者进行研究，这就是我们在成书之际正在做的事情。我们预测，偏好语境依赖型策略的右利手健康男性在完成任务时，其左前额叶皮质会被激活。相反，偏好非语境依赖型策略的右利手健康男性的右前额叶皮质会被激活。我们预测，偏好语境依赖型策略的右利手健康女性两侧的前额叶皮质都会被激活，而偏好非语境依赖型策略的女性两侧的后皮质会被激活。

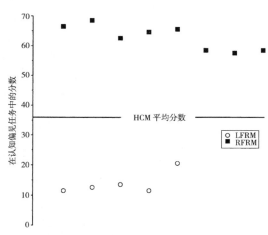

注：LFRM= 左额叶损伤男性组，RFRM= 右额叶损伤男性组，HCM= 健康男性对照组。

图 7.3　认知偏见任务中单侧额叶受损的右利手男性的个人得分分布

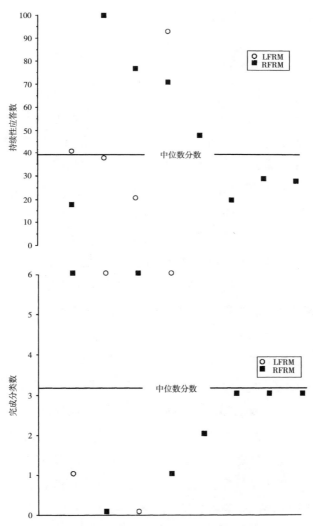

注：LFRM= 左额叶损伤男性组，RFRM= 右额叶损伤男性组。

图 7.4　在威斯康星卡片分类测验中单侧额叶受损的
右利手男性的个人得分分布

认知风格与大脑构造

男性和女性的认知决策策略是不同的，其额叶功能的偏侧化模式也是不同的。人们已经知道男性左右半脑的结构、生化和功能差异比女性更大。[13] 因此，男性左右额叶之间的功能差异比女性左右额叶之间的功能差异更大也是很自然的事情。

在上述差异的众多影响中，有一个非常有意思的现象：各种大脑疾病对男性和女性的影响程度是不一样的。精神分裂症 [14]、图雷特综合征 [15] 和注意力缺陷多动症 [16] 在男性中的发病率高于女性。我们将在后面讲道，如今人们认为，上述三种疾病都是额叶或者与额叶密切相关的结构的功能障碍。是不是男性比女性更容易罹患主要对额叶产生影响的失调症呢？女性左右额叶的功能更相似，因此，当出现单侧额叶损伤时，每一侧的额叶都有能力接管另一侧的额叶功能。确实，精神分裂症 [17]、图雷特综合征 [18]，甚至是注意力缺陷多动症 [19] 患者可能都存在单侧的，而不是完全双侧的大脑机能障碍。这是不是意味着与男性大脑皮层相比，女性大脑皮层的功能分化程度更低？传统上，这个问题是狭义的，只针对半脑，因而答案一定是肯定的。但是，最近的研究表明，在某些方面，女性大脑皮层的功能差异要大于男性。当我们比较后区（顶叶和颞叶）机能障碍对选择策略的影响时，我们的研究也指向了这一方向。[20]

男性和女性大脑后区（顶叶和颞叶）损伤对他们在认知偏见任务中的表现的影响不如额叶损伤显著。如果以行为者为中心的决策主要是由额叶控制的，那么这是理所应当的。但是，大脑后区损伤的影响也存在性别差异。男性大脑后区损伤的影响与额叶损伤的影响的方向一致,但前者更弱一些:左侧损伤会让行为更不依赖语境,而右侧损伤会让行为更依赖语境。但是,女性大脑后区损伤的影响与额叶损伤的影响的方向截然相反:大脑后区损伤会让表现更不依赖语境而不是更依赖语境。

总的来讲,针对男性和女性的研究得出的结论具有颠覆性。上述发现挑战了一种既定的观念,即认为两性的大脑皮层的功能分化的模式是一致的,男性的差异要大于女性。我们的研究表明,上述差异不仅是程度上的,而且是种类上的,即存在质的差异。女性大脑皮层的功能分化程度不比男性低,也不比男性高。两性大脑皮层的功能分化发生在不同的层面。男性大脑的左右差异比女性更明显。女性大脑的前后差异比男性更明显。

之前对男性和女性的脑损伤效应[21]、大脑局部血流量[22]和fMRI[23]的研究也佐证了这一结论。当任务是处理语言信息时,男性左半脑的额区和后区呈现共激活。相反,女性的共激活是对称的(同源的),也就是说,两个半脑同时被激活。

在男性和女性功能皮质组织中,这两个不同的侧重点背后的机制是怎样的?要回答这个问题,我们最好思考一下功能整合而不是功能差异。与功能差异不同,大脑结构的功能整合程度取决于它们之间的互动。大脑两个结构之间的互动性越强,它们之间的功能整合作用就越强。二者之间的互动越有限,它们之间的功能差异就越大。

了解了这一点,再让我们思考一下大脑内部主要的连接。胼胝体和前后皮质一起将左右皮质半脑连接在一起。女性胼胝体的某些部分要比男性的厚。[24]我们相信结构和功能之间或多或少有着直接联系（这是一种吸引人但不太确定的假设），这意味着女性大脑的皮质半脑之间的功能互动和功能整合大于它们的功能差异。

接下来让我们研究一下连接同一半脑的前（额）区和后区的结构，纵向束等连接半脑内距离较远的皮质区域的长白质束。最新研究发现，男性的上述结构比女性大。[25]沿用本节的分析逻辑，这或许意味着男性半脑的前区和后区之间有着更强的功能互动、更强的功能整合和更少的功能差异。一种生动、合理的描述（两种互补的神经解剖学连接出现在男性和女性身上）出现了，它或许可以解释两性在认知方面的一些基本差异。这两种连接模式究竟是如何影响认知的？何种认知模式更"有利于"何种认知任务？两种互补的神经组织模式在物种中以大致相等的比例表现出来，这在进化上的适应性价值是什么？（这是我一直在追问的一个目的论问题，这可能会让史蒂文·古尔德愤怒不已。）

这些都是让人着迷的基本问题。在尝试给出答案的过程中，我们很容易联想到一种相对直接的方法，即用本章所述的神经解剖学上的性别差异来建立计算模型。我认为，解决上述问题的最佳方式是借助计算模型进行实验，如形式神经网络，将"两院制"模型中各层内的增强连接的自然性质与层间的增强连接的自然性质进行比较。在认知神经科学的诸多挑战中，那些能够运用自然（而不是人为）理论模型加以解决的挑战尤其引人注目，因为它们促使神经心理学领域从纯粹的实证领域向着成熟的理论学科发展。两性认知差异的谜题可能也是上述挑战之一。

一小撮反叛者：惯用手与追求新奇性

追求新奇性似乎是人类这个永不安宁的物种的基本特质，其实不然。人类趋向于保守，偏爱熟悉的事物。我在给公众演讲的过程中发现，人们热衷于了解的是他们已经知道的事物，而非真正的新事物，这一点让我觉得非常有趣。非专业媒体的撰稿人，包括时常采访我并向我了解大脑的各种特征的新闻记者，也有同样的倾向。

事实上，有观点认为猴子对新事物的热爱甚于人类。20 世纪 50 年代，莫蒂默·米什金和卡尔·普里布拉姆等人做了这样一个实验，实验要求一只猴子必须在与先前展示的物体相同和完全不同的物体之间做出选择。[26] 猴子先看到一个物体，然后又看到另一个物体，前者与后者既不完全相同，也不完全不同。然后比较两种情况：完全相同（熟悉）的物体得到强化与不同（新奇）的物体得到强化。总的来看，猴子对新奇刺激的反应比对熟悉刺激的反应更迅速，这意味着新事物对它们的吸引力比熟悉事物大。

在类似的情况下，人类的行为非常不同。认知偏见任务（人们被要求观察目标并在二者中选择他们最喜欢的那个）中的受试者的偏好与猴子的偏好相去甚远。人类几乎一成不变地选择与目标近似而非不同的物体。无论受试者是惯用右手的健康人还是脑损伤患者，情况都是如此。

对熟悉事物的偏好是可以理解的，因为人类，至少是成年人，与其他物种相比，在更大程度上受已有知识的指引。换句话说，与其他物种相比，成年人类的全新发现与之前积累的知识的比值非常小。这是因为其他物种没有借助书本和电影等外部文化设备储存并传播该物种数代积累的集体知识的机制。因此，我们对熟悉事物的偏爱是一种适应性功能。相反，猴子对先前积累的知识的消化吸收仅限于模仿其他猴子的行为。总的来说，年幼的动物是通过发现属于自己的世界而开始它们的认知之旅的。

随着新知识的指数级增长，人类对熟悉事物的偏爱也可能会变化。社会学家某天可能会用公式来表达一代人习得的知识总量与从之前数代人那里继承来的知识总量之间的关系。矛盾的是，这个比值是以非单调的方式变化的。该比值在非人类灵长类动物中比较大，可能在人类文明的史前阶段也比较大，在古代史和黑暗的中世纪比较低，到近代再次提速，并在现代呈指数级增长。该比值达到第一个峰值时，还没有有效的储存和传输信息的文化设备。但到了第二个峰值时，在这些强大设备的帮助下，信息积累的速度越来越快。在人类社会中，传统文化中新旧知识的比值较小，这与积累的智慧由年长的人掌握有关。相反，现代社会新旧知识的比值较大，这与年轻人是发现和进步的载体有关。

但是，保守主义没有办法使社会繁荣。为了促进社会进步，必须有平衡保守主义和创新的机制。一个过于保守的社会将会停滞。一个太容易放弃已有原则和概念，急着尝试新的、未经验证的原则和概念的社会是脆弱的、不稳定的，非常危险。每个社会都有不言而喻的约定和明确的规则，规定了新观点要想获得认可必须逾越的障碍，并通过这种方式保持一种微妙的平衡。不同社会在不同的情境中设置了不同水平的障碍。比如，在科学领域，一个新观点越激进，接受它的门槛就越高。历史上知识积累的提速往往意味着社会更愿意修正其已经建立的主流假设。但也有观点认为，即便是现代社会，也更鼓励保守，而不是改变。

是否有一种在生物层面（可能是基因）运行的机制，可以用来调节人类中保守主义和创新之间的平衡？单单是用这些术语来表达这个问题就会产生荒诞不经、颠覆性的影响。不过，我们的研究不仅让我认为可能存在这样的机制，还暗示了这是何种机制。

我之前提到过，大多数受试者在认知偏见任务中表现出对相似性的偏好，只要他们是右利手。左利手受试者的反应模式是完全不同的，他们中的许多人表现出了对不同于目标而非与目标相似的选项的偏好。[27]左利手男性尤其如此。我们的实验对比了受试者对熟悉事物和新奇事物的偏好，发现左利手者尤其是左利手男性似乎更倾向于追寻新奇事物。

多年来，有关左利手者在有创造力的人群中更常见的民间说法一直非常流行。在我看到我们自己的研究结果之前，我在大西洋两岸的多个文化中都听到过类似的说法，一直认为它们是毫无根据的。但是，我现在不禁想到一种有趣的可能性，即不同的用手习惯或许真的与对常规事物和新奇事物的偏好有关。

惯用手现象并不是人类特有的。在类人猿物种中，猿和猴子的一只手起主要作用，另一只手起辅助作用，这些动物一生都保留着这种习惯。[28] 啮齿类动物也是如此。此外，大鼠的海马体中的多巴胺浓度的偏侧化与其在 T 形迷宫中所表现出来的偏侧化偏好之间有关系。[29] 人类和类人猿的区别在于，类人猿群体内部没有呈现出一致的偏好，其成员的用手习惯基本上是平均分布的。但在人类群体中，接近 90% 的成员在不同程度上更习惯使用右手，仅有 10% 的成员更习惯使用左手。[30] 在所有展现出惯用手现象的物种中，人类的用手习惯呈现出最明显的、一致性最强的群体倾向。

诸多试图找出认知与用手习惯之间联系的尝试基本上都以失败告终。[31] 我们的研究与之前大多数研究的不同之处在于，我们强调以行为者为中心的决策，而不是真实的决策。我们研究的是认知风格而非认知能力。一旦用此种方式表达这个问题，就会出现一种诱人的可能性：左利手在神经心理学上与右利手既不相似，也不相反；二者代表的是截然不同的认知风格。人类群体中右利手者与左利手者之比是 9∶1（至少传统统计数据是这样的），如果用手习惯与对熟悉性或者新奇性的偏好有关，那么这个比值就值得研究了。该比值会不会反映了人类群体在保守与创新之间达成适应性平衡的倾向呢？在这种情形下，左利手者追求创新，是文化的反叛者，社会骚动必然有他们的参与，但为了避免社会失去其广泛的文化根基，他们的比例一直保持在比较低的水平。

这个机制为了维持其自身的正常运转，必须允许某些变化发生，以一种适应性的方式调节保守和创新的比值。我们不知道不同历史时期不同文化中生物的用手习惯的"真正"比值是如何变化的。但是，我们的确知道在许多社会中，该比值受到了文化人类学因素的影响。总体而言，传统社会似乎更倾向于保护传统而不是创新，排斥左利手，强化右利手。人们认为使用右手的教条是受了现代西方社会的误导，但是一直到 20 世纪下半叶，这个教条在大多数欧洲和亚洲社会中仍然存在，直到现在，在许多文化中依然存在。我在东欧出生并接受教育，我自己就是这种教育返祖现象的产物，是一个"改过自新"的左撇子。不过，由于北美社会更具活力，不容易受文化"负担"的影响，因而并不那么执意于管制用手习惯，人群中左利手的比例也变高了。虽然强迫左利手变成右利手不大可能对背后的神经生物学和认知风格产生真正意义上的影响，但对用手习惯的管制可能是传统社会发现左利手往往与反传统行为有关之后的天然反应。

可以提出一个更广泛的问题：在其他非人类灵长动物中，用手习惯是不是调节群体中保守与创新之间平衡的一种机制？让我们回到米什金的实验。有没有可能他实验中偏好熟悉事物的猴子是右利爪，而偏好新奇事物的猴子是左利爪？可惜的是，该研究没有关于实验对象用爪习惯的数据。[32] 麻省理工学院的乔纳森·沃利斯及其同事运用类似的范式记录了猴子前额叶皮质中的神经元的情况，其神经放电模式显示它们参与了抽象规则的编码过程。[33] 用到的两个规则分别是：对相同事物做出反应和对不同事物做出反应。研究规则的类型、放电神经元位于哪一侧以及猴子用爪习惯之间的关系是一件非常有意思的事情。是什么机制将用手习惯与保守－创新偏好联系在一起的呢？在我们先前的讨论中，我们将左半脑与认知常规化联系在一起，将右半脑与认知新奇性联系在一起。由于动作控制具有对侧性，因而右利手者倾向于优先调用左半脑，而左利手者倾向于优先调用右半脑。该逻辑意味着两个半脑对新奇性－常规化的作用与对右利手－左利手的作用是一样的。但是，我们以行为者为中心的认知任务研究表明，左右额叶的功能性作用对左利手者和右利手者是相反的。[34] 这进一步凸显了用手习惯与半脑特化之间的复杂关系。比如，对左利手者来说，半脑特化的某些方面可能是相反的，而其他方面保持不变。

研究表明，人格特征与大脑生化特征之间也可能存在关联。数个物种的多巴胺受体与之相关。明显偏好冒险的人身上某种类型的多巴胺受体似乎非常多。[35] 当然，多巴胺是一种与额叶密切相关的神经递质。有没有可能该类型的受体，也就是D4 受体的等位基因，在左利手者身上颇为常见呢？对在认知任务（如认知偏见任务）中表现出求新倾向的人来说，这种现象是否特别普遍？研究表明，李斯特蒙面鼠的冲动性与伏核中多巴胺 D2/D3 受体的减少有关。[36] 当下，该发现与人格类型学的关联还不明确，需要进一步研究。

除非能够严谨地解答上述问题，我们在本章阐释的论点依然是猜测性的。很可能我们中的左利手者代表历史上那些不安

分的、充满创意的、追寻新奇事物的躁动分子，他们是进步
不可或缺的催化剂，但是最好对其加以限制，以防他们把整
个社会弄得天翻地覆。亚瑟·库斯勒在《第十三部落》(*The
Thirteenth Tribe*)一书中引用了 10 世纪阿拉伯旅行者对伏尔
加保加利亚部落的描述："当他们发现某个思维敏捷、学识渊
博、异常优秀的人时，他们会说：'这个人更适合为我们的主
服务。'然后他们把他捉住，在他的脖子上套上绳索，把他吊
死在树上，任凭他的尸首腐烂。"[37] 这不禁让人好奇，这些不
幸的保加利亚人中有多少是左利手。不管背后的神经生物学是
怎样的，在现象层面，我们知道有些人更擅长创新，而另一些
人更擅长遵循惯例。的确，这些不同的天赋往往是不兼容的。
有远见的人虽然能够在科学、文化或商业领域开创新局面，但
往往没有办法持续、系统地实施他们的想法；有一些人不擅长
开创新局面，但对延续这些潮流来说是必不可少的，只有他们
能让想法变成现实。这是否意味着具有开拓精神的远见者的右
半脑发育得非常好，而传统的谨慎者的左半脑发育得更好？这
是一个关于个体差异的神经心理学领域的值得研究的命题。

　　与创造力一样，精神疾病和神经发育障碍与左利手也有关
系。精神分裂症、孤独症、阅读障碍和注意力缺乏多动症等疾
病在左利手群体中非常常见。虽然左利手的许多案例是"病理
性的"（由于之前大脑受损而成为左利手），[38] 但更多的是遗传
性的，也就是由基因决定的。创造力与疯狂之间的联系让科学
家和诗人都很着迷。更有意思的是，在某些案例中，天才和疯
子之间的界限是模糊不清的，如凡·高和尼金斯基。天才和疯

狂都是偏离统计标准的现象。浪漫主义观点认为，过于前卫的创意时常被同时代的人认为是疯狂的想法。愤世嫉俗的观点则认为，一些历史悠久的文化信念不过是精神错乱的产物。虽然创造力和精神疾病之间的关系不是本书讨论的话题，但它与左利手有关这一点是非常具有启发意义的。

执行天赋：S 因子与神经心理理论

人类大脑和人体的其他所有部分一样，具有不断变化的特征。不同额叶的重量（相对尺寸）以及脑沟和脑回的连接都是高度可变的。虽然关于个体差异的认知神经科学还没有完全成形，但直觉告诉我们，个体的认知特征和天赋与大脑组织的个体差异有关。值得注意的是，人类大脑形态的个体差异在额叶中表现得尤为突出。[39]

我们倾向于用人的天赋和缺点来定义他们。有的人在音乐方面极具天赋但空间感极弱，有的人擅长言辞但不善于倾听。这些说法反映了人的具体特质，而不是人的本质。但是，当我们说一些人"聪明"或"精明"，而一些人"愚笨"或"迟钝"时，我们谈论的不再是狭隘的具体特质，而是一些更微妙和更深刻的东西。此时，我们距离给这个人的本质下定义又近了一步，因为我们定义的是这个人，而不是这个人的特质。"聪明"或"愚笨"都不是你的特质，而是你本身。有意思的是，人类大脑的广义维度与狭隘的特质之间存在某种程度的独立性。一个人可能不具备音乐、文学或体育方面的具体天赋，但他仍然可能是他人眼中的"聪明人"。反之亦然，一个具有具体天赋的人也可能被看作"傻子"。冒着亵渎文化的风险，我认为从莫扎特的传记来看，他可能是一个"愚笨"的天才。我所敬仰的学者阿兰·图灵也是一个缺乏日常智慧的人。当然，也不乏相反的例子，数不胜数的无名者拥有"日常的智慧"，其中或许就有本书的许多读者。但是，我们口中的"精明"和"迟钝"分别指什么呢？是哪些大脑结构的个体差异决定了这些广义特质呢？该问题与对广义智力（G 因子）的探寻和测量直接相关，这不属于本书讨论的范围。这个问题一直是热火朝天的科学辩论的主题。过去几十年间，单一 G 因子的观点被逐渐抛弃，"多元智力"受到推崇。加德纳[40]和戈尔曼[41]认为，各领域的"智力"与被认知神经科学家系统性研究和被临床神经心理学家测试的认知变量之间有广义的对应关系，与神经健康和神经疾病之间也有密不可分的联系。

不管在认知上如何定义"一般智力"这个概念，我都没有发现任何与 G 因子对应的明显的、单一的大脑特征。对天才大脑的有限研究没能得出让人信服的发现，其中一些甚至是完全违反常理的（可以看出我们有关这个课题的直觉是多么不可靠）。例如，作家阿纳托尔·法朗士的大脑小得出了名。[42]爱因斯坦大脑的颞叶和顶叶之间没有明显的区分，就像有一部分颞叶被顶叶给"征用"了。[43]这或许可以解释他所说的更倾向于以视觉形象而非形式体系来形成观点（他还自称有阅读障碍）。但是，除非我们相信在角状回／边缘上回的广泛区域中住着一个"小矮人"，上述过于局部的发现无法解释包罗万象的 G 因子。这也让我们得出这样一个结论："天才"的诸多形式反映了思维（也就是大脑）的局部特征，可能和我们想当然地认为的"聪明"没什么关系，后者是用来定义个人特质的宏观的核心概念。莫扎特和图灵的传记反映了天才的局部性。根据我们对他们人生的了解，大多数人都不会认为他们是聪明的。

那么 S（S 代表聪明）因子又是怎样的呢？我认为，S 因子与 G 因子不同，前者是真实存在的。很多普通人对 G 因子一无所知但对 S 因子非常敏感，这一事实给我的观点提供了佐证。拥有常识的门外汉反而能够摆脱所有特定的心理学上的先入之见的影响，自信满满、毫不费力地做出谁是聪明人、谁不是聪明人的稳定判断。他们直觉的基础是什么？我一直觉得这是一个值得问的问题，但一直没能在文献中找到答案。对智慧的日常感知的基础是神经心理学与社会心理学交叉领域的一个令人着迷的话题。

我预想的研究应当尽可能地自然。最开始是成立一个由门外汉裁判组成的小组，其成员不受任何心理学上的先入之见的干扰，也没有因从研究人员处得到过多提示而受到限制。接下来建立一个由同样业余的受试者组成的样本。这些裁判必须对受试者的"聪明程度"进行打分，满分为 10 分，裁判打分的依据是受试者之间长达 1 个小时的一对一自由互动，或是（在不够理想的情况下）预先录制的受试者与他人或者受试者之间互动的影像。情境（现场的或预先录制的）应当尽可能自然，受到的限制应当尽可能少。在实验结束之后，所有的受试者都会再进行一组密集的神经心理学测试。你的预测是什么？你觉得 S 因子评分会取决于文化还是独立于文化呢？我的预测是，裁判对受试者的评分，至少排名是高度一致的。尽管文化和职业因素无疑对判断聪明与否起着重要作用，但我相信，全体社会成员有一些关于聪明的类似看法，它们属于文化中不变的基础部分，就像不同的文化对外貌的美丑也有一致的评价一样。我进一步预测，在所有神经心理学测试中，对聪明程度的评价与执行功能测试的相关性最高。在多元智力框架中，我们更倾向于把执行智力当作"聪明"，也就是 S 因子。在智力的各个层面中，S 因子（执行天赋）对我们的知觉进行塑造，让我们发挥人的作用，而非仅仅是某个认知特性的载体。

但是，每种尺度都有其由两个极值点界定的范围。因此，用 S 因子评价人也等同于用 D（D 代表愚蠢）因子评价人。这样一来，这个实验很容易激怒别人。在我们一心想要维护政治正确的文化中，这种实验可能根本无法实施。这是多么遗憾的事情啊。

在很大程度上，我们在这里讨论的特质指的是我们形成关于他人的洞见的能力，以及预测他人行为、动机和目的的能力。由于我们的生活具有团体性质，这一能力对我们的成功（从尽可能广泛的意义上理解成功）至关重要。不论你是想配合某人的意图，还是要挫败它们（后期是在后一种情形下），你必须首先理解并预见到他人的意图。

我在第 1 章对基本执行功能进行了描述，强调了它们的次序性、规划性和顺序性。现在想象一下，你必须规划和组织你自己的行为，使之与他人或机构对其行为的规划和组织相协调。你与他人和机构之间的关系可能是合作的、竞争的或者二者兼具。此外，这种关系的性质还会随着时间而改变。为了在这种互动中取得胜利，你不仅得有自己的行动方案，还要具备看透他人方案本质的能力。你不仅要预测自身行为的后果，还得预测他人行为的后果。为了实现上述目标，你必须能够形成关于他人精神生活的内在表征，或者说运用认知神经心理学的高级语言形成关于他人的"心理理论"。你在自己的头脑中形成一种关于他人心理的理论，然后在其影响下采取相应行动。对方可能会在头脑中形成关于你的心理理论。你们每个人的相对成功很大程度上取决于你们是否能准确和精准地形成关于对方的内部表征。这使得在一个互动的社交（更准确地说是社会）环境中获得成功所需的执行过程比在独自一人的情形下（如解谜）更加复杂。

对竞争、合作或者二者兼具的互动情形而言都是如此。国际象棋或西洋跳棋，可以被看作此类社会执行功能的高度浓缩形式。商业、政治或者军事领袖的行为从根本上取决于他们形成关于对手（对手往往不止一个）的心理理论的能力。在上述所有环境中都会出现这样的关键提问，"接下来应该做什么"和"如果他这么做了我又该做什么"。

对他人心理状态的洞察能力是社会互动的基础。这一点在动物世界鲜有体现，甚至完全不存在。欺骗是该能力最微妙的表现形式，因为欺骗需要通过操纵对方使其陷入某种特定的心理状态，然后欺骗者可以利用这一点。弗里特认为，即便在猿类身上，也观察不到任何具备欺骗能力的迹象，因而欺骗是人类独有的特质。[44]该结论有一个具有讽刺意味的推论：发达的社会互动是人类所独有的，社会病态也是人类所独有的。

人们倾向于认为，能够洞察别人内心的人是"聪明的"或者"精明的"，而不具备这一能力的人是"愚笨的"或者"迟钝的"。我们运用上述描述来反映个人的认知本质，而不是狭隘的认知特征。虽然我们可能会尊重某个"愚笨"的人的特殊天赋，但我们发现，要尊重这个人非常困难。根据我们对大脑的全部了解，我们发现这个难以捉摸但基本的能力取决于额叶。在一系列研究中，我们让正常受试者想象他人的心理状态，同时对其大脑进行 PET 或 fMRI 扫描。无一例外地，他的下额叶的内侧和外侧会出现特殊的激活状态。[45]

我们在成功的企业、政治和军事领袖身上发现了极高的洞察他人内心世界的能力。但是，我们也常常（甚至在多数情况下）会遇到该能力减弱的情况。形成心理理论的能力较弱可能是额叶功能正常变异的一种表现，不一定意味着额叶的彻底病变，就像日常生活中语言表达含混不清不一定代表颞叶彻底受损。作为一名临床医生，我时常遇到这种"良性"的非病理性的心理理论能力减弱的情况，这大概只是额叶功能方面的轻微不足。我曾经觉得这是一件让人烦恼的事情，但是，作为一个惯于窥视各种类型认知的人和一个研究额叶功能在个体身上的各种日常体现的学者，我对它产生了兴趣。

当一位患者走进我办公室时，我开始询问他关于车祸的情况。他的回答大致如下："昨天晚上我打开冰箱，发现我们没有牛奶了。我妻子早餐总得吃麦片，没有牛奶她该怎么吃麦片呢？所以，第二天早上我必须去杂货店买点儿牛奶。虽然我们住的附近有三家杂货店，但我一般从乔那里买东西，因为他人不错，我们还一起在海军服过役。所以，我开了我的绿色旅行车，但是，我突然想到得先去银行一趟……"他滔滔不绝，最后总算是讲到了汽车发生碰撞的那个十字路口。

我的患者显然没能形成关于我的思维的精确理论，要不然我就不必听（他也不必讲）大量与我作为神经心理学家不需要掌握的、与解决他的问题无关的细节了。他漫无边际的唠叨是不是表明他的额叶在车祸中受损了？他可能一向如此：有一点"呆"。这是完全可能的：我们承认个体在所有方面都存在差异，尊重正态曲线。此外，我发现，我的患者是一个出色的业余音乐家，而我不是，这又是个体差异。

我还见过一个更极端的案例，我认为该案例中的患者之所以无法形成关于我的心理理论，根本原因在于其额叶的病变。我给一个 40 岁出头的男性患者做了神经心理学评估。他得的是一种神秘的神经退行性疾病，可能是一种还没有命名的恶性遗传疾病。他大踏步走进我的办公室，衣着整齐，精神良好，一点儿神经疾病患者的迹象都没有。我对他的病史进行了标准化的采访：年龄、教育背景、婚姻状况和用手习惯。他的回答都切中要害，语言表达也合乎规则。

然后我问起了他最喜欢的消遣方式。"电影！"他兴奋地回答道，带着一种青少年第一次游览迪士尼乐园才有的兴奋劲儿。还没等我插话或者提问下一个问题，他就一部接着一部地讲述最近看过的所有电影，用激动人心的语言绘声绘色地描述电影情节，迫不及待地想要一次性讲完。我的第一反应是进行下面的环节，但是一转念，我决定让患者继续讲，看看接下来会发生什么。他继续声情并茂地对电影进行描述，一连讲了几十部。这位男士对电影有浓厚的兴趣，把它们全看完了，如今我作为他的医生，不得不了解他的难忘而又愉快的个人经历。他讲了 40 分钟左右的电影情节，要不是我最终不得不打断他进入下一个环节，他还会讲下去。这个"电影爱好者"给我留下了"对医生的信息需求一无所知"的印象。这名患者在形成关于我的心理理论的能力方面的缺陷比前面那位在买牛奶途中遭遇车祸的患者的情况更严重，我严重怀疑他的额叶受了损伤。事实上，之后的神经心理学测试结果表明，这名患者有极其严重的额叶功能障碍。我的患者无法监测和控制自身的输出，这在额叶疾病患者中很常见，通常也是额叶疾病的核心特点。接下来通过受伤的学生弗拉基米尔和坠马的骑手凯文的案例，我们将会了解额叶疾病可能有多种表现形式（参见第 8 章和第 10 章）。额叶功能障碍对个体的社会互动的影响尤其严重，既有明显的临床形式，也有更加微妙的、相对良性的日常形式。显然，形成关于他人心理的内部表征的能力与另一种基本认知能力有关，也就是对心理自我和心理非自我进行区分的能力。自我感对于我们的精神生活起到了非常重要的作用，如果没有自我感，就不可能存在复杂的认知。但是，科学证据表明，自我感在进化后期才出现，与额叶的发育有关。

　　由"自我"概念发展出的实验研究采用了自我－非自我（或自我－他者）区分的方式。[46]假设你将一只动物放在镜子前面。它会将镜子里的影像认作自己还是其他动物呢？狗会将自己的镜像认成其他动物。它们会对着镜像吠叫、咆哮和耀武扬威。只有类人猿和猴子才能在一定程度上将镜像当作自己。[47]它们会对着镜子梳理自己难以触及的身体部位，也会将实验人员画在它们额头上的标记擦掉。

从这些微不足道的进化开始，我们人类形成了用来表征我们内心状态的复杂的心理机制。前额叶皮质再次参与了该过程。当受试者被要求专注于自己的精神状态而不是外部现实时，他们的内侧前额叶皮质就会发亮。[48]一个人自身精神状态的内部表征和对其他人的精神状态的内部表征都有赖于额叶。因此，复杂、协调的神经计算会将"自我"和"他者"的心理表征整合并交织在一起。的确，前额叶皮质最有可能是社会存在的神经基础。

区分自我与非自我的能力有赖于额叶，这并不出人意料。我们业已证实，前额叶皮质是关于有机体内部环境的信息和关于外部世界的信息在大脑中（当然也是新皮质中）的唯一交汇处。前额叶皮质也是唯一能够对来自两个来源的数据进行整合的大脑部位。

但是，前额叶皮质的能力究竟有多强呢？该能力的出现与额叶发育的相关性究竟有多大呢？这一认知能力是在其假定的神经基础出现多久之后形成的呢？自我－非自我的区分仅仅是额叶在进化过程中出现的一种功能，还是也需要在文化中逐渐外化的某些概念结构的体现？在《意识的起源与二分心智的坍塌》（*The Origins of Consciousness and the Breakdown of the*

Bicameral Brain）一书中，朱利安·杰恩斯提出，自我意识在人类文化进化过程中出现得相当晚，很可能在公元前 2000 年才出现。[49]我还怀疑许多存在已久的文化信仰（作为一名科学家，我倾向于认为它们是超自然的），包括宗教信仰，不过是早期人类辨认不出其关于他人的内部表征其实是"自我"的一部分而不是"非自我"的一部分的产物。关于他人的丰富感觉影像，甚至是某人自己的思维过程，都可能被当作"鬼神"。关于已故的部落成员的丰富感觉记忆也会被当作他的"幽灵"或其"死后重生"的证据。如此一来，一些已经存在了 1 000 多年的真正的宗教或魔法信仰只是早期人类无法区别自身关于他人的记忆（内部表征，是"自我"的一部分）和那些真实存在的人（"非自我"，他者）的产物。这可能正是杰恩斯[50]所说的古代人类的"幻觉体验"。在这方面，一项关于认知自我－非自我差异的跨文化研究，涉及若干比较"原始"的文化（比如，亚马孙河流域的印第安部落，巴布亚新几内亚和伊里安查亚的高地人），颇具启发意义。

杰恩斯认为，自我－非自我的混淆不仅存在于史前时代，它很好地延伸到了早期人类历史中，我们认为，那时的人类被我们认为是神经生物学上的"现代人"。如果是这样，我们必须考虑两种可能性（或是两者的结合）。一是额叶的生物进化本身不足以完成有关自我和非自我的认知区分，还需要一些额外的、逐渐积累起来的文化效应，这也是杰恩斯的观点。二是额叶的生物进化在历史上出现的时间比我们推测的时间晚。类人猿的人性化过程可能远比我们想象的漫长。

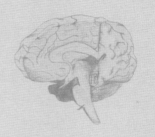

在额叶负伤之际

第 8 章

脆弱的额叶

疾病的定义是随着时间变化的。经典的神经心理学关注的是枪伤、中风和肿瘤等引起的脑损伤对认知的影响。这也是我们理解大脑功能的知识基础。逐渐地，神经心理学的范围得到了拓展，如今，越来越多的神经心理学家从事有关精神病学和老年医学的研究工作，不再囿于传统的神经科学领域。

神经心理学的拓展反映了大脑疾病定义的拓展。这也说明我们的社会越来越开明、富足，整体上越来越人道了，尽管我们偶尔也会对这一说法心存疑虑。在过去，人到了一定年纪就变得"疯疯癫癫"被认为是无比正常的。如今，我们知道疯癫不是衰老的正常现象，而是某些独特的大脑疾病，如阿尔茨海默病。过去，学习不好的人总会受到父母的责备，不守规矩的学童还会被鞭打。如今，我们知道有学习障碍和注意力缺陷多动症这两种疾病。

我回想起自己于 20 世纪 70 年代在全美国最负盛名的一所常春藤大学的精神病学系获得了我的第一个教职。各个临床会议上充斥着有关某个患者是"精神分裂症"病患还是"器质性"病患的争论，后者指的是其大脑出现了功能障碍。大众已经被陈旧的笛卡儿式的身体－灵魂二分法愚弄多年，精神病学研究也未能幸免。

如今，由于在病患大脑中同时观察到了生化和结构上的异常，我们知道精神分裂症是器质性的。抑郁症、强迫症、注意力缺陷多动症和图雷特综合征等疾病也是如此。"大脑疾病"和"灵魂疾病"之间的界限越来越模糊了。越来越多的"灵魂疾病"被视作"大脑疾病"。用安东尼奥·达马西奥的妙语[1]来说就是，"笛卡儿的谬误"终于被纠正了。随着我们继续对之前所谓的"灵魂疾病"的神经基础进行研究，我们发现，额叶几乎深度参与了上述所有过程。这种参与与额叶的某种生物学脆弱性有关。事实上，额叶功能障碍所反映的往往不只是额叶的直接损伤。[2]

看来额叶是一个瓶颈，无论大脑哪个部位受损，其效应几乎都会汇聚到额叶。[3]想想军队这个比喻，就不会对这一现象感到惊讶了。军队的领袖一旦负伤，战场上的部队活动就会受到干扰，这是一种间接影响。同样，如果前线领袖的通信线路被切断了，领导的作用同样会受到干扰。

额叶损伤会对整个大脑产生连锁反应。与此同时，大脑任何地方受损都会产生干扰额叶正常功能的连锁反应。从该特征可以看出，额叶在神经系统中起到了"神经中枢"的作用，与大脑的其他结构之间有非常丰富的连接。

额叶对大脑疾病尤为敏感，这一点可以通过一系列方法来证明。瑞典神经科学家阿萨·利亚和亚尔·里斯贝里研究了脑肿瘤导致的局部脑血流中断。[4]令他们惊讶的是，不论肿瘤处于大脑的哪个位置，额叶的局部脑血流都会受到干扰。可以说，只要肿瘤位于颅内，不论其距离额叶有多远，都会对额叶的局部脑血流造成干扰。

纽约州精神病学研究所的科学家研究了抑郁症患者的局部脑血流模式。[5]他们发现，额叶的局部脑血流中断现象最明显，即便血清素（血清素是一种主要的神经递质，通常认为血清素含量不足是导致抑郁的原因）在大脑其他部位非常常见，额叶中的血清素含量仍然不占优势。瑞典科学家里斯贝里研究了电休克疗法对局部脑血流的短暂影响。[6]研究再次表明，电流是通过位于颞叶的电极传递到大脑的，大多数局部脑血流中断仍然发生在额叶中。

在纽约州精神病学研究所的另一项研究中，健康的志愿者被要求服用东莨菪碱 —— 一种干扰大脑中的主要神经递质乙酰胆碱发挥作用的化学物质。[7]服用东莨菪碱的目的是模拟阿尔茨海默病的记忆障碍。（该实验的理论依据是，假设阿尔茨海默病患者的胆碱能传递尤其受影响。）该研究再次表明，额叶的局部脑血流受到了严重的干扰，尽管乙酰胆碱与某些其他神经递质不同，在额叶中并不常见。

我和我在纽约大学老龄化和痴呆症研究中心的同事发现，阿尔茨海默型痴呆患者在患病早期就有了额叶功能障碍，[8]其表现形式是无法在不确定的情境中做决定。由于大多数现实情境都是模棱两可的，失去做决定的能力会造成极其严重的后果。不过，正常的衰老也伴随着认知方面的变化。六七十岁的人往往也会发现他们的记忆力不如从前了。大多数人没有意识到，所谓与年龄有关的正常变化对额叶和对记忆的影响是相当的。总之，额叶比大脑的其他部位更脆弱，更容易受到广义上的大脑疾病（包括神经发育疾病、神经精神病和神经老年病）的影响。额叶的"功能障碍阈值"极低。我在多年前便得出了这样的结论：额叶功能障碍之于大脑疾病就像发烧之于细菌感染；额叶功能障碍的可预测性极高，但往往是非特定的。[9]休林斯·杰克逊在提出他的"演化与解体"定律时，对此谙熟于心。[10]根据该定律，生物系统中最年轻的大脑结构是最容易受疾病影响的。但是我相信，额叶的极端脆弱是它为它极为丰富的连接付出的代价。"噪声积累"效应，也就是大脑损伤后前额叶皮质中可能出现的错误信号的总和，可以通过计算呈现出来。事实上，我在20世纪60年代末与我在莫斯科国立大学的同事叶莲娜·阿特姆耶娃将与约翰·冯·诺依曼的低可靠性自动机类似的设备作为模型，设计了能够反映该效应的数学模型。我们得到的临床推论是，额叶功能障碍未必意味着额叶损伤，在大多数情况下不是这样。相反，额叶功能障碍往往是大脑其他部分损伤的间接结果。

额叶综合征

想想所有有目的行为所需的事件顺序。第一，必须启动行为。第二，必须明确目的，建立行动目标。第三，必须根据目标制订行动计划。第四，必须按照适当的时间顺序选取能够执行方案的方法。第五，必须依照恰当的顺序一步一步完成各个步骤。第六，必须比较行动的目标与结果：结果是否与目标一致？是圆满完成任务还是任务失败了？如果失败了，那么在多大程度上失败了？在哪些方面失败了？总而言之，上面谈到的都是确保某个组织运行的执行功能。这些也是额叶的功能。这就是额叶的功能往往被称为"执行功能"的原因。

分析大脑受损后执行功能的解体是理解执行功能重要性的最佳方式。额叶损伤病患至少在某种程度上保留着独立运用大部分认知技能的能力。[11]阅读、写作、简单计算、语言表达和运动等基本能力基本上不受影响。具有迷惑性的是，患者在单独测量上述功能的心理测试中表现良好。不过，一旦涉及需要协调运用多种认知技能来完成连贯的、目标导向的综合活动，患者的表现就大打折扣了。

即便是对额叶神经解剖学特征的粗浅了解，也能够让人体会到额叶极高的复杂程度，这也表明大脑各部分的功能多样性。事实上，额叶不同部位受损会产生独特的、临床上颇为不同的综合征。其中最常见的是背外侧额叶综合征和眶额综合征。[12]

在早期的神经科学文献中，背外侧额叶综合征被称为"假性抑郁"，这表明某些额叶损伤患者与抑郁症患者之间存在相似之处。在上述两种情况下，都存在极端迟钝和无法启动行为的症状，有时候上述症状非常严重。患有严重的背外侧额叶综合征的患者会消极地躺在床上，不吃不喝，对其他需求也不管不顾。任何想要让患者参加活动的请求都不会得到患者的迅速响应。背外侧额叶综合征患者看上去与严重抑郁症患者的表现有些类似。但二者的相似之处仅限于此。抑郁症患者情绪低落，一直很悲观，而背外侧额叶综合征患者情感贫乏，显得有点冷漠。背外侧额叶综合征患者既不悲伤也不高兴，在某种意义上，他没有情绪。不管背外侧额叶综合征患者遭遇了什么好事儿还是坏事儿，他总是无动于衷。

背外侧额叶综合征患者的冷漠有时候非常极端，以至于减轻了他们对痛苦的反应。大多数人都听过额叶切除术，这是一种切断额叶与大脑其他部位连接的神经外科手术。[13]额叶切除术是葡萄牙医生埃加斯·莫尼斯[14]在 1935 年发明的，于 20 世纪四五十年代在美国盛行，之后受到质疑并被摒弃。额叶切除术往往被用来治疗精神错乱。不过，额叶切除术也被用来治疗难以消除的痛苦，这是一种无法用医疗手段治愈的罕见的极端痛苦。

额叶切除术和与之相关的扣带回切开术，永久地或暂时性地"治愈"了遭受主观痛苦的患者，但无法消除他们的身体对痛苦的感受。[15]令人匪夷所思的是，这些患者依然表示他们有着与手术前几乎一样的感受。不过，现在他们能够全然冷漠地对待之前无法忍受的痛苦了。患者不再被痛苦所折磨，即便痛苦依然存在。罗伯特·亚科诺是加利福尼亚州南部的一个神经外科医生，他告诉我，一个抑郁症、睡眠障碍、吗啡成瘾患者饱受直肠疼痛的折磨，苦不堪言。在做了扣带回切开术之后，她不再抱怨痛苦，尽管当别人问起她时，她仍然会抱怨痛苦。几个月来，她第一次看上去轻松了许多。她的个性从之前的极端苛刻变成了现在的百依百顺，这让她的家人感到震惊。在接下来的几周内，患者的睡眠得到了显著改善，随口抱怨的现象也少多了。患者也变得更加容易接受建议。[16]

这种现象非常有意思，因为它让我们对额叶和痛苦的机制有所了解。仅有感觉体验不足以产生主观上的痛苦感。需要一个更高级别的解释过程，而且这个过程在某种程度上似乎与额叶和前扣带回皮质有关。额叶切除术"治愈"痛苦的方式是让患者患上背外侧额叶综合征。我们接下来的讨论也会讲道，这种治疗方法会让患者付出高昂的代价。

比如，最新的功能性神经成像研究表明，对痛苦的预期会激活内侧额叶区。[17、18] 如果令人厌恶的感觉体验信号没能抵达额叶，该体验就不会引起痛苦的主观感觉。托尔·韦格及其同事观测了安慰剂的作用机制，对额叶对痛苦感觉体验的修正作用做了进一步的研究。[19] 在引入有效的安慰剂之后，组成所谓"疼痛矩阵"（丘脑、脑岛和扣带回皮质）的区域的激活减弱，前额叶皮质（背外侧和眶额）的激活增强。有意思的是，脑干中的导水管周围灰质的激活也增强了。该研究结果表明，这是一个三方参与的过程：前额叶皮质会对与麻醉剂释放有关的脑干区域产生影响，反过来作用于"痛苦矩阵"，起到缓和痛苦的作用。[20]

我们之前已经提到，前额叶皮质和扣带回皮质在痛苦的更高级别的解释方面发挥的作用在两项巧妙的研究中得到了证实，这两个实验中的痛苦本质上是社会性的，而不是物理性的。塔尼亚·辛格及其同事研究了看到其他人受苦时人的移情机制。他们发现，即使在自身没有感觉体验的情况下，当看到别人的痛苦时，扣带回皮质的喙部和前岛叶也会被激活。[21] 内奥米·艾森伯格及其同事研究了电脑游戏中的社会排斥现象。因被游戏排除而产生的苦恼的程度与前扣带回皮质的激活水平呈正相关，与右腹侧前额叶皮质的激活水平呈负相关。该研究表明，上述两个结构在调节社交苦恼中都发挥着作用，而且揭示了它们各自的独特作用。右腹侧前额叶皮质似乎是通过控制前扣带回皮质来减轻社交苦恼的。[22]

驱动力和牛顿的物体：背外侧案例研究

20 多岁的弗拉基米尔是莫斯科地区一个年轻有为的工程专业学生。某天，他站在莫斯科地铁的站台旁边，当他正在摆弄的足球掉落在铁轨上时，他二话不说跳下去捡球。弗拉基米尔被驶过来的列车撞伤了，头部受到重创，被火速送往布尔登科神经外科研究所，当时我正在卢里亚的指导下从事研究工作。在弗拉基米尔受伤的两三个月后，我第一次遇见了他。当时，弗拉基米尔的病情已经稳定了，没有生命危险。

弗拉基米尔的案例非常有意思，由于伤势的原因，弗拉基米尔不得不被切除两个额极。当时，卢里亚对额叶的兴趣日益浓厚，我作为他年纪最小的弟子，手上还没有任何可供研究的项目。因此，额叶成了我的研究项目，弗拉基米尔也变成了"我的"病人。卢里亚的弟子中女性居多，作为为数不多的男性弟子之一，我往往不得不应对弗拉基米尔在临床上的一些古怪行为。每个临床医生在其职业生涯中都会遇到若干决定性的案例。弗拉基米尔的案例于我而言就是第一个这样的案例。他的悲惨遭遇潜移默化地让我了解了额叶疾病的丰富现象，引起了我研究额叶的兴趣，并对我的职业生涯起了塑造作用。弗拉基米尔与我年龄相仿，都是二十几岁，他只比我大几岁。

弗拉基米尔大部分时间都躺在床上，目光空洞。他对大部分想要让他参与活动的请求不管不顾。反复要求他还会引得他破口大骂，那些执意打扰他的人有被他用便壶砸中的风险。弗拉基米尔偶尔会被其所处环境吸引，试图起床，但是他会被床四周的保护网给拦住。

护士会向我求助，请求我帮他们哄弗拉基米尔下床接受治疗或者给他打针（这时候弗拉基米尔的便壶一定会冲我砸过来）。我在给弗拉基米尔讲道理时，也是半开玩笑的，偶尔还骂骂咧咧，这种沟通方式起了镇静的作用。一个脑部受伤的学生和一个研究脑损伤的学生之间建立了一种友谊。因此，虽然弗拉基米尔一般不乐意参与活动，但是让弗拉基米尔配合各种各样简单的临床实验对我来说不是什么难事。他虽然服从我的指令，但态度却很疏离、冷漠，像个呆子。

对我们大多数人来说，"驱动力"一词暗含某种个性特征，而这种特征在以成就为导向的社会中具有极高的价值。我们将"驱动力"与成就、竞争、成功和必胜的信念联系在一起。没有驱动力的人被当作不值得尊重的失败者，他们在崇尚竞争的文化中几乎是异类。对大多数人来讲，驱动力是一种非常可贵的社会属性，一种必不可少的素质。和大多数人类特质一样，驱动力也有其生物基础。额叶在保持驱动力方面具有核心作用。我将背外侧额叶损伤患者比作牛顿物理学中的物体。在牛顿经典力学中，要想让某个物体运动，必须对其施加外力。同样，想要让物体停止运动或者改变其运动轨迹，也要对其施加外力。有意思的是，背外侧额叶损伤患者的行为与牛顿力学中的物体如出一辙。患者行为最明显的特征是他们无法启动任何行为。但是，一旦开始了某种行为，患者也没有办法自行终止或者改变。

弗拉基米尔在日常行为中表现得非常迟钝（甚至没有行动），这一点也可以通过实验来说明。如果让他画十字，他会对这个指令置之不理。我得提起他的手，放在纸上，推他一下，然后他才开始画画。但是，他一旦开始画，就会不停地画小十字，除非我握住他的手，把它从纸上移开（见图 8.1）。在多种额叶疾病（包括慢性精神分裂症）患者身上，都会出现类似的启动迟钝和终止迟钝现象。20 世纪 60 年代末，我在卢里亚的指导下对额叶损伤患者进行研究时，第一次被他们同时表现出来的启动迟钝和终止迟钝所震惊，两者之间的相似性和近乎完美的相关性表明它们背后有共同的机制，尽管眼下没有直接证据证明该机制的存在。最近，藤井和格雷比尔发现猕猴前额叶神经元的峰形活动出现了"序列边界"爆发。[23] 这些神经元在运动序列的开端和结尾开始活动，并以这种方式决定何时启动和终止。额叶损伤很可能就是无法启动、无法终止以及停不下来的重复行为背后的原因，对人类来说极有可能也是如此。

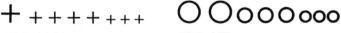

"请画一个十字"　　　　　　　"请画一个圆"

注：当要求患者画十字时，需要花很长时间才能说服他这样做，但他一旦开始画十字后，就没办法停下来，会不停地画。当要求患者画圆圈时，同样如此。

图 8.1　额叶损伤患者好比牛顿力学里的物体

回到弗拉基米尔的案例。当任务要求他聆听一个故事并复述时，弗拉基米尔会缓慢地开始用一种毫无抑扬顿挫的声音进行复述。他会不停地讲下去，如果让他停下来，他会说："还没完呢。"这种停不下来的自言自语就是"反向迟钝"的一种表现形式，指的是没有办法结束一项活动。

我让弗拉基米尔聆听一个简单的儿童故事 ——《狮子和老鼠》，然后进行复述。故事是这样的：

> 一只狮子正在打瞌睡，一只老鼠在它的周围跑来跑去，吵个不停。狮子被吵醒了，它抓住老鼠，准备吃了老鼠。但是，狮子仁慈地放了老鼠一马。几天之后，狮子被猎人抓住了，被猎人用绳子捆在树上。老鼠得知后，跑过来咬断绳子，放了狮子。

弗拉基米尔是这样讲故事的：

> 所以，狮子和老鼠成了好朋友。老鼠被狮子抓住了。狮子想要掐死老鼠，但还是放它走了。老鼠开始围着它跳舞，歌唱，然后被狮子放了。后来老鼠受邀来到了狮子……很多动物的家中。之后它被放了，也就是说，老鼠没有被抓住，它仍然是自由的。但是从那以后，它彻底自由了，它获得了自由。

这时，我问他："你讲完了吗？"弗拉基米尔却回答说"还没呢"，然后继续讲：

所以，狮子在听了老鼠的话之后，彻底放走了老鼠。老鼠被释放后可以想去哪儿就去哪儿。它没有逃跑，而是继续住在它的洞穴中。然后，狮子又把老鼠抓住了。一段时间以后……我记不清是多久了。所以狮子抓住了老鼠，又把它给放了。现在，老鼠从那里出来了，回到了它的巢穴里。老鼠走啊走啊，口中念念有词。那里还有另外一只老鼠。然后老鼠打开了门……你把老鼠住的地方叫作什么呢？你好！你好！最近还好吗？好的，差不多吧。我都准备好了。很高兴见到你。我有一间公寓……和一座房子……还有一间屋子。大老鼠问小老鼠：你最近怎么样？最近过得怎么样？

我说："你最好停下来。"但是弗拉基米尔又一次说："还没有结束呢！"然后继续说：

所以没关系。我有很多朋友。他们经常聚会……但是友谊破裂了，所以请转告他，我非常怀念这些短暂的聚会。

弗拉基米尔继续自言自语，然后我关了录音机，离开了。弗拉基米尔的迟钝（既有启动迟钝，也有终止迟钝）现象是非常普遍的，在他的绘画和口头表达上都体现得淋漓尽致。这种普遍存在的迟钝是背外侧额叶综合征患者的典型特征。

弗拉基米尔的案例比较极端。即使遭受的是不太严重的头部创伤，患者往往也会变得冷漠，失去积极性和驱动力。这种改变可能是微妙的，有时患者的家庭成员乃至医生都没有意识到这种变化其实是神经性的，是一种轻微的额叶综合征。这些综合征往往被称作"人格变化"，但是，人格不是颅外特征，也不是我们的皮肤特征。我们的人格主要是由我们的神经生物学特征决定的，人格障碍不同于皮肤病，是由大脑的损伤造成的。额叶与我们人格的关系比大脑的任何其他部位与人格的关系都要密切，额叶损伤会给人格造成严重影响。

驱动力、积极性和对周围世界兴趣的减退也是痴呆症常见的早期症状。在通俗文学中，痴呆症的早期症状首先与丧失记忆有关。但事实上，轻微的额叶功能障碍同样常见。我在本书第5章指出，表现出额叶功能障碍症状的患者容易被误诊为抑郁症，这很可能会导致人们低估额叶对痴呆症的影响，从而造成流行病学上的曲解。实际上，正如抑郁症会伪装成痴呆症，形成所谓的假性痴呆，痴呆症也可以伪装成抑郁症：和额叶有关的痴呆症可能会伪装成抑郁症，形成所谓的假性抑郁。虽然心理健康和老年医学领域的研究人员对"假性痴呆"的概念非常熟悉，但"假性抑郁"的概念并不广为人知，这会导致系统性的诊断偏差。[24]

缺乏经验的人很难觉察到额叶综合征。50多岁的女性简就是这样一个例子。她曾经来咨询我的意见。几年前，简的身体开始震颤，她立即前往镇上最好的运动障碍诊所就诊。诊所立即得出了简患有帕金森病的结论，并给简服用了息宁，这是一种增强多巴胺的药物，也是应对这种情况的常用药物。但是，认知障碍逐渐显现出来，给她的记忆力、注意力和判断力造成了影响。她的家人向医生反映了上述情况，但没有得到足够的重视，医生只是改变了息宁的剂量。

医生没有料到的是，简的认知状况并没有得到改善，而是不断恶化。简还患上了间歇性精神失常，一丝不挂地在街上跑来跑去，叫嚷着说她的邻居点燃了大楼。简还有其他间歇性精神失常的症状，大多带有妄想症的色彩。还有一些症状表明简出现了幻觉。

到了这个地步，震颤反而是最不让简的家人担心的事情了，他们不断地请求医生治疗简的认知障碍和间歇性精神失常。但是，医生只是不断地调整息宁的剂量。他们显然认为，间歇性精神失常和记忆力丧失都只是药物的副作用。情况非但没有改善，反而失去了控制。最终，愤怒的家人决定另寻帮助，他们恰巧找到了我。

简的丈夫给我介绍了简的病史。简的丈夫是一位思维清晰、有教养、体贴人的 60 岁出头的企业高管。根据他的介绍，简有路易体病的迹象，这是一种鲜为人知的痴呆症，其临床症状通常比阿尔茨海默病更加严重。简停止服用息宁，开始服用他克林，这是一种类胆碱增强剂，我们发现简的状况有了一丝好转。我更加确信简的确患有路易体病，于是决定向他的丈夫询问更多简在患病初期的表现。结果，我得出了一个完全不同的临床结论。原来，简的丈夫遗漏了一个非常重要的信息。简之前是一个性格活泼、酷爱社交的人，习惯在社交生活上投入大量的精力，而且乐此不疲。但是，在简第一次出现震颤的一年前抑或更早的时候，她开始不再这样了，简的个性发生了微妙的变化，而且这种变化明显在逐渐加强。

　　她一反常态地不愿意出门，更愿意待在家里。她不再招待客人，说自己没有精力或者缺乏兴趣。简的丈夫注意到了她的变化，既担心又烦恼。但是，聪明而忠诚的丈夫怎么都没想到，他妻子个性上的变化其实是一种临床病症的信号。如果他想到了这一点，那么简从一开始就会接受完全不同的治疗。在我看来，从简的"人格变化"可以看出，在她出现震颤或其他症状之前，在疾病的初期阶段，就已经能够看到额叶的身影了。

计划和"关于未来的记忆"

　　1985 年，瑞典精神病学家、神经科学家戴维·英瓦尔提出了一个颇具诗意同时又让人匪夷所思的短语 ——"关于未来的记忆"。[25] 什么是关于未来的记忆呢？记忆应当是和过去有关的呀。

　　当我们想想先进有机体的一些最重要的功能时，上述困惑就没有了：制订计划然后根据计划采取行动。不同于原始的有机体，人类不是被动反应的，而是具有主动性的生物。神经系统进化的核心就是从被动反应到主动行动。我们能够形成目标和对未来的愿景，然后依照目标采取行动。但是，为了让我们的行为获得持续的指引，我们的记忆必须以对未来的心理图像为内容，从而形成对未来的记忆。

　　在形成对未来的预测的过程中，前额叶皮质发挥着普遍作用，在各项任务和各种时间尺度上均有体现。这个连续体的一端是"自上而下"的期待，负责指引我们实时的视觉感知，[26]另一端是复杂经济决策中固有的对未来的预测。我们已经讨论过，大脑的规划机制和预测未来的能力对包括神经经济学在内的神经科学的若干新领域具有特别的意义。人类是如何做出关于个人财务、国家和全球经济体系的复杂决策的呢？若干研究都强调了额叶的作用。塞缪尔·麦克卢尔及其同事的研究展现了神经基质介导的关于即时金钱奖励和延迟金钱奖励的决策之间的差异（参见本书第5章）。关于即时金钱奖励的决策激活的主要是脑干和边缘结构。相反，关于未来有可能获得的奖励的决策激活的主要是新皮质结构，尤其是前额叶皮质，位于左右半脑的额叶凸面（背外侧和腹外侧）和眶额皮质区域。[27]

有趣的是，在大鼠身上做的一个与之类似的实验得出了完全不同的结果：当大鼠的皮质下边缘伏隔核受伤时，大鼠会做出不理智的冲动选择，为了即时奖励而放弃分量更大的延迟奖励；而前扣带回和内侧前额叶皮质受伤的大鼠没有表现出这种冲动。[28]还需要进一步的研究，才能得知上述差异能否反映哺乳动物进化过程中执行控制机制的某些深刻变化，抑或它们反映的仅仅是这两个实验范式之间的某些差异。我们基于我们的以往经历来预测未来，并根据我们的预期来行动。即时组织行为和即时推断的能力也是额叶赋予我们的。你是否有先见之明并能制订合理的计划还是仅凭直觉行事，这些都取决于你的额叶。额叶损伤患者往往声名狼藉，因为他们无法制订计划，也无法预测他们行为的结果。但是，大脑其他部位受伤似乎不会影响人的上述能力。患痴呆症的一个早期迹象就是计划和预见能力轻微受损，该症状在其他情况下也时有出现，往往意味着额叶功能障碍。

从一个简单的实验就能够看出弗拉基米尔遵循计划的能力严重损伤。我先让弗拉基米尔听《母鸡和金蛋》的故事，然后让他复述这个故事。故事是这样的：

有个人拥有一只能下金蛋的母鸡。他贪婪极了，想一下子就拥有更多的黄金。于是他杀死了母鸡，剖开它的肚子，希望能在里面找到数不清的黄金，但是里面什么也没有。

弗拉基米尔是这样复述故事的：

有个人和一只母鸡住在一起……或者说这个人不是这只母鸡的主人。母鸡能下金子……这个人……主人希望一下子拥有更多的黄金……所以他把母鸡剁成了碎片，但是那里没有黄金……一点儿黄金都没有……他再次剖开母鸡……没有金子……母鸡身体里还是空空如也……所以他找啊找啊……没有金子……他把所有的地方都找了一遍……找的时候还有一台录音机……他们找来找去，什么都没有发现。他们让录音机一直开着，一直转啊转啊……他们到底在录什么呢……一些数字……0，2，3，0……因此，他们把这些数字都记录了下来……数字不是很多……因此所有其他数字都被记录了下来……结果发现这些数字也没有多少……所以，他把所有事情都记录了下来（不断地自言自语）。[29]

弗拉基米尔的独白比原来的故事长得多，从这一点可以看出，他无法结束一项活动，这是一种反向迟钝。他还患有语言持续症，因为他不断地重复故事的主题和某些语句。不过他会时不时地补充一些新的内容，如提到一台转动的录音机。突然之间，弗拉基米尔的故事出现了逻辑混乱：它不再是关于金蛋的故事了，而是变成了一台录音机的故事。

他表现出来的这种奇怪行为和他所处的环境有关。我坐在弗拉基米尔的对面，膝上放着一台小型录音机，用于记录上述独白。弗拉基米尔的任务是复述故事。录音机与该任务完全无关。但是，录音机在环境中出现就足以让弗拉基米尔无法继续眼前的任务。弗拉基米尔没有遵循计划的指引，而是单纯地讲述他看到的事物：一台转动、闪烁的录音机。他完全没了思路，所思所想跟眼前的任务一点儿关系都没有。他没有办法重新整理思路，一直离题万里地讲他的和周围环境高度相关的故事。

容易被偶然的干扰所左右，无法依照计划行事，这是额叶疾病的常见特征，也被称为"场依存行为"。额叶损伤患者会端起空杯子喝水，穿上别人的外套，或者用铅笔在桌面上写字，仅仅因为杯子、外套和铅笔在那里，哪怕这些行为毫无意义。法国神经科学家弗朗索瓦·莱尔米特对这种现象进行了大量的研究，将其称为"使用性行为"。[30]

我回想起多年前我常常去咨询的大学医院神经科的护士经常表现得很愤怒。一些住院患者总是跑到其他患者的病房里，这让护士非常恼火。护士指责患者心怀不轨。但事实其实非常简单，也更悲惨。这些乱跑的患者走进别的病房，只是因为门就在那里。他们是额叶损伤患者，他们的行为具有场依存性。

在一些极端案例中，场依存行为的表现形式是直接模仿，即"模仿言语"（echolalia，意思是对言语的模仿）或者"模仿动作"（echopraxia，意思是对动作的模仿）。患者不会直接回答问题（这个动作需要患者形成内心计划），而是仅仅重复这个问题或是给出一个蕴含该问题的答案。当被问到"你叫什么名字"时，弗拉基米尔有时会说："我叫什么名字？弗拉基米尔。"还有一些患者会模仿医生的行为：如果我拿起笔做了一个标记，患者就会拿起另一支笔开始写写画画。和其他症状类似，轻微的模仿行为有时也会在比较自然的环境中发生。很多次我发现，自己在和患者交谈时会做一些完全无关的事情：挠挠鼻子或者扶一扶眼镜。我注意到患者很快就会重复同样的无关动作。

场依存行为是一种复杂的现象，可能有多种形式。有时候场依存行为是由外部刺激驱动的，有时候又是由与情境无关的内心联想驱动的。我们研究弗拉基米尔的叙述时发现，我们无法从外部环境中找到解释。弗拉基米尔在提到录音机后，又提到数字 5 "在那里不断地转动"，他指的是莫斯科市区的 5 号公交线路。这也是一种场依存行为，但是，让弗拉基米尔分心的东西并不来自外部世界，而是存在于弗拉基米尔记忆中的内心联想。因此，额叶损伤患者保持精神正常的能力可能同时受到外部和内部因素的干扰。

弗拉基米尔喋喋不休地用一种单调、超然的声音讲话。他的故事能够自己展开，而弗拉基米尔明显没有做出精神努力，也没有有意添加什么内容，只是一个接一个的联想或是外部刺激。最后，我关闭录音机打算离开。弗拉基米尔又嘟囔了几分钟才停下来。

如前所述，弗拉基米尔依照内心计划行事的能力受到了严重的损害。但在多数案例中，这种缺陷比较微妙，通过简单的观察不容易看出来，需要特殊的测试才能检测得到。斯特鲁普测验就是这样的实验，它是以其设计者斯特鲁普的名字命名的。[31] 在实验中，受试者被要求观察一个关于颜色名称的清单，不过，每种颜色的名称是用不同于该名称所指的颜色印刷的（如"红色"一词被印成了蓝色，或者"蓝色"一词被印成了红色）。受试者要说出字体颜色，而不是读出这些词语。

斯特鲁普测验为何如此有趣呢？它要求你做出和你的即时冲动截然不同的反应。你的冲动是读出词语，这是每一个识字的人在看到书面材料后的天然冲动。但你的任务是说出字体的颜色。要想圆满地完成任务，你必须遵循你的内心计划，也就是这个任务的要求，而不是你天然的、根深蒂固的倾向。

我们大多数人能够毫不费力地运用内部表征来指导我们的行为，因而我们认为自己理所应当具备这样的能力。尽管我们会受到各种各样的外部刺激和无关内心联想的冲击，但我们仍然可以轻而易举地坚持我们的"内心路线"，直到任务圆满完成。这种能力看上去不值一提，但它是在进化末期才形成的。应对外部刺激的能力是原始大脑的首要特质。但是，当环境中发生各种各样的事件时，原始大脑面对过多的随机干扰，立刻就会应接不暇。更加复杂的大脑中有一个维持平衡的机制，能够防止有机体被随机干扰牵着走，从而使有机体能够坚持某个特定的行为。大脑的进化是一个缓慢而艰难的过程：从一个仅仅能够做出反应的大脑到一个能够产生持续的、经过深思熟虑的行为的大脑。

生活中的干扰随处可见，这是一个尽人皆知的事实，甚至有点老生常谈。不过，能够遵循内心计划（"关于未来的记忆"）指引的能力和保持持久注意力的能力一样是在进化后期才出现的。这两种能力的出现和额叶的发育同步。

大多数人都见过犬科动物。假设一只狗在找寻某个物体时，突然听到一个分散注意力的噪声。这会让狗掉转头去寻找噪声的来源。除非要寻找的物体是食物，狗在受到干扰后很少会或者完全不会回去继续寻找同一个物体。这并不意味着狗对该物体没有产生内部表征，因为狗之后看到该物体时仍然有熟悉感。但是，这的确证明，内部表征没能对犬科动物产生有效的控制。耶鲁大学的帕特里夏·戈德曼－拉基克是额叶最杰出的研究者，她称"没有额叶参与"的行为是"眼不见，心不想"。[32]

在我成长的过程中，我家里总是养狗。我往往能够预测并"理解"它们的行为，而且和曼哈顿的中年知识分子做得一样好。虽然我对犬科动物有一定的了解，但这对我第一次真正与猿类互动并没有什么帮助，哪怕是小型的猿类。在遇到干扰时，猿类的行为与犬科动物是完全不同的。

几年前，我在位于泰国南部的普吉岛度假时，和一只来自老挝的年轻黑色雄性长臂猿成了朋友，它是我居住的旅馆旁边一家餐馆的主人的宠物。将近一周，我每天都要花几个小时和它待在一起。每天早上，长臂猿都会冲过来跟我握手。它的体型很小，四肢很长，在跟我握手之后会跳一段像蜘蛛一样的舞蹈，我认为这是一种见到我之后非常欢喜的表现。在那个时候，尽管它想要不停地玩耍，但它仍然会坐在我旁边，聚精会神地研究我穿着方面的各种细节：手表带、扣子、鞋子、眼镜（有一次趁我不备，它摘下了我的眼镜，企图当成午餐吃掉）。它有意识地盯着这些物体，它的目光有计划地从一个细节落到另一个细节上。某天，我的食指上绑了一条绷带，这只年轻的长臂猿非常仔细地研究了它。虽然它只是一只小型猿类（不同于倭黑猩猩、黑猩猩、大猩猩和猩猩等类人猿），但它具有持久的注意力。

更了不起的是，这只长臂猿的注意力在被街上的噪声突然打断后，总能再次回到它之前感兴趣的物体上。它会从被打断的地方接着探究，哪怕打断它的干扰因素超过了 1 秒钟。长臂猿的行动受到内部表征的指引，而内部表征就好比在干扰前后的行为之间架起了一座"桥梁"。"眼不见"也不会导致"心不想"。且不论我已经具备的神经科学方面的知识，我之前就养过好几条狗，而且我本人就是一个爱狗人士，我能断言上述行为特征是犬科动物所不具备的。果然，犬科动物的额叶占大脑皮质总量的比例不到 7%，而长臂猿的额叶占大脑皮质总量的比例高达 11.5%。[33]

与长臂猿的互动在性质上与我先前跟狗的互动完全不同，而且丰富得多，这使我不由自主地想要买一只长臂猿带回纽约做我的宠物。餐馆老板也有意卖给我，还和我商量了价格。但是最后，理智占了上风，于是我独自回到了我在曼哈顿市中心50 层楼的公寓中。

人类不偏离轨道的能力更加复杂。我们不但能在处理外部事物时不分心，而且能让自己的思想保持在既定的轨道上，不受随机联想的干扰。犬科动物、小型猿类和人（现代人）并不代表进化树上同一分支的依次出现的几个阶段。不过，它们能够代表额叶的不同发育水平，也能够说明额叶的发育与内部表征（"关于未来的记忆"）指导行为的能力之间的联系。

当额叶受神经疾病影响时，患者就丧失了不偏离轨道的能力，其行为完全受偶然的环境刺激和无关宏旨的内心联想的支配。很容易想象这种能力的丧失具有多大的破坏性。许多神经和精神疾病患者都容易分心，该症状往往也和额叶相关。我们随后会讲到，注意力缺陷多动症患者尤其容易分心，这通常也和额叶功能障碍有关。[34] 精神病学一直将思维过程容易受到无关联想干扰的现象称为"离题现象"（tangentiality）和"联想松弛"（loose association）。这些现象是精神分裂症最惹人注意的症状。我们随后会看到，这绝不是一种巧合。如今，精神分裂症已经被视为额叶疾病的一种形式。

我们再来看看那些平日里经常分心的"心不在焉的人"。我们应该把它当作额叶损伤的症状还是正常认知的一种变化呢？在后一种情况中，精神集中程度的个体差异与额叶"正常"功能的个体差异是一一对应的吗？伦敦大学学院的简·德·弗科特及其同事证明，即使是正常的受试者，在前额叶皮质负担过重的情况下也容易分心。[35]

思维僵化

将思维保持在正轨上的能力是一种宝贵的财富，但"钻牛角尖"却不是。如果保持思维稳定性的能力没有得到心理灵活性的平衡，人很容易走向另一个极端。不论我们多么专注于一项活动或一个想法，我们总会遇到需要做其他事情的情况。转换思维的能力与保持专注的能力一样重要。

我们能够轻而易举地把关注点从一个活动或想法转移到另一个活动或想法上，这是一个自然、自发的过程，以至于我们认为这是理所当然的。事实上，完成这一过程需要复杂的神经机制，同样有赖于额叶。心理灵活性是一种能够以全新的、具有创造力的眼光看待事物的能力，是否具备该能力完全取决于额叶。一旦额叶受损伤，就会出现一定程度的"思维僵化"，这也是痴呆症的早期症状。

我们都遇见过特别缺乏灵活性的人，我们说他们"思维僵化"。根据我们的已有知识，我们知道他们的教条刻板可能只是额叶的"正常"功能的个体变化。更严重的思维僵化会引发强迫症，强迫症患者的尾状核的功能障碍与额叶之间有密切联系，[36] 而彻底的额叶损伤会引发严重的思维僵化，可能会让患者的认知完全瘫痪。弗拉基米尔绘制简单图形的例子很清楚地表明了这一点。我匀速地告诉弗拉基米尔要绘制的图形的名称："十字……圆……正方形。"他依照我的指令一个接着一个地画。想想这个任务的内在要求。第一，弗拉基米尔必须确定该任务要求他做的是画出图形还是写下它们的名字。根据我们已有的关于大脑的知识，该任务会激活位于布鲁卡语言区前侧的语言区，后者会参与对词语含义的理解。第二，要对图形名称的含义进行理解。这是由左颞叶区完成的。第三，必须在长期记忆中对该图形的表征进行评估。这些表征很可能储存在左半脑的颞区和顶区。第四，必须将该表征转换为一系列的运动动作。这一过程很可能会涉及运动前区皮质。第五，每个运动动作必须得到执行。这是由运动皮质完成的。第六，必须对照目标，对行动的结果进行评估，然后做出该目标是否已经达成的决定。第七，必须顺利地切换到下一个任务，然后重复这一过程。最后两项任务，即评估和切换，是由前额叶皮质完成的。[37] 图 8.2 是对参与上述任务的皮质区域的一个概括。

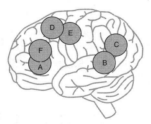

注：（A）在绘图和写下它们的名称之间做选择。该任务涉及的是布鲁卡语言区前部的左前额叶皮质。（B）对图形名称的含义进行阐释。这是由左颞叶完成的。（C）对长期记忆中恰当的图形表征进行评估。（D）将读取的长期表征转换为动作序列。这涉及运动前区皮质。（E）执行动作序列的每个运动动作。这是由运动皮质完成的。（F）根据目标评估行为的结果，并确定目标是否已经圆满完成。顺利地切换到下一项任务。后两项任务是由背外侧前额叶皮质完成的。

图 8.2　按指示绘图任务涉及的皮质区域

继续援引乐队的比喻，看上去再简单不过的听命令画画任务，也需要在额叶（指挥）的指导和监督下由几个大脑区域

（乐手）合作完成。更复杂的行为则需要更大规模的"表演团体"协同行动，当然，同样需要额叶的指挥。仔细观察一下额叶损伤患者的表现，就明白指挥和乐队之间的关系了。患者无法从一项任务完全切换到另一项任务，做新任务时还会带有前一项任务的影子，因此会画出一些奇怪的、四不像的图形。这种现象叫作"持续症"。图 8.3 展示了不同种类的持续症。

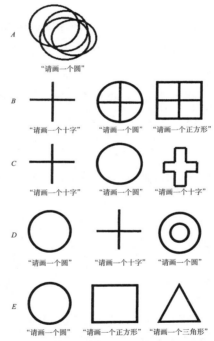

注：（A）多动型持续症指的是前额叶皮质无法控制运动输出。（B）要素持续症指的是前额叶皮质无法控制运动前区皮质的输出。(C, D) 特征持续症指的是前额叶皮质无法控制左颞顶皮层的输出。（E）活动持续症指的是前额叶皮质自身的功能障碍。

图 8.3　持续症的类型

弗拉基米尔的大脑只有额叶这个指挥受到了损伤。所有的"乐手"（左顶叶和颞叶的运动皮质、运动前区皮质和语言区）都是完好无损的。但是，由于额叶损伤，所有"乐手"的表现都受到了影响。持续症的多种形式恰恰说明了这一点。每一种形式的持续症都反映出额叶没能引导某个"乐手"的行为。换句话说，之所以会有图 8.3 中的各种类型的持续症，是因为额叶对某个特定的、距离额叶较远的皮质的执行控制作用出现了问题。

当弗拉基米尔被要求画圆（只需一个动作就能够完成的环形）时，他会重复地画环形（见图 8.3A）。这种持续症表明，额叶没能指引运动皮质。当被要求按顺序画十字、圆和正方形时，弗拉基米尔先画了一个十字，然后，他没有停止画十字，而是在圆和正方形中又添加了十字（见图 8.3B）。在这个案例中，持续症体现在一系列的动作上，而不是仅仅表现在单个动作上。这种持续症表明，额叶没能指引运动前区皮质。

还有一项任务是先画一个图形，然后画第二个图形，然后再画一遍第一个图形。如图 8.3C 所示，第一个十字和圆画得不错，但第二个十字表现出了圆的特征，即变成空心的了。如图 8.3D 所示，第一个圆画得不错，但第二个圆表现出了十字的特征，即是由两部分组成的。这些奇怪的混合图形说明，额叶无法选取储存在颞叶和顶叶中的简单几何图形的心理表征，也无法依据指令从一种心理表征切换到另一种心理表征。另一项任务是画圆、正方形和三角形。弗拉基米尔完成得很好。他被要求写下他的名字和年龄，他也照做了。然后他又被要求画圆、正方形和三角形。此时得到的结果就是一系列混杂的图形，一半图形，一半字母（如图 8.3E 所示）。图形与字母的组合不是随机的。紧挨着每个图形的是该图形的俄文名称的最后一个字母。该任务要求活动依照"画—写—画"的顺序进行。由于额叶没能对该过程进行指导，这种看上去毫不起眼的切换无法顺利进行，书写给后续的绘画造成了极大的影响，从而产生了混杂的结果。这些混杂的结果表明，额叶没能指引患者对口头指令进行解读。[38]

后面的例子更具启发意义。它们表明，前额叶皮质具有选取与任务相对应的具体心理表征和心理表征的总体类型的作用。前额叶皮质受损后，这两种作用都会受到影响，图 8.3C、图 8.3D（具体的表征）和图 8.3E（表征的类型）说明了这一点。我对持续症的细节的兴趣已经远远超过了临床诊断的需要，我试图理解前额叶皮质在选取和操作心理表征方面的作用，因为持续症似乎能为上述过程中出现的故障提供一个独特的研究窗口。我对这一可能性极为痴迷，甚至将其作为我 20 世纪 60 年代在莫斯科国立大学的硕士毕业论文的主题。当时功能性神经成像尚未问世，脑损伤研究是对正常认知（距离认知神经科学这个术语的问世还有 20 年左右的时间）背后的大脑机制感兴趣的神经心理学家所能采用的唯一工具。伦敦大学神经科学研究所威尔康姆认知神经学系的詹姆斯·罗及其同事利用与事件相关的 fMRI 更直接地证明了背外侧前额叶皮质在心理表征的选取方面的作用。[39] 前额叶皮质与被视为心理表征"储藏室"的后联合皮质之间的关系不仅体现在人类身上；东京大学的兵卫·托米亚及其同事发现，猕猴身上也有这一特点。[40]

回到弗拉基米尔的例子。在整个过程中，他对自己的奇怪表现全然不知，丝毫不为它的矛盾之处感到担忧。他能记住任务并一个一个地画出图形。但是，他没法将他的劳动成果和他的目标进行对比。弗拉基米尔等患者极端缺乏灵活性的表现是额叶疾病最严重的后果之一。在严重的情况下，这种现象非常常见，而且会干扰大脑几乎所有系统的运作。弗拉基米尔的思维僵化极度严重；比较轻微的思维僵化随着轻微的头部创伤、早期痴呆等状况渗透到患者的心理过程中。上述症状的神经基础并不总是明显的，患者心理过程的微妙变化往往被认为与"人格"或者"抑郁"有关，但事实上其额叶受到了轻微的损伤。

弗拉基米尔的损伤能够很好地揭示额叶损伤产生的效果。他无法启动活动，而活动一旦开始，他又无法终止。他无法形成计划，也无法完成计划。他的行为受到外部的和内心的偶然因素的干扰。他无法从一个活动或者思想切换到另一个，他无法继续思考。正是因为上述困难，他的行为毫无逻辑可言，而他本人对此一无所知。

与此同时，弗拉基米尔的语言在语法上是正确的，他的表达和词语的选择也是正确的。他能读会写，能画画，也能进行简单的运算。他的运动能力没有受到影响。他的基本记忆完好无损。也就是说，"乐队"的"乐手"幸免于难，但"乐队"的"指挥"却仙逝了。

当然，弗拉基米尔展现出了极其严重的思维僵化。不过，他的例子所代表的这种障碍，尽管是非常轻微的，也可能让心理过程失去活力和灵活性。如前所述，丧失心理灵活性是痴呆症的众多早期症状中难以察觉的一种。

有一种看似简单但实际上在检验心理灵活性的轻微损伤方面非常灵敏的测试。这种测试就是威斯康星卡片分类测验，[41]它要求受试者根据简单的原则将印有简单几何图形的卡片分为三类。研究人员不提前公布分类原则，受试者必须通过试错来掌握分类原则。一旦受试者掌握了这一原则，它就会立即发生变化，受试者对此一无所知。一旦受试者再次掌握了新的原则，该原则又会毫无征兆地发生变化。完成该任务需要计划（由内部表征指导），需要心理灵活性和工作记忆，总而言之，都是前文所说的额叶的功能。损伤研究对将心理灵活性与前额叶皮质联系在一起有帮助。如今功能性神经成像技术让我们对这种联系的描述在神经解剖学上更精确。中原（Nakahara）及其同事比较了人和猕猴分别进行一种改良版的威斯康星卡片分类测验时的大脑激活模式。人和猕猴的腹外侧前额叶皮质的后部都被激活了。[42]

思维盲点：病感失认症

我们在生活中的成功主要取决于两种能力：洞察我们内心世界的能力和洞察他人内心世界的能力。这两种能力是紧密相关的，都受到额叶的控制。一旦额叶受伤或者发育不良，两种能力都会受影响，引发某种临床综合征。在本书的第7章，我们讨论了额叶在形成有关他人思维的看法方面发挥的作用，并揭示了额叶损伤对该能力的影响。现在是时候思考额叶在形成对自身认知世界的看法方面所起的作用了。

弗拉基米尔的案例同样对此有启发意义。弗拉基米尔的例子最让人惊讶的莫过于他对自己的障碍和自身情况的巨大变化一无所知。弗拉基米尔患有病感失认症，这是一种让患者意识不到自身所患疾病的严重情况。[43] 病感失认症患者可能受过严重的损伤，但是对损伤一无所知，还认为自己一切都好。这和"讳疾忌医"是完全不同的，讳疾忌医指的是患者有能力认识自身的缺陷，但不承认。而额叶受损后，人会完全丧失对自身情况的洞察能力。

病感失认症可能有若干表现形式。出于人们尚未完全理解的某种原因，右半脑损伤比左半脑损伤更容易导致病感失认症。一些科学家认为，这是由于内省能够感知到的只有受语言调节的认知，或者说内省本身就是一种基于语言的过程。因此，根据该观点，脑损伤引起的所有受语言调节的认知过程的变化能够被内省感知到，而脑损伤引起的所有非语言认知的变化则不会被内省感知到。这样一来，内省的范围就仅限于受左半脑调节的心理过程了。

不过，我总是觉得病感失认症与右半脑（而不是左半脑）损伤之间的联系反映的是左右半脑更广泛的功能差异。[44] 右半脑的认知过程的常规化程度更低，对稳定代码的依赖程度更低，在全新运算方面的参与程度更高。这意味着右半脑认知过程所操作的内容不太容易为内省所用，甚至对健康的个体来说也更模糊。由于个体对右半脑的认知操作一开始就是模糊的，脑损伤给其带来的变化也不够明显。

不论采用何种解释，一个右半脑严重中风的成功的国际企业家的案例总是让人难以忘怀。他在语言任务中的表现丝毫不受影响，这表明他的左半脑没有受影响。但是，他在视觉空间任务（要求他绘制或摆弄一些没有意义的视觉图形）中的表现糟透了，这表明他的右半脑受损严重。他的空间感极差，完全记不住我狭小办公室的陈设，一直分不清检查室、接待室和厕所。但他坚持认为自己已经痊愈了，一点儿毛病都没有，他必须立即飞往开罗敲定一笔生意。他绝对不可能抵达开罗。他在肯尼迪国际机场一下出租车就完全找不着北了。他的妻子和女儿对此非常了解，在他强烈反对的情况下，她们还是明智地给他办理了住院手续。

即便是这种程度的病感失认症，也无法与严重的额叶损伤的临床表现相提并论。至少，这个经常出差的企业家承认他生过病。而弗拉基米尔丝毫不认为疾病给他的生活带来了灾难性的、无法逆转的改变。严重额叶损伤引起的病感失认症也是最彻底、最顽固的。[45]

病感失认症背后的机制目前尚不清楚。广义上，它可能与额叶的编辑功能受损有关，即将人的操作结果与其意图进行比较。或者说它反映的是更严重的额叶疾病：额叶完全失去了自身的意向性。有机体没有了渴望、目的和目标，因而无法感知到失败。要想改善患者的状况，首先必须让患者意识到自身的缺陷。病感失认症患者感知不到自身的不足和缺陷，因此不会有纠正它们的想法。患者的配合是治疗成功的关键，而病感失认症让治疗变成了一场艰苦卓绝的战役，进而导致额叶疾病的后果极其严重。

　　和所有的临床症状一样，不同严重程度的病感失认症也有不同的表现形式。弗拉基米尔对自身状况的一无所知是最严重的一种情况。比较轻的病感失认症可能表现为无法监控自己的行为或无法意识到自身的错误。从严谨的研究角度来说，揭示具体任务中的自我监控和错误检测背后的大脑机制是一项比较容易完成的工作。理查德·里德林霍夫及其同事在大量文献综述的基础上得出了如下结论：后内侧前额叶皮质（包括前扣带回皮质）对于错误的监控以及对行为不良后果的检测尤其重要。[46] 前扣带回皮质似乎在检测任务情境中的矛盾方面也发挥着重要的作用。[47] 前扣带回皮质通过某种方式给外侧前额叶皮质发送信号，后者会根据该信号调整行为。弗拉基米尔的额叶受损严重，其前额叶皮质的内外侧都出现了损伤。在不太严重的额叶损伤的案例中，错误检测能力与生成差距（想要实现的结果和实际行为结果之间的差距）信号的能力之间可能会出现轻微的分离。

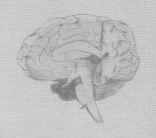

社会成熟、道德、法律与额叶

第 9 章

眶额"假性精神病"综合征和自控力的丧失

额叶被赋予众多与人性息息相关的特质，有一种观点认为额叶是道德最终的落脚点。这是不是意味着额叶发育不良或者受损会导致不道德？或许不是这样的，那么，会不会导致没有道德意识呢？此时轮到眶额综合征登场了。眶额综合征在诸多方面与背外侧额叶综合征截然相反。眶额综合征患者无法抑制自己的情感。他们的情感很少是中性的，而是在欢欣和愤怒之间不断地来回切换，冲动控制能力极差，甚至完全没有。他们对想要获得即时满足的冲动的抑制能力严重受损。他们想做什么就会立即去做，丝毫不在乎社会禁忌和法律限制。他们无法预料自身行为的后果。

眶额综合征患者（由头部受伤、脑血管疾病或痴呆症等引起）会表现出入店行窃、性侵犯和鲁莽驾驶等反社会行为。这些患者表现得自私、自夸、幼稚、言语亵渎和下流。他们的幽默很不得体，他们的诙谐被称为"自娱式玩笑癖"，表现得和醉酒的青少年差不多。[1]

如果说背外侧额叶综合征患者失去了人格，那么眶额综合征患者显然是人格"不成熟"。1900 年前后的欧洲神经病学将眶额综合征称作"假性精神病"综合征也不足为奇。但是，眶

235

额综合征患者表现出来的出乎意料的不好特质是由眶额区受损导致的，是不受患者控制的。所有和眶额严重受损的患者打过交道的人都会觉得他们丧失了一些能力：认知的全部动机取向和价值体系，辨别主次和好坏。事实上，猴子细胞外记录表明，眶额神经元在不同的刺激下表现出来的冲动是由与这些冲动相关的奖励强度和奖励价值决定的。[2]我们已经知道，在模拟经济决策的"定制"实验中，人类眶额的激活与"理性"选择有关，杏仁核的激活与"情感"选择有关。[3]背外侧皮质主要与负责建立对外部世界的神经表征的新皮质区相连，眶额皮质主要与对监测有机体内心状态非常重要的皮质下结构相连。因此，理应认为眶额皮质在形成关于有机体需求的神经表征方面扮演着关键角色。

人们已经不再使用"假性精神病"这个不友好的术语了。虽然有些眶额综合征患者有反社会的犯罪行为，但大部分此类患者给人的印象不过是欠缺抑制能力，行为散漫，但是不会惹麻烦。他们不羁的行为常常显得好笑。多年前，一个年老的患者走进我的办公室，脸上带着灿烂的笑容向我问好："医生，你真是一个毛发浓密的人！"（我觉得）他说的除了不怎么对之外，这显然不是跟陌生人打招呼的好方式，更何况我还是他的新医生呢。我立即对他的病情有了判断，后来也得到了证实。这个好心的人正处于痴呆症早期，疾病对额叶造成了影响。在另一个案例中，一个富裕的老乡绅被他的妻子带来见我，原因是他"一时冲动"买了100匹马。经过诊断，他也得了痴呆症，正处于晚期阶段。当我问他的妻子为什么不早点带他看医生时，她承认丈夫过去几年的行为都"傻傻的"，但她觉得他不过是过量饮用马丁尼酒而已。上述两个案例展现的都是"眶额去抑制"比较轻微的形式（非专业人士，哪怕是患者的家庭成员，都不容易将其当作一种临床疾病）。

眶额综合征患者的欢欣鼓舞、无忧无虑的特质（有时候使用腹内侧综合征这一术语指称更大区域的病变）有时会让很多人对其产生一种矛盾的印象，认为外伤性脑损伤让患者变成了一个"更容易相处的人"，其受伤前苛刻、争强好胜的特点不复存在了。类似地，腹内侧额叶损伤的退伍老兵不容易罹患创伤后应激障碍。[4]

社会要求个体对某些行为负责，对另一些行为则无须负责。我们只对我们的意志能够控制的事情负责。醉汉当众呕吐会受到惩罚，但中暑引起的呕吐却能得到原谅。超速驾驶引发交通事故会被惩罚，但驾驶员心脏病突发引发的事故却能得到原谅。在气急败坏的时候当众说出污言秽语会受到惩罚，但图雷特综合征患者不由自主地说出同样的污言秽语却能得到原谅。袭击他人并对他人造成人身伤害会受到惩罚，但癫痫患者发病时撞倒儿童并对其造成人身伤害却能得到原谅。

社会从法律和道德上对受个人意志控制的行为所产生的后果和不受个人意志控制的行为所产生的后果进行了区分。醉酒、超速驾驶、言行粗鲁、侵害他人等行为往往被认为是受意识控制的，因而是可以避免和应该受罚的。而癫痫、抽搐、昏厥和心脏病发作的后果是不受患者控制的，因而不应该受到法律的制裁。

　　有意识的控制比意识觉知的含义更丰富。有意识的控制意味着一个人具有对其行为后果进行预测的能力、决定是否采取该行为的能力以及选择采取行动或不采取行动的能力。图雷特综合征患者和不幸中暑的观光客可能对他们的遭遇一清二楚，但他们没有办法左右它们的发生。

　　在认知水平上，是否具备意识行为能力似乎取决于额叶功能的完整性，而抑制能力主要取决于眶额皮质。

社会成熟与额叶

　　我们认识到，对行为进行有意识控制的能力并非与生俱来的，而是随着发育逐渐形成的。成人乱发脾气引起的反应完全不同于儿童。对行为进行有意识控制的能力非常重要，或许是社会成熟的关键因素。南加州的精神病学家艾伦·斯霍勒就此提出了一个具有启发意义的假说。[5]他认为在人生的头几个月里，母婴之间的早期互动对眶额皮质的发育至关重要。相比之下，生命早期感受到的压力可能会给眶额皮质造成永久性的损伤，导致个体将来患上精神疾病。如果这个观点得到证实，那么一定会让人大吃一惊，因为它意味着生命早期的社会互动对大脑具有塑造作用。科学家在多年前就知道生命早期的感觉刺激有助于枕叶中视觉皮质的发育，而生命早期的感觉匮乏会导致视觉皮质发育缓慢。有没有可能社会刺激和额叶发育之间的关系与视觉皮质和枕叶发育之间的关系类似呢？虽然很难从人类身上得出严谨的答案，但动物模型给出的答案已经相当直观了。

除了早期社会互动的作用，我还想搞清楚另一个问题：有序的环境（与混乱的环境不同）与额叶成熟之间是否存在关系？额叶在认知的时间组织中发挥的作用已经非常明确了。研究人员业已证实外侧前额叶皮质对于提取并储存关于复杂行为序列的抽象属性信息至关重要。[6] 早早接触在时间上秩序井然的环境对于上述能力的发展可能非常重要。还有一个更大胆的问题：有没有可能道德发育也与额叶皮质有关，就好比视觉发育与枕叶皮质有关，语言发育与颞叶皮质有关？可以认为道德准则是对被认可的行动和行为的分类。额叶是"行动额叶"，而前额叶皮质则是它的联合皮质。我们知道后联合皮质负责对与外部世界有关的一般信息进行编码。它包括各种现存已知事物的分类，有助于识别特定示例是否属于已知类别。是否可以类比得出前额叶皮质中包括所有被认可的道德行动和行为类型的观点？既然后联合皮质受损或发育不良会导致物体失认症，那么前额叶皮质受损或发育不良会不会在某种程度上导致道德失认症？

虽然上述可能性比较牵强，需要进一步解释，但安东尼奥·达马西奥的研究为其提供了一定的支持。达马西奥对一个年轻的男性和一个年轻的女性分别进行了研究，二人早年间额叶都受到了损伤。二人都有反社会行为：说谎、小偷小摸和玩忽职守等。达马西奥称，两名患者不仅行为不符合恰当的、被社会认可的道德观念，而且意识不到自己的行为是不道德的。[7] 达马西奥及其同事的最新研究表明，对腹内侧前额叶皮质（一个与之前提到的眶额区基本相似的区域）受损的患者来说，需要某种情感成分的道德判断受到了损伤。[8] 对正常受试者的神经成像研究也发现腹内侧前额叶皮质参与了道德推理。[9]腹内侧前额叶皮质似乎对于给道德推理注入情感成分来说尤为关键。腹内侧前额叶皮质受损的患者面对假设的道德困境，会毫不犹豫地选择不带有任何感情色彩的功利主义（例如，为了拯救几个人的生命，可以将一个人扔到铁轨上）。[10]当然，此类实验的一个重要的局限性是，呈现给额叶损伤患者的都是需要其做出语言反应的假设情境，无法直接得出他们在相应真实情境中的行为。额叶损伤患者的另一知名特点是，其声明与实际行为之间往往存在差异。

眶额皮质不是唯一与社会成熟行为有关的额叶部位。前扣带回皮质位于额叶中部，与前额叶皮质的联系非常密切。前扣带回皮质与前额叶的新皮质和基底神经节是被我称为"大都会额叶"的一部分。前扣带回皮质一直与情绪有关。北美认知心理学资深专家迈克尔·波斯纳认为，前扣带回皮质有调节悲痛的作用，对社会发展具有一定的作用。[11]

抑制悲痛的能力对社会互动来说是非常基础的。一个社会群体的不同成员的目标和需求绝对无法达成完美的一致，妥协的能力对社会和谐和平衡来说是一种关键的机制。这一能力取决于我们驾驭悲痛的能力，当我们无法立即获得满足时，往往会产生消极情绪。位于颞叶底部的杏仁核与消极情绪有关。波斯纳认为，前扣带回皮质对杏仁核具有控制作用，这种控制作用对悲痛的表达具有缓和作用。如果社会成员的杏仁核极为活跃，不受前扣带回皮质控制，那么他们会处于不断的争吵当中。根据这一观点，前扣带回皮质可以让谈话更文明，有助于解决冲突。

前扣带回皮质对自我监控的作用不仅体现在人类身上，其基本形式也体现在其他灵长类动物身上。伊藤成彦及其同事通过猕猴的眼动撤销任务证明了这一点。[12]事实上，对猴子损伤效应的观察表明，导致社会适应行为崩溃的不是眶额皮质受损，而是前扣带回皮质受损。[13]显然，几乎无法区分人体肿瘤、中风或者外伤性脑损伤引起的较大范围的神经损伤究竟是眶额皮质受损还是前扣带回皮质受损，因此，"眶额综合征"可能是一种错误的说法。而"社会行为"是一个不精准的概念，很可能眶额皮质和前扣带回皮质是对社会行为的不同方面起作用。

这是不是意味着前额叶皮质和前扣带回皮质内含对"道德行为"的固定表征，抑或早早融入某种"伦理"环境是前额叶皮质正常发育所必需的，就如同早早融入丰富的视觉环境是枕叶皮质正常发育所必需的。我认为上述两种观点都不正确。人类历史中"道德相对主义"的例子数不胜数。如果因为某个社会的道德前提与我们社会的道德前提大相径庭（如食人族社会或法西斯社会），就认为这个社会的成员的额叶构造不同或者未完全发育，这显然是不合理的。不过，正如我之前所说，我的确认为额叶在个体发育的早期阶段的良好发育得益于以可预测、不断重复的事件序列为特征的周围环境，而混乱、无法预测的周围环境会对其造成负面影响。由于前额叶皮质对预测能力非常关键，容易预测的环境会对前额叶皮质的发育起到促进作用，而难以预测的环境会对前额叶皮质的发育起到抑制作用。用贝叶斯条件概率的术语来描述就是，条件概率高和低的环境（接近1或0）对额叶的正常发育有益。相反，中等概率的环境（接近0.5）对额叶的正常发育有害。虽然这一假说不过是猜想，但是可以用简单的动物实验对其进行验证。在临床观察的层面，关于额叶在把握时间和因果关系方面的作用以及利用这些知识指导以目标为导向的行为方面发挥作用的理论已经确立很久了。更新的研究开始揭示上述过程的神经机制以及它们在预测性认知中的作用。日本理研脑科学研究所的松本健二及其同事证明，猴子内侧前额叶皮质神经元的放电模式表明，猴子在接触特定的线索之后，会产生对特定奖励的预期。[14]因此，有理由认为，要想培养预测性认知的能力并促进该能力的神经基质成熟，处于成长阶段的有机体的周围环境必须是可预测的。前额叶皮质内侧区的上述神经元理应多于背外侧区，因为前者是内部环境和外部环境的输入在神经解剖学上的交汇点。那么道德行为和额叶之间的关系是怎样的呢？我想说的是，对时间关系的理解是理解因果关系的前提，对人类行为后果的理解是培养道德推理和道德行为的前提。事实上，越来越多的文献表明，前额叶皮质在学习复杂的因果关系方面发挥着作用。[15]以"如果……那么……"为代表的逻辑结构所反映的推导能力更是受到了特别关注。该能力是复杂的人类认知的基石，对语言的生成和建模功能具有辅助作用，但非人类灵长类动物不具备这一能力。[16]有人认为该能力对于道德推理同样必要。该能力可能也是由前额叶皮质介导的。

所谓的反事实推理是另一种有意思的因果推理形式。它涉及对其他假设行动的结果进行设想的能力："如果我没有这么做，而是那样做了，会发生什么？"这种能力对道德推理和从之前的情况中汲取经验来说非常重要，而眶额皮质受损会对该能力产生负面影响。[17]

生物成熟与社会成熟：一个历史谜题

社会成熟的含义会随着社会历史的演进而变化，"成年"的时间点亦是如此。在不同的文化中，男性成年的时间点是由传统习俗规定的，这一时间点的历史变革具有启迪意义。

在犹太传统中，男孩需要在 13 岁时举行成年礼。在现代，成年礼是一个具有象征意义的愉快仪式。但是，当仪式结束后，男孩仍然是男孩。成年礼的仪式反映的或许是 300 年前的实际情况，13 岁在当时是从男孩到成人的过渡时期，具有丰富的内涵。

其他文化中也有象征进入成人阶段的成年礼。我发现，在印度尼西亚的巴厘岛上有一种"锉齿礼"。锉齿礼在青春期的后期（16 岁左右）举行，是参加包括结婚在内的所有成人仪式的前提。在丰富多彩的仪式上，在加麦兰演奏的礼乐声中，印度教的初级祭师会将年轻男性或女性的牙齿锉平。该仪式具有引人深思的象征意义。

艾达·巴古斯·马达·阿德尼阿那是一个年轻的婆罗门。艾达在几年前举行了锉齿礼，他是这样解释这个仪式的意义的：当青少年的牙齿变得又平又齐时，他们就跟动物划清了界限，因为后者的牙齿是尖锐、不平整的。拥有平整的牙齿象征着加入了文明世界。被锉平的六个上腭前牙分别代表六宗罪：欲望、愤怒、贪婪、酗酒、傲慢和忌妒。将牙齿锉平意味着遏制上述冲动，让理性驯服它们。我们已经知道上述不受社会欢迎的冲动大多是受额叶控制的，如果眶额受伤，这些冲动就会失去控制。

随着社会变得越来越复杂，社会治理越来越多地依靠脑力而不是体力；随着人的寿命不断延长，成年的年龄不断提高。在现代西方社会，法律将社会成熟年龄规定为 18 岁（左右）。达到这个年龄的人可以投票，并且作为成年人对自己的行为负责。

18 岁也是额叶发育相对成熟的时候。可以采用多种方式对各种大脑结构的成熟过程进行测量。最常用的测量方式是通路的髓鞘化。[18] 将大脑不同部位连接在一起的狭长通路上覆盖着一种叫作"髓鞘"的白色脂肪组织。

髓鞘起到隔离通路、加速神经信号沿着通路传导的作用。髓鞘让大脑不同部位之间的沟通更加快捷和可靠。很明显，对大脑的首席执行官——额叶来说，长距离沟通尤为重要，因为额叶的作用就是协调大脑诸多部位的活动。只有将额叶与远处的大脑结构相连的通路完全髓鞘化，额叶才能够负起领袖责任。有证据表明，髓鞘化要进行到 30 多岁，[19] 甚至有可能延续到 50 岁，然后这一过程开始逐步放慢。[20] 大脑成熟的另一个指标是突触修剪。根据该指标，前额叶皮质是最后成熟的，一直到 20 岁出头的时候才成熟。[21]

额叶成熟年龄与社会成熟年龄的重合可能不只是巧合。即便没有明确的神经科学理论的支持，社会通过日积月累的常识也意识到，个体只有到了一定年纪才能完全控制其冲动、欲望和渴望。在此之前，不能在法律或道德上要求个体对其行为负责。这种能力似乎取决于额叶的成熟及其功能的完整性。

历史上，社会成熟年龄与额叶成熟年龄之间的关系引发了有趣的问题。在欧洲的中世纪时期，成年的年龄比现在要早许多。统治国家、领军打仗的往往是青少年。古埃及法老拉美西斯二世、圣经当中的大卫王和马其顿的亚历山大大帝都是在 20 岁出头的时候开始他们主要的战役的。亚历山大渡过博斯普鲁斯海峡入侵波斯的时候还不到 20 岁，此举促进了东西方的融合。亚历山大去世时年仅 32 岁，一手创立了世界上最伟大的帝国，其疆域从现在的利比亚一直延伸到印度。俄罗斯的彼得大帝在十八九岁的时候对国家进行了彻底的改革。从现存的记述来看，这些历史人物没有一个是某些更加"成熟"的人的傀儡。他们在非常年轻时就是果断、有远见的人民领袖，每个人都在文明史上留下了不可磨灭的印记。不过，当今大多数发达国家的法律不允许和他们年龄相仿的年轻人占据高位，认为他们是不成熟的。法律规定，美国总统的年龄不得小于 35 岁。这一规定在过去会让历史上的许多政治人物失去成为社会领袖的资格。

这是否意味着历史上某些重要的决定是由生物上不成熟的大脑做出的呢？进一步讲，是不是说人类历史中有相当一部分实际上是神经学上的青少年聚众滋事，威廉·戈尔丁的《蝇王》最能反映欧洲古代和中世纪史上最具决定性的冲突？[22]在古代社会中，年长者往往扮演着仲裁人、调解人和智者的角色。是不是因为年长者在神经层面（而不仅仅是社会层面）更加成熟？抑或额叶生物成熟的速率至少部分受到环境（对人类而言是文化）因素的控制，比如，过早面对需要负起成年人责任的压力和参与复杂的决策（这个假说是我的学生约翰·索勒诺提出来的）？在这个社会变化层出不穷的时代，研究额叶的先天与后天问题具有重大的理论和现实意义。显然，我们没有古代的脑成像数据。对亚马孙丛林或巴布亚新几内亚高原硕果仅存的几个原始社会的青年部落首领的大脑进行成像研究也不是什么可行的办法。但是，针对非人类灵长类动物的实验可能会帮助我们解答这个问题。

额叶损伤和犯罪行为

我们偶尔都会有冲动或者不负责任的行为，但我们大多数人都有避免犯罪的能力。但是，出于神经学上的原因而缺乏社会抑制的行为很有可能会越界。在看到彻底违反人类行为准则的现象时，我们自然而然地认为这是不正常的，而不正常本身就很能说明问题。我们用"病态"一词形容这种行为也绝非巧合。我们本能地拒绝将其当作正常的行为，试图借助"临床"术语来理解它们。有人猜测伊迪·阿明患有三期梅毒，希特勒患有病毒性嗜睡性脑炎……但是，我们在不断扩充犯罪精神病这一概念的时候，也在贬低法律和道德概念的价值。我们必须谨慎地区分犯罪与心理疾病、道德和生物学。

　　额叶损伤和犯罪的关系尤其复杂、引人入胜。我们已经知道额叶损伤会损害洞察力、控制冲动的能力和远见，这往往会引发不为社会所接受的行为。当损伤影响额叶的眶面时尤其如此。"假性精神病"综合征患者的一个显著特点是必须获得即时满足；他们不受社会习俗的制约，也不怕受惩罚。有理由怀疑一些患有"假性精神病"综合征的患者很容易实施犯罪行为。但是，有证据证明上述猜测吗？更重要的是，是否有证据表明，一些因其犯罪行为被指控、定罪甚至判刑的人实际上是未被发现的额叶损伤患者？

　　若干社会边缘群体表现出一种将其执行功能拱手让给外部制度的古怪特征，其选择权受到最大程度的限制，其对自身的决策权交由他人行使。一些慢性精神病患者一旦离开精神病院就会觉得不自在，总想着回去；而一些罪犯离开监狱也会觉得不自在，想方设法地希望被重新收监。这样的行为可以被理解为一种自我疗愈的独特形式，他们因为自身的执行缺陷而无法自主做决定，因而试图通过这种方式弥补自身的执行缺陷。若干已发表的研究表明，头部受伤在犯罪分子中的普遍程度超过了普通人群，在暴力型犯罪分子中的普遍程度超过了非暴力型犯罪分子。[23]大脑和颅骨的解剖学特征使得闭合性头部外伤更容易给额叶造成直接影响，尤其是眶额皮质。本书随后会指出，额叶受到的直接损伤不一定会引发严重的额叶功能障碍（参见第 10 章）。上脑干受损的效果与切断通向额叶的关键投射的效果类似。上脑干受损在闭合性头部外伤中极其常见，哪怕只是轻微的伤害，而且即使未对额叶造成直接损伤，上脑干上部受损也很可能会引发额叶功能障碍。多年前，我将这种情况描述为"网状额叶断连综合征"。[24]同时期的研究证实了所谓的"假性精神病"综合征其实是某种额叶综合征。艾德里安·雷恩及其同事用 PET 研究了罪名成立的谋杀犯的大脑，发现他们的前额叶皮质有异常。[25]雷恩及其同事还研究了具有反社会型人格障碍的男性大脑，发现其额叶灰质比普通人少了 11%。[26]引起灰质减少的原因不明，但雷恩认为至少有一部分先天因素，而不是完全由受虐待或不良教养等环境因素引起的。如果该观点是正确的，那么具有某种先天性大脑功能障碍的患者可能极其容易实施反社会行为。从表面上看，这一说法不无道理。我们很早就意识到，在神经细胞的异常迁移等因素的影响下，人很容易患上先天大脑功能障碍。但是，比较合理的推测是，这种"遗传性"的易染病体质可能是非常广泛的，不具有鲜明的神经解剖学特征，其个体的"遗传性"表达是高度变化的，可能会对不同个体的大脑不同部位产生影响。在某些案例中，这种易染病体质影响的是颞叶，会引发语言学习障碍，在其他案例中，受影响的则是前额叶皮质，会引发某种社会学习障碍。

额叶功能障碍与社会行为之间的联系催生了一个重要的法律问题。假设 MRI 或 CAT 发现了罪犯额叶损伤的结构性证据；或者假设 PET、SPECT 或 EEG 发现了额叶功能障碍的生理学证据（这些都是常用且容易实现的诊断性神经成像设备）；或者假设罪犯在对额叶功能具有高敏感度的神经心理学测试中的

表现特别差；进一步假设犯罪的本质表明罪犯是一时冲动，没
有预谋（显然，预谋和复杂的策划绝不是严重的额叶功能障碍
患者的表现）。从法律角度讲，额叶损伤患者具备受审的能力，
因为患者能够理解法庭审理程序。此类患者甚至分得清对错，
能够准确地回答哪些行为是社会认可的，哪些行为不是。很可
能患者在犯罪时也具备这些知识的形式表征。因此，传统意义
上的精神障碍辩护策略并不适用于他们。不过额叶损伤会影响
患者将这些知识运用到社会认可的行动中的能力。即使患者能
够分辨对错，也无法将这种知识转化为有效的抑制。额叶损伤
患者掌握的修辞意义上的知识和利用该知识指导行为的能力之
间有显著的差异。卢里亚设计的一个简单的临床实验就能够
清楚地说明上述差异。[27]患者坐在主考人面前，被要求做出与
主考人相反的动作："当我举起我的手指时，你要举起你的拳
头。当我举起我的拳头时，你要举起你的手指。"这样的任务
对额叶损伤患者来说尤其困难。他们没有做出相反的行为，而
是直接模仿了主考人。为了帮助患者完成任务，可以鼓励患者
大声说出应该实施的动作。此时，修辞意义上的知识和利用该
知识指导行为的能力之间的差异就非常明显了。患者说的是正
确的，而动作却是错误的。我与我的同事兼前学生鲍勃·比尔
德、朱迪·耶格和肯·波德尔一起设计了"执行控制组"，这
是一组能够精确地阐释该现象的测验。[28]

眶额损伤患者可能分得清对错，但无法用该知识来规范自
身行为。类似地，前扣带回皮质受损的近中额叶患者了解文明
行为的规则，但是无法遵循这些规则。该情况在法律上可能带

来的影响是广泛的，认识到这种可能性，意味着拓宽了法律的边界。

反社会个体患有某种形式的眶额或近中额功能障碍的可能性有多大呢？在何种情况下能够通过神经心理学手段或神经成像手段直接确认上述可能性？上述证据具有何种法律意义？被告何时因此不负刑事责任？有两个法律决定取决于认知证据：（1）被告是否有能力受审？（2）被告的心智是否足够健全，能够为其行为承担刑事责任？根据庭审在做此类决定时使用的规范，额叶损伤患者可能被宣布在法律上具备接受审判的能力，且心智健全。但是，上述法律概念能否充分涵盖额叶损伤引起的反社会行为的特殊倾向是值得商榷的。第三个相关的法律概念是"行为能力下降"。这一宽泛的概念正是因为其含义模糊所以可以适用，但是出于同一原因，它无法为法律裁决提供清晰的标准。

多年前纽约发生了一起奇怪的刑事案件。一位妇产科医生在剖腹产手术后将其姓名的首字母刻在了一名女性的肚子上。新闻报道称，这名医生在面对质疑时漫不经心地说，他觉得他的手术堪称杰作，因而他必须签上大名；在此之后，他去巴黎度假了。当我在《纽约时报》上读到这个故事时，我对自己说，这种行为太荒诞了，过于病态，不能将其当作单纯的犯罪行为。果然，该医生的律师在辩护时声称该医生患有匹克氏病，额叶受到了损伤。

有意思的是，该案的女性受害者（也是一名医生）反对对该妇产科医生提起公诉，她显然意识到妇产科医生的行为比犯罪更加不幸。检方对这名医生最严厉的控诉——一级袭击——一旦成立，他将不得不面对长达 25 年的监禁。最终，他获得了为期 5 年的缓刑，在 5 年内不能申请医师执照。他今后也不大可能再次行医了。

或许需要"虽然具备必要的知识，但是缺乏指导行为的能力"这样一种新的法律观念来反映额叶功能障碍和犯罪倾向之间的特殊关系。对额叶功能障碍的研究让神经心理学、伦理学和法律的焦点汇聚在了一起。随着法律界对大脑的工作原理更加熟知，"额叶辩护"可能会成为与"精神失常辩护"相媲美的法律策略。

还需要对这种辩护策略的确切限度进行测试，并确立合法的边界。使之不断延伸并超越合理界限的尝试几乎是无法避免的。另外，应当鼓励建设性的跨学科讨论。有没有可能某些类型的轻微额叶功能障碍可能会让个体是非不分，但是其筹划和进行时间组织的能力却丝毫不受影响（我承认这是一种牵强的猜测，但它非常有意思）？如果是这样，那么额叶功能障碍会不会是反社会人格（"道德失明"）背后的机制？反社会行为会不会是由额叶的神经发育障碍造成的，就像阅读障碍可能是由颞叶的神经发育障碍造成的？这样的思路是轻视、贬低了道德这个概念，还是指明了道德的生物学基础？我们是否在进一步削弱"个人责任"这个概念？抑或我们最终将承认，虽然道德和刑事准则是位于颅外的，但道德与刑事认知和行为却是位于颅内的？不论它们是否完整，是否正常，它们都是我们的大脑机制的产物，就像它们是我们的社会制度的产物一样。

倒霉的劫匪

　　查理是一个随遇而安的人，能和任何人成为朋友。他聪明而又风度翩翩。查理辍学后找到了一份工作，并获得了一个高中同等学力。查理的父母都来自宾夕法尼亚州的乡村且为人正直，他们鼓励查理加入海军以确保他一直是诚实守法的人。查理如父母所愿加入了海军，服役，退伍，回到宾夕法尼亚州之后找了一份销售的工作。之后，在 25 岁时，查理平凡的生活在某个瞬间被击碎了。一天晚上，在查理和他的朋友参加完聚会的返家途中，他们的敞篷车撞到了一座小型桥梁的金属支架上。驾车的是查理的朋友，当场死亡，查理则倒在路边的血泊中，昏迷不醒。

　　查理两个半月之后才恢复意识。之后，他在康复医院接受了几个月的认知和生理治疗。事故之后的几次 CAT 扫描显示，查理的右颞叶和脑干有受损的迹象，大脑大面积水肿，侧脑室积血。还有多处颅骨骨折，其中包括颅底骨折。6 年之后的 CAT 扫描显示，查理的情况得到了大幅改善，但尚未痊愈。或许是因为查理上脑干受损，引起了网状额叶断连综合征，从而导致查理之后遭遇了种种麻烦。颅底骨折也增加了眶额区域直接受损的可能性，即使它没有反映在 CAT 扫描的结果上。

　　查理出院后回到了母亲家（他的父母离异已经有一段时间了），开始过上了无所事事的生活。他整天看电视、喝啤酒、吸毒。最终，查理的母亲忍无可忍，将他赶出了家门。父亲收留了查理，但这也没有持续多久。一天，查理将一个患有图雷特综合征的女子带回了家，两人睡在查理祖母的床上。女子抽搐的声音让父亲发现了这一对情侣。查理又被赶出了家门。

查理与这名患有图雷特综合征的女子结婚了，开始了混乱不堪的生活。他有时住在女子的家里，有时在街上流浪，在乡下游荡，大多数时候都是烂醉如泥或吸毒成瘾，有时候也小偷小摸。对外行的观察者来说，查理的生理机能和心理机能已经恢复了。他思路清晰，口齿伶俐，丝毫没有神经受损患者的样子。他虽然行事鲁莽，但总体上是一个温厚的人。不过，他脾气火爆，很容易与人争执。查理偶尔会做零工，但是做不了多长时间，最后又会在街上流浪。

查理本来可以得过且过，但有一天，他的钱用光了，于是他决定抢劫一家便利店。为了实现这一目的，查理向另一名脑损伤患者寻求帮助，查理之前在康复医院认识的这个人。查理将一只比克打火机装在裤兜里，假装这是一支手枪，抢到了大约200美元的现金。在抢劫的过程中，查理的同伙颇有耐心地待在便利店门口用于逃跑的汽车里，车牌毫无遮掩。查理在实施抢劫后的两小时内就被追踪并逮捕了，当时他正心满意足地用赃款喝酒、吸毒。

查理的不幸遭遇之所以是"额叶犯罪"的一个经典案例，是因为犯罪过程是如此拙劣。整个事件最显著的特征就是有失精准，缺乏远见，没有应急方案。这起犯罪拙劣得可怜，引起的同情远胜于愤怒。法庭对查理的病情一无所知，查理进了监狱。虽然狱警也不清楚查理的病情，但他发现查理很"古怪"，于是查理大部分时间都待在监狱医院里，直到假释出狱。这个时候，查理年迈的母亲觉察到了查理的行为和他以前的脑损伤之间的联系。查理被安置在由我的学生朱迪斯·卡曼博士经营的长期康复中心。我正是在这里遇见查理的。

查理衣冠楚楚，一点儿都不像神经疾病患者。他步伐矫健地走进卡曼博士的办公室，面带着友好的微笑，他的举止丝毫没有暴露他的脑损伤或犯罪经历。他表面上口齿伶俐、喜好社交，没有明显的认知缺陷。他似乎很在意自己的外表，一见到我就让我猜他的年纪（他42岁了，但看上去比实际年龄要年轻），还问我是否喜欢他的山羊胡子。

查理知道我是这个项目主管从前的老师，正在写一本书，想要将他的故事写进书里。他期待我俩的会面已经有一阵子了，并且决定尽可能地好好表现。他对将要出现在我的书里这件事非常兴奋，但得知距离我完成这本书还有一段时间后，他又感到沮丧。他不停地催我："快点，动手写啊，医生！"查理愉快地讲述他的故事，饶有兴趣地讲述着细节，在叙述的过程中时不时地咒骂几句。虽然他是一个中年男子，但是给人以一个醉醺醺的青少年的古怪印象，这就是自娱式玩笑癖的显著特征：

"你喜欢来这里参与这个项目吗？"我问道。
"不喜欢。"
"为什么不喜欢？"
"因为我很饥渴，医生。这个老巫婆（他指了指卡曼博士，咧着嘴笑，表明因为我在场他才选择了这么一个词）没什么用……你能给我找些姑娘吗，医生？（他拍了拍我的膝盖，眨眨眼，快活地笑。）你不介意我胡思乱想对吧？"

　　整个康复中心都知道查理眼波流转的时候就在幻想娶了康复中心的一位女患者（他和患有图雷特综合征的妻子离婚已经有一段时间了），因为"一旦你从围城里出去，你就立即想再进到围城里去"。查理的情欲有多种表现形式。有一次他得到了一些男性生殖器形状的棒棒糖，就四处走动，将他们分发给中心的女性员工。查理天真地讲述这段经历，无比兴奋，想起那些愤慨的女性就大笑不止，还将那些棒棒糖叫作"生殖器糖果"，一点儿都不顾忌旁边的卡曼博士。

　　在对话的过程中，查理随随便便地把手放在卡曼博士的臀部。当查理被要求说明自己的行为时，他的回答是"它（他的手）碰巧动了"。这个解释如果出自一个神经完好无损的人之口，那么它听起来毫无道理，但是查理在不经意间道出了他的情况的实质。对查理来说，"它"（或者可以说本能冲动）不再受额叶的有效控制。但是，查理在事故之前的正派作风仍然会以不太协调的方式呈现出来。当一个治疗师建议查理可以试试男性自创世之初在缺少女性陪伴时通常会做的事情时，查理对这个想法倍感惊讶，因为这与他的基督教信仰是相悖的。我得知后来他的观念变得更加世俗了，他在康复中心的生活也得到了更好的控制。

　　在采访中，虽然查理总喜欢谈论性，但是我会换个话题问他："你觉得你完全康复了吗？""没有人能够百分之百地从一起事故当中康复，但是我的恢复程度已经达到 99% 了。"他回答道。但是，查理之后的表现能够说明很多问题，远远超出了查理的故作勇敢："头部受伤好比能够让人永葆青春的泉水。它让你停止成长。我在 25 岁的时候受了伤，现在我感觉自己仍然是 25 岁……一个 42 岁的人应当有更多的常识。"查理似乎很享受自己的"永葆青春的泉水"，他的反思不够深刻："车祸是福。"这段离奇的对话结束了，查理带我参观了他的卧室，卧室里有家人的照片和两个养着热带鱼的鱼缸。我一直认为他是一个热情、亲切的人，丝毫没有恶意或者骗人的想法。他是一个拥有成年男性身躯的青少年。虽然他语言粗俗，但他有点迷人，天真可爱，我喜欢他。我们握了握手，他拍了拍我的背，叮嘱我一定要寄给他一本我的书。

在我写作本书之际，查理仍然住在康复中心，在社区工作。康复中心的就业项目帮助查理找到了一份工作。大多数时间，查理都在认真地工作，修理清洁工作做得也非常好。不过，由于查理脾气火爆、口无遮拦，他很容易与老板闹得不愉快。不克制的行为让查理丢了前一份工作，他现在是一家百货商店的看门人。查理偶尔会犯罪，如偷康复中心的汽车开着去兜风（查理没有驾驶证）。

查理大部分时间里都是一个和善的人，丝毫没有伤害任何人的想法。他总体上有趣又合群。但是作为眶额综合征患者，查理的脾气变化不定，很容易突然之间从一个极端走向另一个极端。如果有人挡了他的路，查理很可能会二话不说转身给那人一拳。由于查理已经从伤病中恢复过来，为了消遣，他还养成了举重的习惯，所以他能给人造成真正的伤害。一点儿小事就会让查理暴怒。当康复中心的另一名住院者误拿了查理的冰激凌时，查理愤怒的拳头就像雨点一般落下，得四个人才能够将查理摁住。

在这种情形下，查理恢复得很好。他体格健壮，口齿伶俐，没有明显的记忆障碍。今天，大部分人会认为查理"古怪""不成熟""我行我素""令人厌恶""粗俗"。但是，很少有人意识到查理的大脑受过伤。我怀疑很多心理学家和外科医生都没有注意到这一点。事故发生多年后，我们给查理做了多次神经心理学评估，结果显示查理的智力（使用的是 20 世纪 90 年代经过修订的版本 —— 韦氏智力量表）处于平均水平，记忆力（使用的是 20 世纪 80 年代经过修订的版本 —— 韦氏记忆力量表）低于平均水平。[29] 查理在语言测试中的表现也属于正常水平。所有的测试结果可能都低于事故发生前的水平，但是从上述测试结果中丝毫看不出查理受过伤。不过查理的主心骨不见了，他变成了一个"不系之舟"。查理的案例反映了额叶综合征的本质：具体的技能没有受到影响，但内心的指引却不见了。

额叶损伤和公众盲点

查理的故事在许多方面具有启发意义。查理多年来一直在做各种琐碎的工作，断断续续地和各种人生活在一起，没有人怀疑查理的古怪脾气与他的神经有关，哪怕他周围的不少人知道查理出过事故。

　　这就引起了一个关于公众对认知损伤的认识问题。虽然当代受过教育的大众知道认知是大脑的一种功能，但往往无法将这个抽象的概念与具体、现实的情境联系起来。因此，一旦涉及与脑损伤人群的日常接触，人们往往会采信笛卡儿的二元论。即便是在医疗卫生的政策制定和医疗保险方面，人们也无法摆脱这种天真的二元论，具体表现在，虽然生理健康受到了严肃的对待，但心理健康却被认为是无足轻重的。

　　大众的态度表明，生理症状和非生理症状、生理器官和非生理器官之间存在着明显的分野。视力和听力方面的问题、跛足或身体一侧虚弱会永远被当作生理问题，能够获得人们的同情和及时的帮助。上述症状在身体上的体现很容易被看到，但有意思的是，大多数外行很久才能意识到这些症状与大脑有关。相反，严重认知障碍患者往往不像生理疾病患者那样让人同情，反而被说教，甚至是苛责。先不论不幸的罪犯查理。想象这样一个很普通的案例：一个人一向是公民责任的典范和道德楷模，但她在晚年精神上出了问题。现在她年迈健忘。经过诊断，我发现她患有早期痴呆症，于是试图给关心她的家人解释该结果的影响。我告诉他们，他们的母亲得了健忘症，是由脑萎缩造成的，她自己无法控制，情况有可能变得更糟，因而他们对她要有耐心。她的家人专注地听着，点头称是。他们似乎理解了，但是依然恼火地问："我早上明明给她送了早饭，为什么她又回来问我要早饭？！"每当遇到此类缺乏理解的行为时，我都想向我的朋友奥利弗·萨克斯致意，他在让公众了解神经损伤对认知的影响方面所做的贡献无人能及。我强烈建议大家读一读《错把妻子当帽子》(*The Man Who Mistook His Wife for a Hat*)[30]一书。

如果说大众通常能够理解记忆、知觉或者语言损伤的神经学本质，那么对额叶损伤导致的执行缺陷的理解几乎为零。当谈到患者的冲动、反复无常、冷漠和缺乏主动性等特点时，人们总会说："这和他的大脑无关，他的人格就是如此！"类似的反应意味着人们对该问题的认识倒退回了 350 多年前的笛卡儿的二元论，就好像人格完全是一种颅外现象。当然，人格这一概念有点类似苹果派和泉水，带有道德、宗教的意味。如果你出生在一个正直的家庭，接受过良好的教育，那么你一定拥有一个正直的人格！

我在《智慧大脑》[31]一书中描述过一件事，正是这件事让我意识到公众中不少受教育程度相当高的人对人格的生物决定因素也是知之甚少。2000 年的时候，我参加了朋友艾伦·斯奈德在悉尼大学举办的会议，在澳大利亚举行的奥运会刚刚结束。[32]该会议的目的是召集各领域的杰出人士讨论获得巨大成功的秘密。会议的名称是"是什么成就了冠军"。与会者有诺奖得主、著名政治家、奥运会奖牌得主、产业和金融行业的领袖等，他们在不同的分会场讨论成为"冠军"的秘密，众多观众在台下聆听。我聆听了与会者的发言，发现他们有一个共同的主旨。伟大的成功需要两个先决条件。一是生来就拥有某个领域的天赋，如极高的音乐、文学或运动天赋。不管内在动力有多大，如何刻苦，人很难在没有天赋的条件下达到成功的顶峰。从这个方面讲，生物属性就是命运。另一个先决条件则更加广泛，即你的人格、动机和能力，确保你的生活围绕着一个单一、崇高、独特的目标展开，做出必要的牺牲。所有发言都暗含这样一个观点，即不同于拥有或者缺乏某种专门的天赋，这种有助于实现伟大成功的更广泛的人格类型不是由我们的生物构成决定的。塑造它的是我们自己。

轮到我发言的时候，我非常温和地说，我们的人格在很大程度上也是我们各自生物属性的产物，具体而言，各种人格与额叶联系甚密。我的发言主旨是我们的大脑存在个体差异，这些差异塑造了我们的认知模式，以及我们的人格如何随着与额叶有关的个体差异的变化而变化。正当我强调这一主旨的时候，我被一位发言人、知名的国际公众人物打断了，他不耐烦地说："戈德堡教授，你所讲的非常有趣，但这个会议的主题是思维，而不是大脑。"另一位发言人、著名的科学家朝我的方向眨了眨眼，对我的遭遇既感到同情，又觉得有趣，好像在说："你的运气真不错，碰上了这样的事情。"我客套地回应了一下，讨论继续，但是这个经历让我有了重大的发现。

我希望这本书能够帮助人们把人格和与思维相关的表述摆在正确的位置上：让公众明白，它们都存在于大脑中。我希望通过实现这个愿望，这本书能够改变公众对各种形式的严重脑损伤患者和对额叶的不敏感，有时候甚至是残忍的对待方式。本书还将帮助我们理解先天与后天之间的复杂关系会对我们人格类型的日常差异造成影响，就像它会对我们精神特质的诸多其他方面造成影响一样。

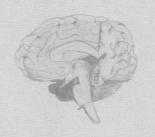

决定命运的断连

第 10 章

案例研究：坠马的骑手

我当神经外科医生的朋友吉米·休斯某天晚上给我打电话，我怎么也想不到这通电话会对我的职业生涯产生深远的影响。吉米想让我看看他的病人，一个头部受伤的30多岁的男子。这听起来像一个常规的临床案例，我同意去看看这位病人。

凯文（化名）是一名杰出的企业家，一名娱乐业的高管，一个幸福的丈夫，也是三个孩子的父亲。他还是一个全能运动员，一个技艺娴熟的马术骑手。但是，一次他在纽约的中央公园骑一匹不熟悉的马时，重重地摔在了玄武岩上，头部撞在了树上。凯文被立即送往距离最近的医院，休斯医生给他做了急诊外科手术。凯文昏迷了两天，正处于缓慢的恢复中。我在事故发生两个月后与凯文匆匆见了一面。他显得茫然若失、充满疑惑，对周围的一切不知所措。他惊慌失措，整个人成了"极度震惊"的代名词。他患上了严重的失语症，不管问他什么问题，他的回答都是"谢谢你……谢谢你……谢谢你"。这是他唯一的表达。他的行为和"谢谢你"的话语中带有一丝极其孩子气的特质和恳求的意味。凯文是一个没了主心骨的人，和孩子一样毫无防备。在某种程度上，凯文就像一个胎儿，尽管生理上并非如此，我被这个想法惊呆了。凯文在病房里漫无目的地游荡，只要遇见开着的门就会走进去，仅仅是因为门就在那里。他身体消瘦，很憔悴，在做了神经外科手术之后头发刚长出来。从他脆弱的外表上一点儿都看不出他曾经是一个充满自信、活泼、身强力壮的人。

凯文出院三个月后，我再次受邀去见他。他一改往常，重新长出了波浪一样浓密的头发，体重增加了，脸上带着灿烂的笑容，恢复了以往的社交礼仪。他的语言表达很流利，情绪也很放松。他穿着昂贵的西装，发型一丝不苟，一看就是纽约上东区的成功人士。从表面上看，他的举止似乎表明他再次获得了掌控其生存环境的能力，人们可能会认为从前那个自信满满、魅力十足甚至有点油嘴滑舌的纽约上层人士又回来了。事实上，凯文远未康复。他有明显的记忆障碍，这影响了他学习新信息的能力（顺行性遗忘）和回忆事故发生之前了解到的信息的能力（逆行性遗忘）。他的语言虽然大体上是流利的，甚至有点伶牙俐齿，但是偶尔会找不到表达所需的恰当的词语。缺乏经验的人可能留意不到这一现象，但在我看来却非常明显。

我继续观察凯文，被其"额叶综合征"的严重程度所震惊。凯文还患有持续症，也就是说他的行为无一例外地会依照固定的模式不断地重复。每天晚上，他都会准备第二天的衣服，而且他准备的衣服总是同一套。冬去春来，一直到盛夏时节，凯文为第二天准备的衣服都还是羊皮夹克。有人看到凯文在酷热难耐的 7 月还穿着羊皮夹克在曼哈顿上东区溜达。要想说服凯文换身衣裳得下大气力。虽然他看上去才华横溢，但所有和他进行的交谈无一例外很快会变得内容空洞，如谈论一些简单的纸牌游戏。他自己准备了一些经过反复练习、可供谈论的话题。不出所料，他很快会把谈话内容引向上述话题，如谈论他的某些朋友。当他把准备好的话题都说了一遍的时候，又会从头开始谈论它们，把所有的内容几乎逐字逐句地重新讲述一遍。

凯文不仅患有持续症，还是场依存性的。在家人或助手的陪伴下，凯文偶尔敢去附近的餐厅吃午饭。到了餐厅，他会把菜单上的菜品都点一遍，一次性点 10 道或 20 道菜。他这样做并不是因为他很饿，而是因为那些菜品就在那里。他大部分时间都在住所里郁郁寡欢，偶尔邀请人玩一些简单的纸牌游戏或者下西洋双陆棋。他玩游戏时的行为非常孩子气。他赢了之后会开心地拍手，输了之后又会大发雷霆。他甚至还会作弊。凯文的情感不断地在欢欣和表面的愤怒之间来回波动。这种情绪上的转变是突然的、极端的，即便是最无足轻重的事件，也会引起上述转变，如餐厅的服务员问他是否需要更多的咖啡。

几乎在所有的方面，他的个性都呈现出小孩子的特质。他和妻子谈话时像一个 12 岁的孩子，会和自己的孩子争夺妻子的关注。和孩子互动的时候，他把自己当作孩子。他像个孩子一样要求立即获得满足，只不过他的需求和孩子不同。有几次，他带着明确的主张接近他认识的女性，举止像是之前魅力十足的凯文和行为不当的额叶损伤患者的结合。

凯文对自身情况一无所知。当被问到事故对他的影响时，他会提到自己生理上的伤痛，但坚持认为他的大脑是完好无损的。他坚信自己已经可以回去工作了。当被问到他为何还没有回去工作时，他会说他还不想这样做，或者他忙着做其他事情。最终，凯文被鼓励每天在他原来的办公室待几个小时，做一些有助于康复的认知训练。他很喜欢回到办公室和之前的同事交谈。他认为自己已经"回去工作"了，哪怕事实上他在办公室打发时间的方式和事故之前从事的活动没有多少相似之处。

凯文的大脑具象化得厉害。有一次，我说又到了做 CAT 扫描的时候了，凯文听到以后充满疑惑。凯文惊叹道，为什么要做"猫咪"（CAT）扫描？难道让他受伤的不是马，而是一只猫咪？还有一次，有人使用了"联系日益紧密的通信岛屿"这个比喻来形容通信在北美地区日益显著的作用。这个说法让凯文怒不可遏，因为美国"可不是由一群岛屿组成的"。

我和凯文待的时间越长，就越发确信他的认知状况是额叶综合征的经典案例。让人疑惑的是，虽然对凯文进行了多次 CAT 扫描，但我们丝毫没有检查出额叶损伤的迹象。这并不是说凯文的大脑是正常的，凯文的大脑受了严重的多重损伤。

凯文左右半脑的颞顶区都有损伤。他的脑室（大脑内部充盈着脑脊髓液的空间）扩大了。医生还通过手术在凯文的大脑内部安装了一个用于排出脑脊髓液的分流器。但是，凯文的额叶没有受到影响，这对一个额叶损伤患者（有强有力的临床证据可以证明这一点）来说非常罕见。凯文的临床表现与 CAT 扫描结果的差异无异于一个学术挑战，凯文成为我职业生涯中的又一个重要患者，对我的职业生涯产生了深远的影响，甚至塑造了它的方向。我在研究助理鲍勃·比尔德和卡尔·西里奥（现在分别是知名神经心理学家和外科医生）的协助下开启了揭秘之旅，试图解开凯文神秘状况的谜题。由于之前从来没有任何针对该情况的研究，我们全得靠自己。

我想，如果额叶本身的结构是完整的，问题有没有可能出在连接额叶与其他结构的通路上？这会不会是一种额叶断连综合征？提出"断连综合征"这一概念的是美国著名行为神经科学家诺曼·杰斯克温德[1]，他的众多学生继续在该领域发挥影响力。该观点认为，严重的认知缺陷可能不是大脑结构损伤本身造成的，而是连接两个大脑结构的长神经纤维受损，从而中断了它们之间的信息流引起的。但是，经典的断连综合征是"横向的"，受影响的是两个或多个皮质区域之间的连接。我觉得凯文的症状是一种"纵向"断连综合征。凯文的病情会不会是从脑干投射到额叶的大量通路受伤引起的呢？

脑干中有核团，被认为是唤醒和激活大脑其他部位的原因。这些核团中的一部分一般被称作"网状结构"，这个说法有点用词不当，还有些过时，因为这个术语暗含一种无差别的意味。今天我们知道，脑干的唤醒与激活机制是由具有自身特殊生化性质的独特核团和通路组成的。一般唤醒与激活机制的设计为史蒂文·古尔德的"傻瓜"进化理论提供了宝贵的支持，对神创论者的"智能设计"观点是一种反驳。[2]唤醒与激活机制的设计压根儿不是"智能"的，绝对不可能满足任何一个典型工程院校的毕业设计要求，因为它严重缺乏冗余的设计。脑桥腹侧塞满了负责一般唤醒的关键核团，因而该部位一旦受伤，就会引发深度昏迷。在更高水平上存在一定程度的冗余，因为唤醒和激活机制分为两个部分：中脑腹侧被盖区和丘脑中线网状核。两个组成部分似乎都可以对大脑实施唤醒，因而刺激中脑腹侧被盖区和丘脑中线网状核中的任何一个都有助于将患者从植物人状态中唤醒。[3]

额叶与负责唤醒和激活的脑干核之间的关系很复杂，最好将其描述为一个回路。一方面，额叶的唤醒取决于脑干的上行通路。这些通路非常复杂，其中的中脑皮层多巴胺系统被认为对额叶功能的正常发挥尤为重要。该通路的起点是脑干的腹侧被盖区，一直投射到额叶。如果额叶是大脑的决策中心，那么腹侧被盖区就是能量源、电池，上行中脑皮层多巴胺通路就是连接电缆。

另一方面，也有从额叶投射到腹侧被盖区的通路。额叶借助上述通路调节大脑的唤醒水平，从而控制大脑的各个结构。如果额叶是决策装置，那么网状结构和脑干腹侧的其他唤醒核团就是清楚明白地将这些决定传达给大脑其他部位的放大器。下行通路是指令从额叶传递到脑干腹侧关键核团的电缆。我在本书的第 12 章将评价将多巴胺的传递机制比作奖励机制的流行说法。有必要对信号源和信号的放大器进行区分。我相信，奖励信号实际上来自前额叶皮质及其相关结构，而腹侧被盖区是通过多巴胺能的投射来传递奖励信号的关键。

在凯文的案例中，我怀疑事故导致其大脑某处的通路出现了轻微的损伤，极有可能是腹侧上脑干，这里正是关键通路的开端。即使是该区域的轻微损伤，也会引起严重的后果，而这种轻微的损伤很容易逃脱我们现在能够利用的相对粗略的、第一代 CAT 扫描的法眼。在这个直觉的指引下，我们预定了一台新的 CAT 扫描仪，要求放射科医生对其脑干进行清晰度尽可能高的检查。果然，我们在其腹侧被盖区发现了损伤，这一损伤对腹侧被盖区产生了破坏性的影响（见图 10.1）。我将这种情况叫作"网状额叶断连综合征"。[4]

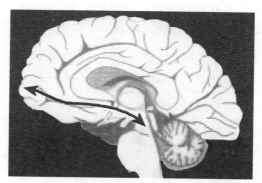

图 10.1　连接腹侧被盖区与前额叶皮质的网状额叶通路示意图

如今，前额叶皮质与腹侧被盖区在功能上的紧密联系已经成为执行功能研究最热门的主题，[5]但在 20 世纪 70 年代末，当我们第一次给凯文做检查时，这种联系没有受到多少关注。我认为总体而言，凯文对我们和对其医生的贡献超出了我们能够为他做的。我们的治疗有一定的作用，的确让凯文的情况得到了些许可以量化的改善，但是，过去的凯文从此消失了，我们没有办法让他恢复原来的样子。我们力图帮助凯文重塑他破碎的执行功能，但我们取得的进展非常有限。不过，凯文个人的不幸让我们有机会观察并描述网状额叶断连综合征，从而能够更好地理解额叶及其连接的作用。这种理解又会进一步揭示影响额叶功能的各种疾病。将额叶与腹侧被盖区连接在一起的通路极易断裂，即便是轻微的外伤性脑损伤也会引起断裂。如本章所述，有理由认为一些类型的精神分裂症和注意力缺陷多动症也会引起上述通路的异常。此外，由于额叶比大脑的其他部位更容易受正常衰老的影响（参见第 11 章），包裹长通路的髓磷脂极其容易受到衰老（该过程被称为"脱髓鞘作用"）的影响，上述通路在衰老过程中的命运就非常有意思了，应当被仔细地研究并且与认知和神经心理学的发现联系起来。

凯文的情况在另一方面也是不同寻常，极具启发意义的。他是首个有详细记录的长期记忆受损但学习新事物的能力无严重缺陷（逆行性遗忘，而非顺行性遗忘）的病例。这让我们提出了存在"孤立的逆行性遗忘"综合征的理论。凯文逆行性遗忘的范围也是不同寻常的，比当时预料的更加广泛。这不仅与他的情境记忆有关，还与他的语义记忆有莫大的关系。我和我之前的学生比尔·巴尔后来证明，逆行性遗忘通常会对语义记忆的重要方面造成影响。这样就会得出如下结论：要想对逆行性遗忘的真正范围进行准确的描述，就要对专门知识和一般知识进行区分，而不是当时认为的对情境知识和语义知识进行区分。或许最重要的一点是，凯文的例子通过揭示腹侧被盖区在记忆中的作用，丰富了我们对正常和反常记忆背后的大脑机制的理解。除了著名的边缘遗忘和间脑遗忘理论，我们还提出了中脑遗忘的概念。不过这是另一个故事，我在《智慧大脑》[6]等著作中阐述了这个理论。[7]

精神分裂症：从未建立的连接

精神分裂症是对大脑产生毁灭性影响的疾病，将近 1% 的人患有精神分裂症。它至少在一定程度上是一种遗传疾病，当然，环境因素也在其临床表现和过程中起了重要的作用。精神分裂症似乎更加普遍，男性的发病时间要早于女性。精神分裂症的第一个显著特征往往会在十八九岁或二十几岁的时候表现出来。精神分裂症患者会出现幻觉（主要是幻听）和妄想。他们往往恐惧多疑，具有威胁性。精神失常是间歇性的，穿插在精神相对正常的时期中。[8]

除精神错乱外，精神分裂症还伴随着认知缺陷，这种认知缺陷是永久性的，即便是在精神失常的间隙也存在认知缺陷，而且认知缺陷比精神错乱给人造成的影响更大。可以看出，两名早期的精神分裂症学者艾米莉·克雷佩林和尤金·布洛伊勒对此了然于胸，因为他们原先将精神分裂症称作"早发性痴呆"，也就是"早期健忘"的意思。精神分裂症患者的额叶功能受到了严重的干扰。克雷佩林在其经典著作《早发性痴呆和妄想痴呆》（*Dementia Praecox and Paraphrenia*）一书中写道：

> 由于种种原因，我们很容易相信，人类发育良好的前额叶皮质与其更加高级的智力能力是息息相关的，而我们的患者受到严重影响的正是上述天赋，而非记忆力或是习得的能力。各种意志和运动障碍……让我们想到了位于中枢前卷积附近的更加细微的障碍。另外，某些语言障碍与感觉失语症

和幻听具有相似的特征……这或许意味着颞叶与之有关。我们必须清楚语言障碍比感觉失语症更复杂、更不受限制。由于幻听呈现出明显的语言内容，我们或许必须将幻听理解为颞叶中的一种刺激现象。[9]

当代神经心理学和神经成像揭示了精神分裂症中额叶功能障碍的严重性。纵观所有的神经心理学测试，精神分裂症患者在威斯康星卡片分类测验中的表现是最差的。[10]由于威斯康星卡片分类测验总是让额叶损伤患者格外恼火，[11]该测验也被当作精神分裂症中额叶功能障碍的一个证据。

功能性神经成像研究为精神分裂症中的额叶功能障碍提供了更直接的证据。健康人的额叶在生理上通常比大脑皮层的其他部位更活跃。[12]神经科学家将该模式称为"额叶超活化"。额叶超活化对正常人来说是一种强劲的、高度可复制的现象，与使用的神经成像方法无关。无论是 EEG、PET 还是 SPECT，都可以发现该现象。

然而，在某些疾病中，额叶超活化现象消失了，变成了额叶功能低下，后者意味着相对于大脑皮层的其他部位，额叶的激活水平降低了。额叶功能低下是严重的额叶功能障碍的一种必然表现。美国国家心理卫生研究所的丹尼尔·温伯格及其同事用 PET 研究了精神分裂症患者的大脑激活模式。果然，研究结果表明，患者额叶功能低下非常严重。[13]

大众对精神分裂症的认识主要是与其相伴的幻觉和妄想等症状，也就是所谓的阳性症状。但是，心理健康专家越来越意识到阴性症状其实更具有破坏性。精神分裂症的阴性症状即额叶功能障碍的迹象，包括缺乏主动性、驱动力和罕见的情感扁平化。精神分裂症患者往往患有持续症，我们已经知道这是额叶病变的一种症状。他们非常容易产生漫无边际、毫不相关的联想，与额叶受损时的场依存行为极其相似。想想弗拉基米尔的自言自语就知道了。

精神分裂症的首个明显的精神症状通常在十七八岁的时候出现，这也是额叶功能成熟的时间。这纯属巧合吗？或许不是。有没有可能有机体在某种程度上能够对额叶发育的缺陷进行补偿？但是，一旦额叶所需的适应性功能与其受疾病制约的实际有限作用之间的差距过大，整个系统就会代谢失调，临床病症就会显现出来。

为什么精神分裂症对额叶的影响尤其严重呢？这个问题又引出了一个更广义的问题：引起精神分裂症的原因是什么？这个谜题还没有答案，但是已经有了一些头绪。在 20 世纪初，出现了许多试图治愈精神分裂症的方法，但是都没有成功。现在想来，一些治疗手段是非常可怕的：震动疗法、可能引起热病的动物血液疗法、可能引起梅毒感染的输血疗法和胰岛素昏迷疗法等。[14] 最后，在 20 世纪 60 年代出现了一种似乎真正有效的药物。这种抗精神病药作用于神经递质多巴胺。抗精神病药能够有效地减少精神分裂症的阳性症状，即幻觉和妄想。

抗精神病药的发现不仅是精神分裂症治疗的一个转折点，也是理解其机制的一个转折点。推理过程是一个非常简单的三段论：抗精神病药可以减轻精神分裂症的精神症状；抗精神病药作用于多巴胺系统；因此，精神分裂症是一种多巴胺系统疾病。该观点背后的逻辑明显有缺陷。根据该逻辑，因在事故中受伤而不得不坐轮椅的患者失去的是一对轮子，而不是双腿。药物有效并不意味着药物的直接作用对象就是病因。

虽然精神分裂症的多巴胺理论有逻辑缺陷，但该理论受到了重视，并且得到了其他实验的支持。如今，人们已经普遍接受了精神分裂症会对多巴胺系统造成一定损伤的观点，要么是多巴胺系统自己受损，要么是多巴胺与 γ - 氨基丁酸和谷氨酸盐等神经递质相互作用的方式发生了错误。[15] 究竟是哪个多巴胺系统受损了呢？我们了解到，若干受损的多巴胺系统位于大脑中。我们对黑质纹状体多巴胺系统和中脑边缘 - 中脑皮层多巴胺系统特别感兴趣。

上述两个系统的起始点都在脑干，黑质纹状体多巴胺系统的起始点在核团（或黑质），中脑边缘 - 中脑皮层多巴胺系统的起始点在腹侧被盖区。[16] 黑质纹状体多巴胺通路投射到基底神经节，这是位于额叶下部的一组核团，对运动的调节很重要。精神分裂症本身不会对通路造成影响，但用来治疗精神分裂症的药物可能会对通路产生影响。目前对精神分裂症的研究主要集中在中脑边缘 - 中脑皮层多巴胺系统。我们之前提到过，要么障碍源自系统内部，要么是距离更远的影响谷氨酸盐和 γ - 氨基丁酸等其他神经递质[17] 的障碍在该系统中的表现。该多巴胺系统包括两个部分：中脑边缘和中脑皮层。中脑边缘多巴胺通路投射到颞叶的深处（近中）。我们对中脑皮层多巴胺通路已经很熟悉了，它就是在网状额叶断连综合征中被阻断的通路，坠马骑手的中脑多巴胺通路应该是受到了损伤。精神分裂症中的额叶损伤可能也与该通路内部的功能紊乱有莫大的关系。[18] 当然，精神分裂症患者与坠马骑手之间的相关性非常有限。拿凯文来说，他的中脑边缘－中脑皮层多巴胺系统在他36 岁时因头部受伤而损毁，在此之前一直运转正常。在受伤之前，凯文的认知发展已经完成了。但是，精神分裂症患者的缺陷是神经发育方面的。中脑皮层多巴胺系统在遗传和环境因素的共同作用下，从一开始就发育不良。这意味着精神分裂症患者的整个认知发展很可能与健康人有微妙的差别，其认知发展从一开始就是不正常的，远远早于精神分裂症首次表现出明显的临床症状的时间。凯文的损伤是结构性的，是由头部受到的机械撞击引起的。精神分裂症的缺陷是生化性质的。虽然二者之间存在明显的差异，但它们在神经解剖学上具有某种程度的相似性，都对从腹侧被盖区脑干到额叶的投射产生了影响。二者的核心问题都是与额叶的连接断开了，只不过一个发生在神经发育过程中，另一个是后天形成的。

多巴胺生化异常可能不是精神分裂症患者的额叶功能障碍的唯一因素。对精神分裂症患者大脑的精确量化 CAT 扫描和MRI 研究也揭示了许多结构上的异常，包括灰质皮质体积的减少。[19] 这种减少的范围非常广，而且似乎不局限于任何特定的大脑部位。还有研究表明，该现象在额叶中尤其明显。[20]

总之，造成精神分裂症患者额叶功能障碍的既有生化因素，也有结构因素。不管功能障碍背后的具体机制如何，现代神经科学已经证实了克雷佩林有先见之明的结论。精神分裂症在很大程度上是一种额叶疾病。

克雷佩林在另一方面也有先见之明，他关注了精神分裂症患者的颞叶，尤其是左颞叶。某些形式的精神分裂症患者表现出了轻微的知觉组织困难。用认知科学的行话来讲就是，上述困难似乎反映了对知觉进行"自上而下"控制（或者说"过滤"）方面的失灵：之前形成的一般知觉表征没能对新的感觉信息施加组织影响。我们在第 3 章讲过这种情况，使用的术语是"联想性失认症"。联想性失认症的原因是左半脑受损，要解释这个结果并不困难，甚至可以通过半脑特化的新奇性 - 常规化原则进行预测。成年人中风或者头部受到贯穿性枪伤等对神经产生影响的事件往往会导致典型的联想性失认症。但是，我在《大脑与行为科学》杂志[21]上发表的一篇文章指出，最好将精神分裂症中的知觉混乱的某些方面理解成左半脑神经发育功能障碍引起的神经发育联想性失认症。若干杰出神经科学家的研究有助于理解额叶与精神分裂症偏侧化之间的相互作用，最著名的要数牛津大学的蒂莫西·克劳及其同事。[22]

头部创伤：断掉的连接

外伤性脑损伤是一种特别让人痛心的疾病，因为它主要影响的是年轻人。在 20 世纪初期和中期，造成外伤性脑损伤的主要是贯穿性枪伤。但在今天的西方世界，外伤性脑损伤主要是由交通事故和工伤造成的。通常认为外伤性脑损伤不如阿尔茨海默病、艾滋病或精神分裂症那样充满戏剧性，但是，外伤性脑损伤的严重程度丝毫不亚于上述病症。每年单单是在美国，外伤性脑损伤的患者就超过了 200 万人，因而，外伤性脑损伤有时也被称作"静默的流行病"。[23]

在大多数情况下，患有轻微头部创伤的患者似乎能在受伤后几周内完全康复。轻微头部创伤对运动、语言或知觉能力都不会造成持久的损伤。记忆力与注意力方面的缺陷会持续更长时间，但最终都会消失。患者显然是"完全康复"了，可以出院享受生活了。

但是，在某些微妙的方面，这些年轻人不再是以前的自己了。他们往往会失去驱动力、主动性和竞争优势。他们会变得被动又冷漠。他们往往会开一些不合时宜的玩笑，情绪反复无常，暴躁易怒，还容易冲动。普通观察者往往无法从上述变化中看出其神经上的损伤。在天真的传统二元论看来，它们只是"人格变化"，就好像"人格"完全是一种颅外特征。但事实上，上述变化反映了执行功能受到的轻微损伤以及额叶的轻微功能障碍。

上述患者的 CAT 扫描与 fMRI 结果往往与常人无异。因此，多年来，研究人员一直相信这些患者没有遭受长期的脑损伤。的确，他们中的大多数人的额叶没有结构性损伤。但是，随着功能性神经成像的问世，研究人员除了研究额叶的结构，还能对其生理机能进行研究。约瑟夫·马斯德乌及其同事用 SPECT研究了轻微头部创伤患者的脑血流模式。[24]他们的脑血流模式无一例外地处于反常状态，额叶的血流量往往低于正常水平。即便 fMRI 结果正常，仍然存在这种"额叶功能低下"的情况。

与精神分裂症类似，闭合性脑损伤患者的情况往往让人疑惑不解：一方面额叶没有结构性损伤，另一方面却存在功能障碍。同样，其原因可能是脑干和额叶之间的双向投射受到了损伤，也就是网状额叶断连综合征。许多神经科学家一直认为这种损伤很容易在头部创伤中出现。如今，终于可以从原因和结果两方面了解这一损伤了。

凯文的例子比较特殊，因为他受到的导致连接断开的损伤足够明显，可以通过 CT 观察得到。不过，在多数情况下，造成通路断裂的损伤过于轻微，无法通过 CT 观测得到，有时候就连传统的 fMRI 都无法观测得到。但是，当今最新的神经成像工具变得越来越普遍，研究人员能够借助上述工具对长通路进行准确的直接观察。MRI（DTI）就是这样的技术。该技术能够追踪生物组织中的水分子的弥散向量，并且通过这种方式推断出长通路的方向和完整性。DTI 被越来越多地用来描述各种神经认知障碍，[25] 我认为，在许多外伤性脑损伤（即便是那些最"轻微"的情况）中都会发现连接脑干腹侧和额叶的长通路受到了损伤。

该理解带来了一个好消息和一个坏消息。坏消息是，再轻微的头部创伤都可能会造成持久的损伤，超出人们之前的想象。该损伤几乎无一例外地会对额叶的功能造成影响。好消息是，找到原因是研发有效疗法的第一步。网状额叶断连综合征作用于突触前部。由于额叶内部没有损伤，关键神经递质（负责信号在神经元之间进行传递的化学物质）的受体基本上完好无损。

这样一来，真正的"认知向性"药物在闭合性脑损伤的治疗方面就有了用武之地。[26] 所谓的认知向性药物是指直接作用于某种认知缺陷的药物。对头部受伤的患者进行药物治疗并不是什么新鲜事。不过，上述治疗背后的传统理论是用药物来控制癫痫、抑郁等头部创伤的通常结果，而不是直接用于治疗认知缺陷。直到 20 世纪 90 年代中期，研究人员才首次尝试直接用药物改善外伤性脑损伤患者的认知。不出所料，正如我们之前所讨论的，药物作用的对象主要是多巴胺系统。[27]

注意力缺陷症与注意力缺陷多动症：脆弱的连接

如果有人想要举办一场"10 年疾病"竞赛，那么注意力缺陷症和注意力缺陷多动症一定会榜上有名。[28] 在 20 世纪末和 21 世纪初，对上述病症的诊断往往比较宽泛和随意，人们对其背后的机制缺乏了解，有时候甚至完全不了解。父母往往将孩子在学校的失败归咎于注意力缺陷症，而成人也用注意力缺陷症来解释自己人生的失败。很多父母会要求医生"检查一下我的注意力缺陷症"。这个要求当然是说不通的，就好比问了这样一个荒谬的问题："我的绿毛衣是什么颜色的呢？"但是，许多医生满足了他们的要求，而且那些不这样做的医生往往会有失去患者的风险（我就遇到过这样的情况）。有的患者在得到令他满意的诊断之前会不断地换医生。

当我们不再基于患者的实际情况做出诊断，而是按照患者的要求做出诊断时，显然我们要面对的问题就不只是临床上的疾病了。我们遇到了一个社会现象。或许需要用社会学和文化人类学方面的单独研究来探究注意力缺陷症演变为一种社会现象的成因。我认为这是由若干复杂的文化因素共同造成的。

首先，它和父母对孩子或其自身失败的内疚感有关。临床诊断能够消除这种内疚感，甚至是责任感。在各种诊断标签层出不穷的年代，这是一种减轻对失败生活的责任的一种有效方式。其次，这与范围不断扩大的个人权利和反歧视运动不无关系。一旦有了临床诊断，就可以在各种各样的情况下获得各式各样的让步和特权。再次，注意力缺陷症现象暗合了美国人根深蒂固的观念，那就是只要用对了药，就能够搞定任何事情（对注意力缺陷症而言是哌甲酯）。这或许可以解释这样一种现象：学习障碍是当代另一种被过分夸大的诊断结果，但该诊断结果远不如注意力缺陷症普遍，人们对于寻求学习障碍这一诊断结果的热情也远不如注意力缺陷症，原因是没有现成的治疗学习障碍的特效药。最后，公众对注意力缺陷症诊断的热情在很大程度上与"注意力"这个看似明白无误的概念有关。与"记忆力"一样，每个人对"注意力"这个词语的含义都有一种直接的理解，尽管人们的理解往往有误。这种直接理解会让人们对自我诊断产生一种盲目的自信。没有人会对自己的胰腺进行反思，但所有人都会反思自己的内心。因此，很少有门外汉会通过自我诊断得出自己得了胰腺炎的结论，但大多数人会不假思索地认为自己患有注意力缺陷症。

注意力缺陷多动症以及各式各样的语言、非语言学习障碍是最具弹性的诊断结果，其弹性还要甚于学习障碍，即使是有资质的专家做出的诊断。这是必然的，因为注意力缺陷多动症没有单一、确定的病原体。可以用固有的离散术语来描述由特定的病原体引发的疾病。认为乙型肝炎与丙型肝炎之间存在"连续性"的观点会让传染病专家觉得荒谬至极。但是用一系列认知症状来定义的综合征就比较特殊了，尤其是这些综合征可能是由若干不同的病症造成的。当这些病症在神经解剖学上的表现宽泛又有重叠的时候，要对这些综合征下定义就更困难了。由于疾病的神经解剖学特征对认知缺陷模式的影响要大于生物学因素（许多医生和心理学家对此认识不足），疾病的认知和神经解剖学特征与生物学因素之间的关系变得极其复杂。因此，不能将由认知和行为构成的综合征视为内在的离散实体，而应当将其视为连续的多维症状在分布上拥有任意边界的区域。

让概念上的诊断和实际诊断变得更复杂的是，引发上述神经发育疾病的病理学过程几乎从来没有焦点，因为大自然没有义务遵守我们的离散分类指南。因而就有了所谓的不同类型的学习障碍和注意力缺陷多动症的合并症，但事实上，它们根本不是合并症，因为我们看到的某个个体呈现出来的不同症状通常是由单一的病理学过程引起的，虽然其神经解剖学特征是离散的，但它并不是多个单独的病理学过程。

在如此复杂的背景下，有必要对"注意力"和"注意力缺陷"这两个术语再次进行精准定义。注意力缺陷多动症是一种真正的疾病，而且发病率非常高，能够实现精准诊断和治疗。已经存在大量注意力缺陷多动症方面的严谨研究，托克尔·克林贝里在其了不起的著作《超负荷大脑》中对许多研究成果进行了总结。[29]真正的注意力缺陷确实会给认知造成非常严重的影响。曾有观点认为，从事极为熟悉的思维活动是完全"自动的"，根本不需要注意力，但最新的研究成果对该观点发起了挑战，这一新发现也凸显了注意力缺陷对认知的严重影响；事实上，即使是极为熟悉的思维活动，在一定程度上也处于注意力的控制之下。[30]注意力通常被比作一个照亮我们的内心或物理世界的某个角落的手电筒，让我们免受环境中各种纷繁复杂的事物的干扰。这个手电筒的比喻是否反映了某些生物学现实呢？可能是这样。我们在审视这个比喻时会发现，注意力涉及由前额叶皮质及其连接组成的复杂神经机制。因此，我更喜欢用的比喻是"一组舞台灯光"而非"一个手电筒"，因为起作用的是大量的通路，而不是单一通路。

一旦我们将注意力缺陷多动症与额叶功能障碍联系起来，就不会对注意力缺陷多动症极高的发病率（即便在严格甚至是保守诊断的情况下亦是如此）感到惊奇了。我们已经知道，额叶极易受到一系列疾病的影响，因而额叶功能障碍的发病率非常高。注意力缺陷症和注意力缺陷多动症通常指的是额叶及其相关通路出现轻微功能障碍，但没有其他比较严重的功能障碍的情形。额叶功能障碍可能由多种原因引发，发病率高，因此，真正的注意力缺陷多动症的发病率高也是理所应当的。但是，如果仅仅把注意力缺陷多动症当作一种轻微的额叶疾病就过于草率了。

为了进一步阐述"舞台灯光"这个比喻，我们必须提醒自己，"一组舞台灯光"只是一种工具。必须有人（或物）负责选择合适的灯光并决定要打开多久。从神经科学的角度来说，这意味着必须找到行动目标，而且目标必须在一段时间内对行为起到有效的指导作用。我们已经知道前额叶皮质负责目标的设置和维护。行为者，也就是灯光师，负责控制舞台布景的控制台。

"舞台灯光"的比喻还意味着有一个需要被照亮的舞台。这个舞台存在大脑当中，主要是在皮质半脑的后部。它们是最直接参与输入信息处理的结构。眼前目标的性质决定了哪些特定的后皮质区域必须进入最优激活状态（也就是被某个恰当的舞台灯光照亮）。对上述部位的选取过程是由前额叶皮质完成的，前额叶皮质会选取相应的恰当"灯光"。"灯光"本身位于脑干腹侧的核团当中，它们可以借助上行通路有选择地激活大面积的皮质区域。前额叶皮质通过自身通往脑干腹侧的上行通路对"舞台灯光"加以指导。最后，前额叶皮质基于它从后皮质接收到的反馈调整其对"舞台灯光"的控制。

总之，注意力可以被描述为一种有关前额叶皮质、脑干腹侧和后皮质之间复杂互动的环形过程（见图 10.2）。该环形过程的任何一处出现问题，都可能对注意力产生干扰，引起某种注意力缺陷症。

上述分析的第一个推论是，注意力缺陷症是最常见的脑损伤的后果之一。第二个推论是，注意力缺陷症存在一系列特殊的变体，有些变体伴有多动症，另一些变体则不然。第三个推论是，上述对注意力机制的理解能够让人们对注意力缺陷症和半侧注意缺失这两种传统上被分开看待的疾病有一个统一的认识。注意力缺陷症通常被当作一种神经发育障碍，属于儿科和青少年精神和神经科的范畴。相反，半侧注意缺失和偏侧忽略指的是患者没有完全注意到或者完全忽视了一半的刺激，可能会影响一半的视觉空间甚至是患者一半的身体，这属于治疗中风等局灶性病变影响的神经科范畴。我认为上述两种情况密切相关，影响的是图 10.2 中三角形的不同边。前额叶皮质与脑干中的唤醒和激活机制之间的连接一旦受到结构性或生化性损伤，就会导致注意力缺陷症和注意力缺陷多动症，而后联合皮质与脑干或负责唤醒和激活的丘脑核之间的连接受损则会引发偏侧忽略或半侧注意缺失。

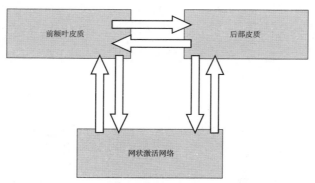

图 10.2　前额叶皮质—网状激活网络—后部皮质注意力循环

两组通路都能够投射到左右半脑。不过，额叶网状通路的特点是其轨道相对位于中线位置，而左右半脑的投射轨道彼此靠近。相反，将脑干、丘脑核与左右半脑后部连接在一起的通路拥有完全独立的轨道，因而在中风等局灶性病变中受到的影响也是独立的，从而引发明显偏侧化的半侧症状。[31]

不过，由额叶网状通路和脑干、丘脑核通路调节的注意力的各个方面在功能上是不同的。前一组通路参与的主要是受眼前认知语境驱动的"自上而下"的主动注意过程。相反，后一组通路参与的主要是由外部刺激驱动的"自下而上"的无意识注意过程。上述分工与蒂莫西·布希曼和厄尔·米勒对猴子的细胞外记录研究结果一致。[32]

前额叶皮质及其与脑干腹侧之间的连接（控制"舞台灯光"的手）在注意力机制中发挥着关键作用。正是因为脑干腹侧含有一些参与唤醒和激活的核团，所以"舞台灯光"这个比喻比"手电筒"比喻更能说明问题。当我们谈论注意力缺陷症的时候，我们通常指的是这些系统。造成上述系统损坏的确切原因各不相同。既可能是遗传造成的，也可能是早年后天形成的。既可能是生化性的损伤，也可能是结构性的损伤。如果是后一种性质的损伤，或许可以用 DTI 观测到受损部位。我认为 DTI 将为研究注意力疾病的机制提供强大的支持。最近，纽约大学医学院研发了一项更先进的技术——DKI（弥散峰度成像）。该技术不同于 DTI，不受正态分布假设的限制，在区分不同通路对总体的影响方面的功能非常强大。[33]

注意力缺陷症的某些特征通常伴随某种程度的执行缺陷，这一点儿也不让人惊讶。当执行缺陷非常严重的时候，注意力缺陷症的诊断反而显得无足轻重了。但是，如果只有轻微的执行缺陷，也就是注意力损伤比较明显，而执行缺陷微乎其微，那么被诊断为注意力缺陷症就非常恰当了。在大多数情况下，存在影响额叶连接的生化障碍，但是额叶没有受到结构性损伤。在某些情形下，注意力缺陷是高度闭合的，可能与极强的规划能力和远见共存。温斯顿·丘吉尔可能就是这样一个例子。对丘吉尔行为的大量描述都表明其患有注意力缺陷多动症。但与此同时，丘吉尔比自由世界的其他政治领袖都更早地预见到了来自希特勒的危险。因此，不能说丘吉尔是缺陷远见的。

当然，我们知道执行功能这一术语的含义非常广泛，包括各种更加具体的认知功能。一些功能，如工作记忆，本身涉及实时处理。执行控制这个概念所包括的其他功能与实时性的联系就不那么紧密了。战略性军事规划或战略性企业规划往往不需要时刻保持机警，因而哪怕注意力有时候不太集中，也可以保证其被成功地执行，因而就有了温斯顿·丘吉尔现象。从神经解剖学的角度来看，我们所讨论的通路是非常复杂的。其中既包括上行通路，也包括下行通路。在连接额叶与脑干腹侧的内侧前脑束中，下行通路与"指挥的手"的联系更密切，而上行通路与"舞台灯光"的联系更密切。上述通路具有独特的生化特征（比如，上行通路主要依赖的是儿茶酚胺能、去甲肾上腺素和多巴胺，下行通路主要依赖的是谷氨酸/γ-氨基丁酸），因此可以想象，某些神经发育障碍会有选择性地影响一些生化系统，而其他的生化系统则不受影响，从而对注意力和执行功能的不同方面产生不同的影响。相反，宏观损伤引起的大脑功能障碍（外伤性脑损伤便是如此）所产生的影响的差异就没有那么大（对上行通路和下行通路产生同等程度的影响），因而引发的是更加宏观的损伤，对注意力和执行功能同时产生影响。

　　注意力缺陷症中的注意力缺陷往往是有选择性的。它只存在于"乏味的"活动中，而在"有趣的"活动中是不存在注意力缺陷的。如果患者喜欢一项任务（电脑游戏或者是体育运动），在从事该项活动时能产生乐趣，那么患者的注意力是集中的。但是，如果任务无法产生即时的奖励，患者的注意力就会不集中，如在听讲座或者阅读课本时。鉴于前额叶皮质在目标设定、意志力和延迟满足方面的作用，注意力缺陷症与额叶功能障碍之间有着明确的联系。

　　注意力缺陷症有一系列的形式。前额叶皮质的功能是多样的（左右前额叶皮质之间的差异，背外侧皮质与眶额皮质之间的差异），因此，不同结构的前额叶功能障碍会从不同的方面对注意力产生影响。连接前额叶皮质与脑干腹侧核团的通路在生化方面非常复杂。对上述通路的不同生化成分的损伤也会从不同的方面对注意力产生影响。

　　"注意力缺陷症"与"注意力缺陷多动症"的区别在于"多动"。很可能注意力缺陷多动症通常与眶额皮质及其通路的轻微功能障碍有关。这是注意力缺陷多动症往往与眶额损伤中常见的情绪波动有关的原因。相反，非多动形式的注意力缺陷症与背外侧皮质及其通路的轻微功能障碍的关系更密切。

　　注意力缺陷症与注意力缺陷多动症之间的区别仅仅是一个开始。或许存在各种形式的注意力缺陷症，需要不同的治疗方法。随着我们对额叶及其连接的了解不断深入，我们将能够更准确地辨认这些形式的注意力缺陷症，并找出对应的治疗方法。

征服注意力缺陷多动症：来自澳大利亚的托比如何自我康复

托比曾经说自己是一个真正的异类，因为他同时具备三种身份：黑人、犹太人和同性恋者。托比所说的"黑人"是一般意义上的，指的是所有黑皮肤的人，事实上他并不是非洲裔，而是波利尼西亚人。尽管如此，这三种"身份"在许多社会中都代表着受迫害的少数群体，而托比恰好同时具备了三者。

托比在出生 6 天时被收养，因此他的确切出身一直是一个谜。根据他的养父母提供的信息以及他自己的调查可知，托比的生父是一个法国犹太人，生母是来自新西兰的毛利人。他们是悉尼的大学生，托比显然是一次约会强奸中意想不到的产物。托比的养父母是从澳大利亚移民到英国的一对中产阶级威尔士夫妇。他们原本想收养一个女儿，但最终收养了托比，因为他们大一点儿的孩子（也是收养的）是一个男孩，而他们没有可供女孩单独居住的房间了。多年后，托比在一部关于自己的纪录片中动情地说道，他终其一生都在为这种"不受欢迎"的感觉而烦恼。这部题为《化名》(Alias) 的纪录片在包括 1988 年邦迪电影节 (Bondi Film Festival) 和 1988 年悉尼短片电影节 (Sydney Short Film Festival) 在内的多个澳大利亚电影节上受到高度赞扬。

托比是一个早熟的孩子。他学习声乐、笛子和舞蹈。天赋出众的他在许多盛大活动上多次单独演出。但他同时是一个难以管教、任性的孩子。在许多场合，当托比的父母与托比起冲突时，他们都会采用严厉的管教方式。他们会把托比的东西装在一个小包袱里，让他离开房间，不悔过就不准回来。可想而知，托比会在街区游荡一会儿，然后回来敲门，表示悔悟，这样的戏码下次又会重演。但是，有一次，在托比 9 岁的时候，他一走就再也没有回来。他在半夜里走了好几英里[①]，拎着他的小包袱，一路从他长大的郊区走到了悉尼市中心。在那里，他和其他无家可归的孩子一起开始了流浪生活。托比做了几年"牛郎"，以这种方式讨生活。多年后，他带我参观了他赖以生存的悉尼，带我去了一个被叫作"哭墙"的地方（黄色砂岩结构），这是位于牛津街上的悉尼第一监狱的外墙，就在圣文森临终关怀医院的旁边。这些还是孩子的"牛郎"就是聚集在这个地方接客的。最初听托比亵渎地用"哭墙"这个词指称那里的时候，我的犹太情感受到了冒犯，但紧接着我不得不承认这是一种苦涩而又准确的形容。托比给我看了他过去在街上讨生活的时候在墙上的涂鸦——"托比，1976"，字迹已经模糊了。为了保护患者的隐私，本书的其他案例都使用了化名。但是，"托比"在某种程度上是一个真实的名字。这是他在悉尼街头做性工作者时使用的若干"艺名"中的一个。这些年来，托比都会时不时地回来看他的涂鸦，在那里静静地待一会儿，确保字迹没有模糊或者被擦掉。他邀请我一同去"哭墙"朝圣，而我选择不去打搅托比在进行这个仪式时所产生的复杂情感，只是静默地站在一边。托比在街上讨生活时沾染上了各种各样的

---

① 1 英里 ≈ 1.61 千米。——译者注

毒瘾 —— 海洛因、可卡因、安非他明、巴比妥酸盐以及他能够找到的其他任何毒品。托比觉得越来越绝望，无路可走，于是在 16 岁的时候写下了这样一首诗 ——《我对我罪恶女士的爱》，将他的毒瘾比作"罪恶女士"：

> 一个悲伤的故事诞生了，
> 讲述着我对我罪恶女士的爱。
> 这是一个与麻烦和悲伤有关的故事，
> 还少不了孤独。
> 我的女士走进了我的生活，
> 在一个孤独的夜晚，
> 她在我空虚的内心里，
> 静悄悄地安了家。
> 第一年是梦幻，是假象。
> 第二年是愉快的旋转木马。
> 到了第三年，出现了种种迹象。
> 到了第四年，我所有的朋友都发现了。
> 但我仍旧崇拜我的女士，
> 有一天，她嫁给了我。
> 我满怀悲伤，说出了"我愿意"，
> 悄无声息地放弃了我的生命。
> 我的肉体和灵魂因此扭曲，
> 从前的它们还不曾衰退。
> 我痛哭，因为我知道，

> 这就是我们所有人都必须付出的代价。
>
> 热爱的确会变成迷恋，
>
> 我的肉体和我的灵魂一样支离破碎。
>
> 但她依旧在我的耳畔低语，
>
> "直到死亡将我们分开"。[34]

托比 19 岁的时候找到了自己的养父母，与他们和解，开始努力融入主流社会。在接下来的几年中，他了解了各种各样的行业。他一度成为园艺和无土栽培专家、护理师、发型师以及无家可归儿童的顾问。托比在上述各个行业中都相当成功。托比是其所在的农业大学校史上唯一的各科都得了满分的毕业生，因而受邀留校教书，这是一项史无前例的任命。由于托比每天面对的学生比自己大得多，而且托比看上去比实际年龄更年轻，托比蓄了胡子让自己看起来更"专业"一些。托比对创意写作和摄影的兴趣日益浓厚，他的作品也开始取得一定的成就。他对动植物的知识了如指掌，还养过狗、蜥蜴、鸟和老鼠，并在他位于悉尼郊区的房屋前面的小型日式花园的池塘里养过鱼和青蛙。

虽然托比拥有诸多卓越的天赋，但他的工作都做不长久。托比迟早（通常是很快）都会卷入与同事的激烈争吵中，最后被开除或者一怒之下辞职。他总是坐立不安，无法坚持从事任何一项活动。托比的养父母希望托比能好好利用他的天赋，成为一名兽医。但是，正如托比无法坚持做一项工作一样，他也无法坚持从事一种职业。这种不安定的状态是普遍存在的，而且有诸多表现。托比认为他一直处于不安定的状态与他的多才多艺有关，但这显然不是问题所在。

托比的人际关系同样反复无常、混乱不堪，他的社会形象很矛盾。在人们眼里，托比是一个温暖、忠诚和慷慨的人，绝对不会拒绝需要他帮助的朋友。与此同时，托比脾气暴躁、爱与人争辩、好斗，即便对他最亲近的朋友也是如此。对他的非婚生女儿来说，托比是一个疼爱女儿、体贴、乐于奉献的父亲，但托比无法维持婚姻和其他任何类型的长期关系。一旦他进入一段关系，这段关系就免不了走向反复无常甚至彻底的暴力，但它仍然具备强有力的共同承诺。托比一直在与自己的毒瘾做斗争，他加入了一家美沙酮门诊，最终在几轮反复之后戒掉了这个恶习。

我经常往返悉尼，在那里第一次见到托比，然后在托比来纽约的时候又一次与他见面。他那时候 30 多岁，整个人充满了矛盾。我一看托比就知道他是一个异常聪明和健谈的人，同时也非常不成熟。我没有测过他的智商，但我猜应该是140~150，属于智商非常高的人。但是，他经常被自己以及其他人的行为弄得措手不及，显然他没有办法对它们形成预期。事情总是"突然之间""发生"在托比身上的，这意味着他极其缺乏预见的能力。托比掌握的知识所涉及的领域之广、内容之丰富令人叹为观止，但这些知识是杂乱无章、不成体系的。与此同时，托比对身边的人和所处的情境有不可思议的洞见，对人性的把握异乎寻常地精准。他在判断方面的弱点似乎仅限于时间领域，尤其是需要对未来做出预测的时候。托比是我见过的最能说明"洞见"与"远见"不是一回事的例子，上述两种能力的不同竟然能在同一个人身上体现出来。托比拥有异乎常人的洞察力，但毫无远见。

不安是托比最主要的人格特征，清楚地体现在每一次互动中。托比承受的行动和前进的压力是非常明显的。他同时有好几个相互较劲的计划和想法，彼此互不相让。在一个小组社交活动中，托比不得不同时和所有人对话，然后在晚餐中途匆匆离开去做其他事情。托比打电话时总是说着说着就突然来一句"我得挂了"。他的脾气反复无常，刚才还亲切友好、魅力十足，顷刻间就闷闷不乐、充满敌意。我在观察托比和其他人的互动时发现他发怒时非常可怕——极端、无缘无故，甚至让人害怕。不过，他又是如此天资聪颖。他对悉尼了如指掌，是一个有见地又诙谐的向导。

我越来越觉得托比的暴怒行为是不受他本人控制的，托比是不由自主地发脾气的，他自己也非常痛苦。因此，我对托比的同情超越了对他反常行为的愤怒。我感受到了托比的才智和痛苦，因而哪怕托比身上有非常不讨人喜欢的特点，他在我眼中依然非常有吸引力。其他人对托比似乎也有类似的感受。总的来说，托比是一个讨人喜欢的人，有来自各行各业的很多朋友，虽然托比有一些在通常情况下不会被原谅的行为，但他们也不会跟托比计较。

作为临床医生的我对我所观察到的现象越来越着迷。托比明显有多动症，可能还患有躁郁症。他的情感处于不断的强烈波动中。托比提到过他情绪的"高潮"和"低谷"，印证了我的观察。爱好文学的托比有记日记的习惯，从他的日记中也可以看出托比的生活一直处于极端状态，鲜有平衡。托比的日记同时从一个大日记本的两端记起，分为"白天部分"和"黑夜部分"，分别代表托比的"高潮"和"低谷"。托比之前戒毒的经历似乎是一次自我救治的绝望尝试，而自我救治是有一些轻微的、未确诊的状况的人常见的做法。我觉得我应当跟托比聊一聊，建议他寻求专业帮助，但是，我一直没有找到机会，直到我离开悉尼，都没能跟他谈这个问题。半年后，我回到了澳大利亚，托比和我在悉尼达令赫斯特地区的俄罗斯餐厅用餐。他看上去像变了一个人。托比好像知道我在想什么，一开始就讲述了他过去几个月的经历。托比意识到自己在临床上可能有问题，需要寻求专业帮助。托比看了精神科医生，服用了右苯丙胺，这是一种通常用来治疗注意力缺陷多动症的苯丙胺类兴奋剂。

右苯丙胺起了作用。我在悉尼大学做客座教授的 6 周时间里，托比一直在服用右苯丙胺，我观察到药物在好几个社交场合中都发挥了作用（其中就包括参观"哭墙"）。托比更加平静，思虑更深，不那么爱争辩了，也没有过度活跃的迹象。托比不再有相互较劲、竞争或是冲突的想法了，也不会每隔 5 分钟就有改变想法的冲动。托比吃晚饭的时候能够坐得住，表现得很放松，在此之前他一直办不到；如今，用"我得挂了"这句话结束我们通话的往往是我。他的情绪也不再从一个极端突然切换到另一个极端，在大部分时间里都维持应有的状态，一种愉快的中间状态。这是我认识托比之后第一次见他处于一种可以预测的正常状态。托比采取有组织的、以目标为导向的行为的能力显然也得到了改善。他不再呈现出一副不成熟的样子，无论讲话还是行为都非常成熟。后来我发现，托比在接受治疗后的第三个月患上了抑郁症，这是右苯丙胺的副作用。他变得很安静但了无生气，他的思维变慢了。在医生的许可下，托比决定完全停药。他加入了一个互助组，寻求支持性心理治疗。托比觉得他最终理解了自己的情况，这给了他战胜它的力量，总的来说，他是一个更加幸福的人了。直到我写作本书之际，托比表现得都还不错。托比似乎已经战胜了恶魔，成功地做回了自己。

这是托比一生中第一次以相对系统、有条不紊的方式行事。他买下了一个农场，正在将它改造成一个生机勃勃的园艺中心。这也是托比一生中第一次有了可观的、稳定的收入。在我即将结束澳大利亚之行的时候，托比给我带了几瓶我最喜欢的澳大利亚红酒（大部分是西拉酒）作为离别赠礼。这些酒的酿造时间都不长，还需要四五年才能完全酿熟，托比特意让我注意这一点。"你能够等待这么长时间再满足享受的愿望吗？"我问道。"现在我可以了。"托比回答道。

作为托比的朋友，看到他的成功我欣欣鼓舞。作为一个专业人士，我发现这是一个非常有教育意义的案例。在托比这个极其聪颖同时又是典型的眶额功能障碍患者身上，多动与注意力缺陷两种症状彼此交织：规划和预见能力差，控制冲动的能力差，情绪波动大。我还从另一个角度解读了托比过去的毒瘾。处于各种生化失衡状态的人往往会自我治疗，但是结果往往弄巧成拙（不过，必须承认，托比在街上讨生活的那段日子可能对他的各种成瘾现象起了作用）。由于得到了成功的治疗，这些症状一同消失了，或者说至少没有从前那么强烈了。虽然我们还没有完全弄清楚右苯丙胺（或者说用来治疗注意力缺陷多动症的哌甲酯、安非他明等兴奋剂）的作用原理，但是我们知道上述药物有助于强化额叶与大脑其他部位之间的脆弱连接。

托比的生活仍然是一场抗争，他的成功总伴随着痛苦的反复。托比的问题没有完全消失，但他已经知道如何管理它了，至少在某种程度上是如此。知道自己的问题是生化层面的有助于他更好地应对它，也让他不再觉得羞愧。人们不再认为托比的问题是性格缺陷，知道这只是一种疾病。托比已经知道如何应对并取得胜利了。

抽动与玩笑

额叶与叫作基底神经节（尤其是尾状核）的皮质下核团的关系尤为密切。这种功能性关系非常紧密，所以用"大额叶"这个术语可能更恰当，就好比"大纽约区"这个概念，包括韦斯特切斯特郡、长岛部分地区和康涅狄格州的部分地区。额叶纹状体系统的功能障碍会引发一种广受关注的神经系统疾病——图雷特综合征。[35] 图雷特综合征有多种症状，包括无意识的运动性抽动和无意识的言语，通常非常不合时宜、具有攻击性。图雷特综合征所具有的上述特质让它在研究人员眼中非常具有吸引力。

我们一直将神经系统疾病当作一种缺陷，一种损失。这一点反映在我们所使用的术语上：失语症——丧失语言能力；健忘症——丧失记忆。超常记忆（hypermnesia）和超常表达（hyperverbality）往往被社会当作一种记忆或者语言上的天赋，而不是一种疾病。但是，如果将"正常"定义为人群的平均水平，那么根据该定义，天才就是对平均水平的偏离。天才与精神病理学之间的关系让临床医生和饱受疾病折磨（或有过人天赋）的人为之痴迷。埃德加·爱伦·坡就有意识模糊和妄想的症状，很可能还有癫痫，他的作品既有天才的灵光，也有疯狂的想法。[36]

通常要对神经系统疾病和神经心理疾病中的阴性症状和阳性症状进行区分。阴性症状指的是丧失了某个在正常情况下应当具备的属性，如丧失行走能力、语言能力和视力。阳性症状指的是出现了某个不属于正常认知的属性，如幻觉或者抽动。阴性症状更加容易理解、归纳、测量和量化，因而更适合严谨的科学研究。阳性症状往往更难以把握、更神秘，同时也更具吸引力和挑战性。阳性症状意味着存在全然不同的精神世界，神经系统疾病的出现并没有让它完全变得荒凉贫瘠，疾病在掠夺的过程中也赋予了这个世界一些东西。

创造力与心理疾病之间的联系在凡·高、尼金斯基和兰波等人的生活和天赋中是显而易见的。还有一些具有远见卓识的领袖同样如此，他们对我们的文明史起到了塑造作用，展现出了卓越的"执行天赋"。马其顿的亚历山大大帝、尤利乌

斯·恺撒、俄国的彼得大帝，可能还有法老阿肯纳顿（创建了
人类文明史上第一个一神教的埃及法老），都有癫痫症状。在
拜伦、丁尼生和舒曼等人的人生和作品中，创意和创造力的高
峰之间往往散布着绝望和精神麻痹的低谷，他们都是躁郁症患
者。举一些更常见的例子，我时常觉得，我身边天赋出众的人
在他们的精神生活的其他方面都要付出更大的代价，就像天赋
与缺陷之间的平衡得遵守某种无情的零和公式。

如果天赋必定伴随着代价，那么某些神经系统疾病和精神
疾病有时可能也有积极的方面。这些疾病一直让人着迷，是学
术上的挑战。在这些疾病中，图雷特综合征尤其惹人注意，一
直是科学家和公众关注的对象。

图雷特综合征如此引人关注的原因在于它具有丰富的、多
种多样的阳性症状。乔治·吉勒斯在 1885 年对图雷特综合征
进行了最早的描述，他记录下了无法控制的面部和身体抽动、
强迫性的喉音、亵渎的语言和对环境的不断探寻等症状。这些
症状以不同的组合形式出现，往往会随时间而发生变化。症状
可能是微妙的、隐蔽的或极其明显的。症状极其明显的人往往
具有攻击性和反社会的表现。

图雷特综合征患者的临床观察者也发现了一种类似击剑比
赛中常见的敏捷反应和一种独特的认知风格。在观察图雷特综
合征患者的几年时间里，我发现了一种独特的、确定无疑的
思维上的狡黠，思考过程上的敏捷和急躁。患者还表现出带有
古怪的邪恶意味的、不相关的不雅幽默。比尔·克林顿和莫尼
卡·莱温斯基的丑闻曝光时，我认识的一个图雷特综合征患者

在我们的一个共同朋友家里的宴会上手舞足蹈地宣布："我和我的女朋友都没有和总统发生过性关系。"而他的女朋友就站在旁边。在思考图雷特综合征的认知的视觉隐喻时，我想起了巴厘岛的舞蹈。敏捷的古怪思维与敏捷的古怪动作搭配在一起。图雷特综合征并非一无是处，有些患者在空手道和篮球上展现了过人的天赋。图雷特综合征患者的症状通常在童年时期出现，有时候是由创伤事件引发的，随着年龄的增长，上述症状会逐渐消失。不过，在许多案例中，这些症状贯穿了患者的一生。男性比女性更容易患上图雷特综合征。[37] 由于图雷特综合征有各种各样的症状，人们越来越多地将其称作"图雷特综合征谱系"，而不是单一的图雷特综合征。[38] 图雷特综合征会对神经调质多巴胺产生影响，它是大脑中主要的生化系统，也会对叫作尾状核和壳核的神经解剖学结构产生影响，它们对动作的启动等复杂行为起着关键作用。在诸多案例中，图雷特综合征似乎有遗传基础。据说，有些家族同时有图雷特综合征与帕金森病（黑质纹状体多巴胺系统病变）的遗传病史。一些科学家认为，图雷特综合征患者的尾状核或壳核（主要的基底神经节）不知怎么地就逃脱了前额叶皮质的控制。基底神经节和丘脑可以一同被当作新皮质在进化上的前身。在进化过程中，二者的原始作用逐渐被前额叶皮质替代，成熟哺乳动物的前额叶皮质对尾状核和壳核施加影响。人类的尾状核和壳核似乎能引起某种行为，前额叶皮质让上述行为经过一个由各种认知滤镜组成的复杂体系，"允许"某些行为，抑制其他行为。

　　我还认为，图雷特综合征患者的前额叶皮质对尾状核和壳核的调节作用被削弱了。这种去抑制的结果是出现了一些和额叶综合征明显类似的古怪行为。这些行为在社交上往往表现出很强的挑衅意味，因而患者往往是被嘲笑、排斥的对象，有时候甚至会遭受人身攻击。其中最具有挑衅意味的是秽语症。该名词由希腊词语"copra"和"lalia"组合而成，意思分别是"粪便"和"表达"。秽语症患者会不合时宜地在社交场合说脏话。多年前，我在费城30街火车站有过一次阻止一个年轻人被捕的经历。这是一个衣着光鲜的年轻人，他一边在等待登上美国铁路公司列车的乘客（我就是其中之一）队伍中走来走去，一边用最污秽的语言咒骂我们。他还表现出运动性抽动，我一眼就看出这是图雷特综合征的症状。在警察准备抓捕他的时候，我走到了其中一个警察跟前，迅速地解释了他的状况。我很庆幸警察在听我解释之后，仅仅是让他走开了。

但污言秽语不是图雷特综合征典型的"口无遮拦"的唯一形式。为了理解这种口无遮拦的本质，我们必须再一次思考抑制能力的丧失，我们在探讨眶额综合征的时候谈论过这个问题。我们时不时地会觉得社会规范让我们无法公开表达自己的想法。我在街上溜达的时候可能会注意到一些人"太胖了"，一些人"长得丑"，还有一些人看起来"很蠢"。但是，我能够控制这些想法，也就是说，它们不会被我说出来。图雷特综合征患者做不到这一点。图雷特综合征患者心里想什么就会立即说出来。内容可能是贬低人的绰号、各种诋毁的话和令人厌恶的评论等——所有不被允许的表达。"不被允许"可能是理解一些图雷特综合征患者无法控制其不堪入耳的词语的关键。

这就引出了一个有意思的心理语言学问题。为什么语言当中会存在一些在文化上不被允许表达的词语呢？这听起来像是语言的一个矛盾特征。据我所知，大部分，极有可能是全部的语言都有类似的"不被允许"的词语。可能它们起到了情感宣泄的作用，而且正是冲破抑制的行为起到了宣泄的作用。禁果更甜美！图雷特综合征患者想要释放内心紧张的渴望似乎一直存在，而且难以遏制。

随着我们对图雷特综合征的理解逐渐加深，我们开始意识到图雷特综合征包含若干不同的子类型，它们可能代表基底神经节和额叶之间明显存在的不同互动模式。奥利弗·萨克斯将图雷特综合征的二元性描述为"刻板"和"难以捉摸"。[39] 上述症状显然与本书之前提到的反额叶认知的两个最显著的特征相对应：持续症和场依存行为。在大多数图雷特综合征的案例中，"刻板"与"难以捉摸"的症状不是孤立存在的，而是在图雷特综合征的行为中以不同的比例一起出现的。

我认为上述症状的相对严重程度反映了左尾状核或右尾状核和壳核在个别案例中的相对参与程度。许多患者同时有两种症状，这说明该疾病是双侧的。不过，同时存在相对单一症状的案例，这表明存在相对单侧的尾状核／壳核功能障碍。总体而言，占优势的是"刻板"，这或许与多巴胺和左半脑之间的密切联系有关。

图雷特综合征往往与强迫症和注意力缺陷症有关。在强迫症中，反复出现的想法（强迫性意念）和行为（强迫性行为）支配了患者的生活，具有极强的破坏性。强迫症的表现与持续症相似；事实上，强迫症就表现为持续症。有趣的是，强迫症行为的认知不灵活可能是由前额叶皮质中的血清素耗竭引起的，[40] 可以通过服用血清素再摄取抑制剂加以扭转。[41] 相反，注意力缺陷症的特点是极其容易分心，通常也会对认知造成同等程度的破坏。此种分心是场依存行为的轻微形式。我怀疑当图雷特综合征与左纹状体的关系比较大的时候，就会伴随强迫症的症状。当图雷特综合征与右纹状体的关系比较大的时候，就会伴随注意力缺陷症的症状。在这个意义上，"图雷特综合征－注意力缺陷症合并症"这个概念可能是用词不当，因为合并症意味着独立的机制同时发生，但是，图雷特综合征中引起注意力缺陷症的机制可能和引起抽动的机制属于同一种机制，二者都指向了基底神经节，只是有着不同的左右渐变。图雷特综合征的抽动与强迫症的强迫性表现是类似的，因为它们都是持续症的形式，它们的区别在于持续症行为的幅度不同：图雷特综合征的行为幅度较小，而强迫症的行为幅度较大。对上述两种疾病的功能性神经解剖学特征进行细致的测绘，可能会让我们对纹状体所施加的认知控制的层次性产生一些有趣的见解。图雷特综合征的"刻板"表现为强迫性重复行为，如动作型抽动和嘟嘟囔囔等。这些行为可能非常明显，让患者显得很古怪，给他们的社交造成困难。抽动往往被当作有意识地扮鬼脸或者是嘲弄别人。我的一个朋友在他 5 岁时表现出了图雷特综合征的症状，他回忆自己小时候被其他孩子的母亲在操场上追赶，原因是她们认为他故意"扮鬼脸"戏弄她们。

　　"难以捉摸"往往表现为一种想要探索环境中偶然出现的

每一种事物的强烈渴望（通常显得非常怪异）。"难以捉摸"不如"刻板"常见，但它同样非常明显。多年前，它们曾给我留下了很深的印象。当时我正在和奥利弗·萨克斯以及他患图雷特综合征的朋友 S. F. 在曼哈顿上西区漫步。奥利弗·萨克斯一直对图雷特综合征有浓厚的兴趣。S. F. 有 30 岁出头，是一个绝顶聪明、口齿伶俐的人。这个年轻人的探索性行为非常极端，他会被路上遇到的所有事物吸引，无论是一棵树、一个铁栅栏还是一个垃圾桶。我们沿街溜达的时候，他会从一个物体跳到另一个物体上，全神贯注地检查它们。他看，听，摸，闻，用舌头舔。整个场面看起来非常怪异，有时候我忍不住扭头对奥利弗说，"我希望你随身携带了身份证，万一我们都被捕了，能派上用场！"当我们一起抵达附近的餐厅时，这位年轻人立即触摸起了店主，一个看起来很正派的德国中年女士，引得其他客人用震惊的眼神看着他。但是，S. F. 的行为是不经意间做出的，没有任何恶意。看到我是一个正常人，德国女士没有将我们赶出餐馆或者报警，而是一笑了之，不再计较。

　　但是，要清楚地区分某种图雷特综合征行为属于"刻板"的一类还是属于"难以捉摸"的一类并不总是一件容易的事情。同一种行为往往同时呈现出两种特质。我的朋友 L. H. 是一个很有名的摄影师、制片人和作家，他的作品包括获奖电影作品《抽搐和喊叫》（*Twitch and Shout*）以及同名书籍。[42] 他患有比较轻的图雷特综合征。不管交谈对象是谁，L. H. 在与之交谈的过程中总会时不时地突然用手去触摸对方，然后迅速把手收回来，这是一种像击剑一样的抽动动作。他的朋友对这种习惯习以为常，以至于完全忽视。但陌生人对此往往感到惊讶和紧张。这是一种探索性行为吗？还是一种持续症？抑或二者兼具？

我请求 L. H. 和 S. F. 从当事人的角度解释他们不同寻常的冲动和行为。他们是这样回答的：

> 我：你们总是想要触摸某个物体或某个人。在产生这种想法的时候以及在此之前，你们在想些什么？
>
> L. H.：这是一种强烈的感觉好奇，无法抑制。我的注意力集中在身体的某个部位或某个物体上。一旦我的注意力集中在它上面，这种冲动就无法遏制。这是一种我无法抑制的冲动。
>
> S. F.：这是一种触觉好奇，一种想要一探究竟的冲动。我被一个皮椅子、塑料表面或者其他东西所吸引，一定要触摸一下才行。有时候它非常极端。一次我被一个牙刷弄得差点窒息，因为我想把它吞下去看看感觉如何。我在吃饭的时候，有时会想要一头扎进食物里去感受一下食物的质地。有时我又想用刀叉等餐具去研究我的上颚，直到上颚流血才停下来。这就是我喜欢吃三明治的原因——可以不使用餐具，因为即使不是每次都发生这样的情况，早晚也会发生。我常常用手抓着吃，我不在乎别人怎么想。我可以很优雅地直接用手吃饭。
>
> 我：如果你们够不着自己感兴趣的东西，你们会越过障碍去得到它吗？

L. H. : 我可以抑制住我的想法，但是 S. F. 可能办不到。

S. F. : 当我看到一种我暂时触摸不到的东西时，我会在一小时后再回来触摸它。有几次我在搬运笨重的家具时突然想触摸一些东西。因此，我用一只手支撑着家具，用另一只手去触摸我看到的东西。

我 : 你们的欲望有多极端？你们会在分明知道可能会造成破坏性后果的情况下仍然去触摸某种物品或某个人吗？或者说你们能够遏制这种冲动？

L. H. : 我或许可以遏制这种冲动。

S. F. : 我一直忍不住想要触摸电灯泡，然后我的手指就烧伤了。

我 : 为什么是电灯泡呢？

S. F. : 因为它们是那么耀眼。

我 : 人呢？如果你们想要摸一摸街上的警察，你们会这样做吗？

L. H. : 我可能会摸一摸他的警棍（大笑）。

S. F. : 我会试图避免去周围全是人的地方，如地铁站。有时候我会模仿一个人，而不是去触摸他。

我 : 这种想要探究的愿望仅限于触觉吗？还是涉及其他感觉？

L. H. : 涉及所有的感觉。但是对我而言，最终总是和触觉有关。

S. F. : 还有味觉和嗅觉。我过去经常把头埋进马桶里去尝水的味道。不过，我现在不会这么做了。

我：你们在抽动之前以及在抽动的时候会有怎样的体验？

L. H.：有时候抽动是有预兆的，有时候是一种准感觉，像是一种"对抽动的渴望"。我的身体时常会出现一种紧张感。

我：当我和 S. F. 谈话的时候，几乎每隔一段时间我就会听到这种吠叫声。再给我讲讲这种想要发出声音的冲动（部分访谈采取的是电话访谈的形式）。

S. F.：我喜欢模仿声音。有时候我模仿动物，或者其他在某些人听起来非常古怪的声音。我会花几个小时的时间模仿它们，不厌其烦。有时候我会模仿一个词语的某些部分。有时候这个词语并不适合我，不是我的母语中的词汇，我仍然会坚持重复它。如果我听你讲话的时间足够长，我会将你讲话的方式吸收到我自己的讲话方式中去……可能不是模仿你的口音，而是模仿你遣词造句的方式。

我：我可以看得出你对声音高度敏感。你不断地打断我，询问你在电话里听到的所有大街上的环境噪声。

S. F.：的确有这样的高度敏感，不仅仅是噪声，还有话语。我经常会模仿其他人典型的话语和动作……有一次我看到康斯坦丁·斯坦尼斯拉夫斯基的作品中提到模仿会让演员本人发生巨大的转变……当其他人的行为特征变成你自己的行为特征时……类似于这种情况。我曾经和奥利弗·萨克斯待过很长一段时间，于是吸收了他的一些行为特征。

我：他注意到这一点了吗？

S. F.：我觉得没有。

我：这样看来，你极端的感觉好奇包括触觉、味觉和听觉方面。那么视觉呢？上述知觉是如何形成综合的感觉或产生联觉的？

S.F.：所有感觉会一起起作用。当我穿过大厅的时候，我想要触摸所有的事物，比方说一面冰冷的墙壁。我会为它挑选一种心情。我想同时看看墙的左右两侧。我想像穿衣服一样将环境穿戴在身上。站在我背后的一个人不见了，这对我而言就像是我自己减轻了身体重量一样。当我从大屋子走进小屋子的时候，我能够感觉到类似脉冲光一样的物理变化。

L.H.：视觉化现象在我身上同样很明显。由于我是一个摄影师，我的职业会对我产生强烈的视觉导向。我受到视觉化物体的影响，容易被它们吸引。

我：污言秽语呢？为什么某些患有图雷特综合征的人总是想说脏话呢？

L.H.：混蛋……这是一个笑话……因为说脏话是被禁止的。图雷特综合征患者缺乏抑制。

S.F.：我也有想说脏话的冲动，但这种冲动不怎么强烈。我了解到仅有 12%~14% 的图雷特综合征患者会讲一些奇怪的话。我不说脏话，但是会不由自主地说一些内容。

我：如果问题在于无法抑制产生不被允许的念头，那么其他不合时宜的表达又如何呢？如果你在街上看到一个胖子，你会脱口而出"胖子"吗？或者你看到一个相貌丑陋的人，你会脱口而出"丑八怪"吗？

L.H.：我不会，但某些图雷特综合征患者可能会。我知道一个有秽语症的女性。我们一起去了曼哈顿地区的一家非常高档的餐厅，我们在谈话的时候，她会大声对每一个进来的人进行贬低。她看到坐在我们旁边的两个同性恋者就会说"基佬"，看到附近的黑人就会说"黑鬼"，看到两个扎着马尾辫的人进来又会说"嬉皮士"。这些贬损的话不仅针对别人，她也会讲一些贬低自己和我的话。她说"我的家人是……美籍西班牙佬"和"L. H. 是……犹太佬"。然后我们吃完午餐，沿着第八大道散步。当她看到一个秃头的人路过时，她大喊"秃瓢"。她曾经试图阻止自己说这些诋毁的话，但她还是大声说出来了。

S. F.：不，我不会说诋毁的话，但我可能会打手势，比如，当我在街上看到一个胖子时，我的肚子会做出让人几乎难以察觉的动作，模仿突出的肚子。

我：你的图雷特综合征也会对你的心理过程造成影响吗？有没有一种类似"图雷特综合征认知风格"或者"图雷特综合征人格"之类的东西呢？

L. H.：图雷特综合征会产生更高级别的抑制缺乏。这让集中精神变得非常困难，让我非常容易分心。图雷特综合征患者很容易感到沮丧。我过去常常往墙上摔东西，又摔又砸。我还觉得我所具有的不得体的幽默感也是图雷特综合征的一种表现。有一次我参加一个聚会，有人说自己是同性恋者。我立即说自己是三性恋者，喜欢男性、女性和动物。

S. F.：图雷特综合征还表现为喜欢冒险。一次我看到一个男子抢劫一个小女孩，于是停下来出面干预。

　　我：一些研究图雷特综合征的医生认为图雷特综合征与性欲亢进有关。你如何看待呢？

　　L. H.：我认为我自己属于性欲亢进，我认为这也是图雷特综合征的一种表现。但是于我而言，性欲亢进仅仅是对所有体验都保持高灵敏度的一个特例。在性方面，图雷特综合征患者的知觉得到了增强，图雷特综合征会增强所有事物的吸引力。

　　S. F.：在这个文化中，所有事物都带有性色彩，但是我的确精力充沛，爱好也很广泛，这对一个 40 多岁的人来说是肯定的。

　　我：图雷特综合征会让你的生活更加困难吗？

　　L. H.：是的，由于耻辱的原因。无知的人会曲解这些症状，试图用他们有限的理念来解释它们。一次，有人问我是不是在跳舞。还有一次，有人让我闭嘴。

　　S. F.：图雷特综合征让我的生活变得困难，原因并不在于抽动等症状，而是社会问题。社会问题会很容易掩盖图雷特综合征。我大学时在空手道学院就经历了直接针对我的暴力。除了暴力，我还被逮捕了好多次，有一次，是在医院看我的父亲，还有一次，警察把我当成了别人。我无缘无故地就被当成了强奸罪的嫌疑人。我什么也没做，仅仅是因为抽动就会受到警察的骚扰。有一次，一个人试图把我从地铁站台上推下去。我没有报警，由于我的抽动，我不认为警察会相信我。一段时间过后，那个人又把一个女孩推到了列车下……我感到非常悲伤，因为没有早点举报他……但并不是所有的警察都这样对我。还是有一些开明的警察的。

我：图雷特综合征有没有给你的生活带来一些积极的影响呢？

L.H.：当然有了，但是将其转化为财富需要一些天赋。图雷特综合征的强迫性让我在完成工作和让事情终结等方面具有一定的优势。我总有一种想要完成工作、再多做一点事情的强迫感。图雷特综合征让我高度敏感，赋予我感觉好奇，实际上是多感觉的好奇。这对写作和摄影来说都很重要。图雷特综合征还带给我超感觉的成分，让我变得敏感，给我提供事物的线索。我的内心世界因此变得丰富。

S.F.：现在我知道它的确会带来好处。图雷特综合征患者的运动能力往往更强。他们的嗅觉非常灵敏。有一次我很早就闻到了从很远的地方飘过来的新割下的草的味道，而其他人很久之后才闻到。图雷特综合征患者比其他人更爱打听……图雷特综合征让你很有幽默感……图雷特综合征让你精力充沛，但同时它又是冷酷无情的。

我：图雷特综合征对你与其他人的关系有什么影响吗？

L.H.：它在某种程度上帮我过滤掉了无论如何都不会对我感兴趣的人。因此，留下来的人对我患有图雷特综合征毫不介意。他们也是我真正想要交的朋友。

S.F.：我失去了几个朋友，但是我可以帮助其他人。在一个夏令营工作的时候，我见过一个十七八岁的男孩，他不停地洗手。他是强迫症的一个极端案例。他要洗整整一个小时的手，停不下来。我是唯一知道他为什么会这样的人。我关了水龙头，轻轻地用毛巾擦干了他的手，陪着他走出了洗手间。

我：图雷特综合征是如何影响你的身份的？

L.H.：我的身份是图雷特综合征患者。不被接纳是图雷特综合征文化的一个特点，我与其他不被接纳的人之间有一种兄弟情谊。我与其他因自身具有各种各样的与众不同的特点而让别人不悦的群体更亲近。我认为他们更理解我的境遇。

S.F.：图雷特综合征患者是我的身份之一，但不是我的唯一身份……此外，我不喜欢"图雷特综合征患者"这个词。它含有贬损的意味，听起来像是一种职业。

我：图雷特综合征有一种受欢迎的神秘感。你如何理解它呢？

L.H.：确实有这样一种神秘感，我就是图雷特综合征的一个"封面人物"。图雷特综合征有一种神秘感和时尚感，既有充满魅力的一面，也有声名狼藉的一面。图雷特综合征是一种残疾，表现很古怪，但又与我们过剩的文化相呼应。不同于其他疾病，生活没有让图雷特综合征患者缺少什么，而是给予了他们过多的东西。在这个极端政治正确和拘谨的时代，人们会向我们脱帽致意，因为我们充满了生命力，我们沉醉于生活。

S.F.：我们应当区别神秘感和悬疑故事。人们所见的通常是大量古怪的东西，它们在影视作品中出现，目的是让情节更加戏剧化，而它们往往与图雷特综合征患者的人格实质或者现实情况没有任何联系。

我：图雷特综合征对你的生活起决定作用吗？

L. H.：对我来说确实是这样的。

S. F.：从社交层面讲，很大程度上是这样的。对我个人的影响就没那么大了。我的生活不是只有一个维度。

我：你如何应对自己的图雷特综合征呢？

L. H.：我尽量给自己一段在公寓独处的安静时光。偶尔小酌也能起到作用……我还服用大量维生素。

大脑皮层与纹状体

图雷特综合征包含丰富的症状，这使它成了电影制片人和大众传媒的心头之爱，同时也向我们揭示了额叶与基底神经节之间的关系。在过去几年中，这一关系已经成为认知神经科学与决策理论领域的热门话题。从进化的角度来看，基底神经节和额叶之间的关系与丘脑和后皮质之间的关系大致相同：基底神经节和丘脑分别是额叶和后皮质在功能（如果不是神经解剖学）方面的前身。因此，基底神经节曾经负责众多前皮质物种的行为启动和时间组织，几百万年来，执行控制一直由基底神经节负责，在大脑进化初期，与执行控制类似的功能抑制也是由基底神经节负责的。然后，在进化过程中出现了新皮质，基底神经节因而退居配角地位。美国国家眼科研究所的约翰·劳艾雷恩斯及其同事在猴子的尾状核中发现了神经元，这些神经元能够在受到引导的眼动任务中对奖励试验的结果产生预期。[43] 在这方面，有一个有趣的进化谜题。人类对未来的神经表征往往与前额叶皮质有关，如果在猴子的前额叶皮质中发现有类似行为的神经元是非常有趣的。同样，功能性神经成像研究所设计的类似激活任务可能有助于确定尾状核是否仍在预测性认知中发挥调节作用，或者是否已被前额叶皮质所取代。

不过，配角并不意味着无关紧要。为了理解发达的哺乳动物大脑中前额叶皮质与基底神经节的分工情况，我们必须考虑语境的大小和层次。在决定是否采取行动以及如何采取行动方面，我们所考虑因素的范围或狭窄或广泛。作为决策基础的语境的扩大似乎是大脑进化过程中最重要的发展之一，这恰恰是额叶与基底神经节的区别。基底神经节根据非常狭窄的语境做出执行决策（是否行动以及如何行动）。相反，前额叶皮质根据更加广泛和丰富的语境做出执行决策。将语境大小作为决策的基础可以解释图雷特综合征患者和额叶损伤患者身上常见的各种形式的场依存行为。我们环境中的大多数物体（当然包括所有的工具和其他功能性的物体）都有与之相关的特定行为：刀和茶杯的抓握和使用方式各不相同，但标准是一样的。我们会翻阅一本书，也会敲击电脑键盘。这是否意味着我们每次在环境中看到它们，都会去握刀、举起杯子、翻书或者敲击键盘呢？并不总是这样——我们只在大语境需要我们这样做的时候才会做出上述行为：当我们需要切牛排时，当我们口渴而杯子是干净的，而且恰好盛满水时，当我们想从书中获取信息时，或者想要给朋友发一封邮件时。事实上，在大多数时间里，我们遇到上述物体时，只会忽略它们。仅仅是遇到某个物体不会自动触发与该物体相关的行为。但是，严重的图雷特综合征患者或额叶损伤患者往往会出现弗朗索瓦·莱尔米特所说的著名的"使用性行为"。[44]

为什么图雷特综合征和局部额叶损伤都会导致"使用性行为"呢？因为在上述两种情况中，基底神经节都摆脱了额叶的控制，开始自行运作，就像它们在额叶出现之前那样。在图雷特综合征中，基底神经节在生理学上过度活跃，而在局灶性病变中，额叶无法发挥作用。因此，在上述两种情况中，额叶都无法再对基底神经节施加调节作用，基底神经节因而以其最原始的方法开始运作。这种行为模式是由非常狭窄的语境驱动的：某个物体仅仅因为在环境中出现，就可以立即触发适合该物体的行为，即便该行为在更大的语境中并不恰当（比如，抓起别人的杯子就开始喝水，或者穿上其他人的外套，这样做的原因仅仅是杯子或者外套就放在那里）。

"基底神经节行为"与"丘脑知觉"之间存在相似性是必然的。据说丘脑运作的基础是孤立的特征，而不是组织有序的知觉。我时不时地会从我的牛头獒布里特身上看到这一点。虽然布里特在犬科动物中属于非常聪明的，但它依旧是犬科动物，虽然毫无疑问犬科动物拥有新皮质，但它们的知觉主要还是依赖丘脑，即由孤立特征所驱动。布里特会对和真人一样大的橱窗模特或真实尺寸的毛绒玩具做出回应，就好像它们都是活的：布里特会开始吠叫，想要让它们加入到游戏中。同样，布里特也会对一片迎风摆动的纸做出反应，就好像纸也是活的，也想让它加入到游戏中。一种特定的形式或行为本身，而非它们的强制性连接，在布里特的眼里就都是有生命的。布里特在年幼的时候试图与放在我客厅里的山羊皮沙发建立一种亲密的关系。这一次，布里特也是在质地这种孤立特征的引导下做出了反应，而没有考虑其他因素。为了形成知觉连接，需要更多的新皮质，这是布里特所不具备的。正如它的知觉似乎更多地由丘脑而不是后部新皮质引导的。同样，它的行为似乎是由纹状体而不是额叶所导致的。经过一段时间后，我发现布里特会在特定的地方发生特定的行为。我们一起逛过一个电子设备商店，之后布里特每次路过商店时都想要进去，即便我们第一次逛商店的行为并没有带给布里特任何奖励。有一次，我们不得不意外地在百老汇大街的某个地方停下来，之后不论我们什么时候穿越那条街，布里特都会在之前那个地方停下来。在年幼的时候，布里特在纽约哥伦布转盘广场度过了一段欢乐的时光，多年以后，只要到了同一地点，布里特都会表现得兴奋而又活跃。似乎某个简单的原因总能以一种固定的方式触发某个特定的行为。

因此，似乎"语境大小"这一概念同样适用于知觉和行为，新皮质的出现带来了一系列变化，其中就有在大语境、知觉语境（得益于后联合皮质）和行为语境（得益于前额叶皮质）的指引下运作的能力。根据神经生物学的一般情形，我们不应该认为基底神经节和额叶之间的关系或丘脑和后联合皮质之间的关系是严格的二元关系，即要么有皮质控制，要么没有皮质控制。从连续性的角度思考它们的相对作用和它们之间的平衡更有意义。我的布里特拥有一定量的新皮质和前额叶皮质，不过没有人类那么多。

这是否意味着一个没有或仅拥有少量皮质的大脑仅仅能产

生非常刻板的行为，特定的刺激会以一种一成不变的、无意识的和可预测的方式引起特定的反应？有证据表明，几乎没有皮质的神经系统也有学习和采取探究性行为的能力，这些神经系统存在于鸟类、爬行动物和头足类动物身上。因而，上述假设与这些证据是不符的。在鹦鹉和鱿鱼等几乎没有皮质结构的物种身上，我们观察到了因具备上述能力而表现出来的了不起的技艺。我们对这种非皮质探究性行为了解多少呢？语境大小的概念再次提出了一个有用的假说。我们总是会在环境中遇到新的刺激，包括新面孔、新声音和新物体等。通常情况下，我们会忽视它们，即便它们是新的。我们是否会选择对它们进行研究取决于更广泛的认知语境，新刺激仅仅存在于环境中不足以引发我们的探究性行为。额叶损伤患者或某些图雷特综合征患者则不然。对他们而言，环境中的任何新事物都会引发他们强烈的、无法抑制的探索性行为。根据我认识的图雷特症综合征患者的描述，采取探索性行为的冲动无法抑制，它与抽动的冲动一样强烈。这难免会让人联想到弗朗索瓦·莱尔米特对额叶损伤患者的"使用性行为"的描述。[45]进一步推论可知，这也是因为基底神经节摆脱了额叶的控制。因此，受到基底神经节驱动的行为似乎既可以执行过度学习的认知程序，也可以执行探索性行为。不过，二者都是由范围极其有限的语境驱动的。由基底神经节驱动的行为与由额叶驱动的行为之间的差异在于它们所依赖的认知语境的范围和大小。类似地，丘脑知觉和受新皮质驱动的知觉之间的差异也在于上述两个系统知觉整合的范围。

有观点认为，额叶和基底神经节的分工分别遵循"探索"路线（处理新奇事物）和"使用"路线（采取过度学习的行为）。[46] 从广义的进化角度来看，这一观点或许是正确的，因为固定行为很有可能是由皮质下结构控制的。另一种可能是，随着各种形式的认知变得自动化，对它们的控制从皮质水平下降到了皮质下水平。额叶和基底神经节在对行为的控制方面的关系与后部新皮质和丘脑在对知觉的控制方面的关系是类似的。但是，这似乎也是一种片面的看法。事实上，安尼塔·帕苏帕蒂和厄尔·米勒的研究似乎表明存在一种截然不同的关系：基底神经节比前额叶皮质学习得更快。[47] 但是，请记住基底神经节行为与丘脑知觉之间的相似性。丘脑知觉也比新皮质知觉更快——这也是约瑟夫·勒杜研究的快速"恐惧反应"的基础。[48] 考虑语境大小对理解以上两者可能很关键。在学习速度和需要学习的情况的复杂性之间有一种权衡。很可能在一个更复杂的任务中，前额叶皮质与纹状体的学习速率之间的关系与帕苏帕蒂和米勒的发现截然相反。日本学者鲛岛和幸及其同事发现，纹状体对于学习概率环境中各种简单行为的奖励价值非常重要，[49] 这显然是一种探索性行为。但是，如果一个类似的实验涉及更复杂的概率环境（比如，马尔可夫式环境，而非简单随机环境），那么主要是前额叶皮质而不是纹状体发挥作用，我一点儿都不会觉得奇怪。事实上，加州理工学院和艾奥瓦大学的许明（Ming Hsu）及其同事研究了在不同复杂程度的概率环境中前额叶皮质与纹状体在指导行为方面的关系，他们发现，当概率环境缺失关键信息时，正常受试者对眶额皮质的依赖程度更高，对纹状体的依赖程度较低。眶额受损的患者对不确定性变得不敏感，在做决策的时候也不会考虑到不确定性。[50]

诚然，认为纹状体与简单决策相关的观点受到了质疑，原因是研究人员在想要让逾矩的同类遭受"利他主义惩罚"的人身上发现了尾状核被激活。[51]利他主义惩罚指的是你想加诸他人的一种惩罚，原因是他们拒绝接受某个会给第三方带来巨大利益，同时会给你自身带来些许奖赏的交易；该惩罚不会给你带来直接的好处，甚至可能会给你造成直接的损失。很显然，利他主义惩罚是一种带有社会和情感色彩的行为，因而绝对不是简单行为。或许利他主义惩罚与纹状体之间的联系正说明了利他主义惩罚早期的、在人类出现之前的进化根源。

本书在前面阐述了有机体用来协调认知可塑性和认知稳定性的需求，从而探索新奇事物并保留一定的已有惯例的神经机制。我们提出了这样一个观点，左右半脑在皮质水平上有分工，右半脑在处理新奇事物方面发挥着主导作用，左半脑在应对认知惯例方面发挥着主导作用。我认为，这一分工模式起源于进化初期，并且已经通过基底神经节的功能偏侧化进行了调节。因此，基底神经节与前额叶皮质之间存在一种层级关系，在前额叶皮质和基底神经节的水平上都存在"探索"和"使用"的平衡，只不过驱动二者的语境大小不同。在前额叶皮质和纹状体水平上都存在的"探索"和"使用"机制反映在额叶损伤患者和图雷特综合征患者所表现出来的平行症状上。前额叶皮质受损会同时引发持续症（过度探索）和场依存行为（过度使用）。类似地，图雷特综合征患者的特点是抽动行为（过度使用），同时伴随着过度探索行为，本章前面对其进行了描述。我认为，图雷特综合征患者的上述两种症状的相对患病率反映了不同的神经解剖学模式，取决于上述疾病过程中纹状体的相对偏侧化。

科罗拉多大学博尔德分校的希沙姆·阿塔拉及其同事的研究大体上支持我的观点，但是也提出了具体的质疑。虽然大鼠背侧纹状体受损会影响已掌握技能的表现（"使用"），腹侧纹状体受损会影响技能的习得（"探索"），但作者将上述两个过程分别称为"行为者"与"指挥者"。[52] 因此，"探索 – 使用"的协同作用已经存在于系统发育的古老纹状体中。但是，阿塔拉及其同事发现的上述区别的神经解剖学基础与本书提出的不同：它是腹侧和背侧，而非右半脑和左半脑。[53] 想想腹侧纹状体与眶额皮质之间的密切联系，后者又与有机体整合内外部信息的能力密切相关，毫不奇怪的是，由强化作用直接驱动的技能习得涉及上述系统。相反，背侧纹状体与背外侧前额叶皮质有关，后者与行为顺序的执行密切相关。但是，我仍然不会放弃右半脑 – 左半脑的区分。在阿塔拉及其同事的研究中，腹侧和背侧纹状体所受的影响都是双侧的，这会使任何可能的偏侧效应变得不明显。如果他们仔细阅读该书，就会考虑一个 2×2 的设计（同时考虑腹侧 – 背侧和左半脑 – 右半脑），然后观察会发生什么。特拉·巴恩斯及其同事的研究表明，啮齿类动物的神经基底节中同时存在"探索"和"使用"行为。[54] 亨利·尹（Henry Yin）和芭芭拉·诺尔顿[55] 对基底神经节的功能进行了令人信服的总结，并得出了这样的结论：纹状体同时包含以目标为导向的学习机制和习惯机制。以目标为导向的行为主要由尾状核介导，尾状核从前额叶皮质和后多模态联合皮质接收投射。习惯的形成主要由壳核介导，壳核接收来自感觉运动皮质的投射。因此，新皮质的功能组织与基底神经节的功能组织之间存在非常紧密的关联。我们已经知道，某项认知任务的熟悉性和常规化过程与认知控制从前额叶皮质到更靠后的皮质（包括运动前区皮质）的逐渐过渡有关。类似地，两人提出，习惯的形成过程与神经控制从尾状核（或者是啮齿类动物的背内侧纹状体）到壳核（或者是啮齿类动物的背外侧纹状体）的过渡有关。[56]

我们从本书的前述章节了解到，从新奇性到常规化的转变的皮质机制至少有两个维度：从前到后和从右到左。我们还从之前的讨论中了解到，右半脑中的多模态联合皮质（包括前额叶皮质）更多，左半脑中的异模态皮质和运动前区皮质更多。我一点儿都不诧异，甚至敢断言，基底神经节中存在着类似的结构和功能上的不对称性。这意味着右基底神经节中的尾状核（或者背内侧纹状体）更大，左基底神经节中的壳核（或背外侧纹状体）更大。我进一步预测，基底神经节水平上的习惯形成过程也是二维的。它的特点是神经控制逐渐从右背内侧纹状体（或者右尾状核）过渡到左背外侧纹状体（或者是左壳核）。一些具有质疑精神的读者可能会提出如下合理的问题：为什么大量关于各种哺乳动物在习惯形成过程中的基底神经节研究没能得出任何与我的主观猜测相吻合的结论呢？我对该问题有一个同样猜测性的答案。第一，在发现之前首先要进行观察，不

论是科学还是生活都是如此。如果按照语言－非语言的二分法
对半脑差异进行严格的分析，就没必要再去观察除人类以外的
物种身上的这种差异了，自然也就不会去观察基底神经节的差
异了。本书用许多篇幅来推翻这一前提，并试图让人们接受将
新奇性－常规化作为半脑功能不对称的定义基础。新奇性－常
规化区分在所有具有学习能力的物种的任何学习过程中都发挥
着核心作用，其中就有习惯的形成。这一点同样适用于大脑皮
层和基底神经节。因此，请开始观察！第二，必须要将性别考
虑在内。我们从前述章节中已经知道，男性左额叶与右额叶的
功能差异比女性更明显。鉴于前额叶皮质和纹状体在功能上存
在一定程度的统一性，纹状体可能也是如此。因此，所有对性
别不加区分的动物半脑差异样本可能都不够清晰明了。第三，
可能还需要将用手习惯考虑在内。在以人类为受试者的文献
中，大多数有关半脑特化的观点是针对右利手的。由于绝大多
数人类是右利手，注意用手习惯的提醒往往被认为是不言而喻
的。但是，其他哺乳动物并非如此：任何一个样本都有其用手
习惯，而用手习惯在整个物种的各个样本中的分布是非常接近
50/50 的。因此，有关除人类以外的其他物种的大脑功能不对
称的推测或许都应当将样本限制在使用右爪（手）的范围内，
不论受试者是猴子还是大鼠。这些物种中使用左爪（手）的成
员身上会不会表现出相反的功能偏侧化模式呢？功能偏侧化与
左右爪（手）的使用频率之间是否存在连续的对应关系？这些
都是一些有意思的可能。但是，要想通过实验进行评估，必须
首先对动物的用爪（手）偏好进行评估，并在数据分析中考虑

这一因素。这一点往往会被忽视。此外，如果我异想天开的猜测是正确的，那么所有真实存在的半脑功能差异（皮质和纹状体差异）都会在同时包含右利爪（手）和左利爪（手）样本的动物样本中被淹没。遗憾的是，用爪（手）习惯不仅被数据分析忽视了，而且通常在评估的时候就没有被考虑在内，而它应当被考虑到。

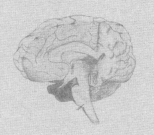

"你能为我做什么"

第11章

"认知向性"药物

对包括我在内的许多神经心理学家而言，科学是我们钟爱的工作，治病救人是我们维持生计的手段。传统上，神经心理学对临床的贡献主要体现在诊断上，在治疗患者方面的贡献微乎其微。神经心理学不是多年来唯一被当作没什么用的包打听的学科。每个和认知有关的学科多多少少都处于这种卑微的境地。治疗精神分裂症患者或抑郁症患者的精神科医生也与之类似。治疗患者精神错乱或者改善患者情绪的药理学方法很多，但是几乎没有治疗患者认知障碍的药物。虽然精神科医生越发意识到患者的认知障碍往往比精神错乱或情绪障碍的影响更严重，但是，很少有直接的努力是为了改善认知。

负责治疗头部损伤的神经科医生也不怎么走运。防止患者癫痫发作的方法很多，但是，这些方法不能给患者的认知带来任何改变，而认知障碍往往比偶尔发作的癫痫影响更大。社会一门心思地挽救生命、治疗幻觉、控制癫痫、治疗抑郁，但是认知（记忆力、注意力、规划与问题解决能力）基本上被忽视了。诚然，许多抗癫痫药、抗抑郁药、镇静剂和兴奋剂的确对认知障碍有一定的作用，但是，这些作用都是治疗其他症状的辅助作用。

阿尔茨海默病等痴呆症对社会起到了警示作用。在最富有的美国和最富有的时代，人类大脑竟然比身体更早衰退，这对公众深信不疑的"身体脆弱，但心灵永恒"的理念提出了严峻的挑战。因此，有必要研发一种可以称为"认知向性"药物的全新的药物。它首要的目的是改善认知。由于医学界和公众对痴呆症的关注点主要集中在记忆力方面，大多数药理学上的努力的直接目的是改善记忆力。在写作本书之际，美国食品药品监督管理局已经批准了若干"阿尔茨海默病药物"和"记忆增强剂"。事实上，上述药物的名称具有误导性。这些药物本质上是胆碱酯酶抑制剂。它们的作用是抑制突触中的神经递质乙酰胆碱分解所必需的酶，从而延长其进入突触后的作用时间。乙酰胆碱作为一种神经递质，在记忆等认知功能中发挥着重要作用。这些作用都是治疗其他症状的辅助作用。阿尔茨海默型痴呆症中涉及乙酰胆碱的生化过程（"胆碱能传递"）受到了损害，该现象也出现在其他许多疾病中。

我首次接触此类药物是在 20 世纪 70 年代末，当时接触的是毒扁豆碱（水杨酸毒扁豆碱），它是第一代胆碱酯酶抑制剂，是现在已经被淘汰了的一种认知增强剂。我们让头部损伤严重的患者服用该药物。[1] 毒扁豆碱的问题是它的作用时长（半衰期）过于短暂，以至于我们不能期待它起到什么持续性的治疗效果。它最多能起到非常短暂的改善作用。为了研究它的改善作用，我和同事设计了一套简单的神经心理学测试。在进行测试时，我的助理鲍勃·比尔德和卡尔·西里奥通过精心测算，抓住转瞬即逝的宝贵时机进行观测。虽然它的效果非常短暂

（有时候还伴有恶性痢疾），但它对记忆力的确产生了微弱的改善作用，而且这种作用是可以复制的。这给我们带来了希望，只要我们对其进行改进，总有一天，这类药物会发挥真正的临床作用。

若干年后，他克林问世了，多奈哌齐（安理申）紧随其后。这些药物也都是胆碱酯酶抑制剂，但是作用时长更长，疗效也更好。不能认为它们仅是"阿尔茨海默病药物"，因为它们的作用不限于治疗阿尔茨海默病。我发现，这些药物对于改善帕金森病患者和氧气不足引发的脑损伤患者的认知也有很好的疗效，不过效果很短暂。虽然它们的效果依然短暂，而且时有时无，但是第二代、第三代胆碱酯酶抑制剂药物的问世揭开了药理学的新篇章，迎来了"认知向性"药物。

最近，一种叫作盐酸美金刚片的新药被美国食品药品监督管理局批准了。该药物针对大脑的若干受体：谷氨酰胺能、血清素能和胆碱能。盐酸美金刚片最显著的作用是作为谷氨酸的拮抗剂。谷氨酸是协调新皮质和大脑其他部位兴奋过程的一种常见神经递质，将谷氨酸当作指标为用药物治疗痴呆症开辟了"第二前线"。有意思的是，刺激 γ-氨基丁酸（一种与谷氨酸共同起作用的抑制性神经递质）有助于延缓发生在猴子身上的与痴呆类似的症状的恶化。[2]

在接下来的几年中，我们无疑见证了作用于各种生化系统的"认知向性"药物的大发展。它们要得到认可还需要进一步的大量研究，受到一些质疑也在所难免，但是，"认知向性"药物这个概念极具启发意义，也恰逢其时。

欧洲也在认知向性药物方面进行了一些有意思的研究。俄罗斯有一个大胆的项目，目的是研究各种药物在神经解剖学上的精确疗效，该项目已经进行了一段时间。莫斯科布尔登科神经外科研究所（40年前我就是在卢里亚在那里的实验室接受培训的）的科学家发现了一系列具体的药效。这些科学家声称，左旋多巴，也就是神经递质多巴胺的前体，能够改善我们通常认为左半脑额叶后部的一些功能：运动排序、言语启动和表达性语言等。用专业术语讲就是，俄罗斯科学家认为左旋多巴能够减轻动态性失语症、运动性失语症和布洛卡失语症的症状。出于同样的原因，左旋多巴似乎抑制了通常与顶叶相关的某些功能（空间定向和空间重构）。他们认为，左旋谷氨酸，神经递质谷氨酸的一种类似物，能够改善与额叶相关的其他功能。左旋谷氨酸能够改善对自身状况的认识（减轻失认症的症状）并且增强幽默感、时间估计和时间排序等功能。左旋谷氨酸还能改善通常与顶叶有关的功能。左旋色氨酸是神经递质血清素的前体，能够改善顶叶的一些功能，但是对额叶的功能有抑制作用。与此同时，左旋色氨酸对额叶的功能起干扰作用，主要是对左额叶。美利定（Ameridin）是一种在美国不常见的胆碱酯酶抑制剂，似乎能改善顶叶的功能，尤其是左顶叶。它能改善对语法的理解，并减轻语义失认症的症状。[3] 俄罗斯科学家上述各种对神经组织起刺激作用的药物与具体的皮质功能联系起来的观点比大多数西方观点还要具体，也更加雄心勃勃。需要对这些观点进行仔细研究和复制，它们具有重要的启发意义。

但是，怎么没有提到前额叶皮质及其执行功能呢？执行缺陷与记忆力的损伤一样常见，一样具有破坏性，因此，在研发适用于额叶的认知向性药物方面理应有同等的社会压力。这方面的研发也处于萌芽阶段，但已经取得了一些明显的进展。我们已经探讨了多巴胺对额叶功能的作用，因此，多巴胺增强药理学在这方面已经有了一些成绩，这不足为奇。

多巴胺系统非常复杂，有若干不同的受体。要想真正起到作用，多巴胺药理学必须针对特定的受体。随着我们对各种多巴胺受体的认识进一步加深，我们也进一步了解了多巴胺增强药物对特定受体的作用。溴隐亭是一种多巴胺 D2 受体激动剂，能够改善普通成年人的工作记忆，[4] 工作记忆是一种与额叶密切相关的功能。罗匹尼罗与普拉克索是两种最近研制成功的D2 受体激动剂，其效用还没有得到确认。[5]

目前，识别特定的多巴胺受体并研制针对特定多巴胺受体的药物引起了广泛的关注。不过，推动该研究的是对精神分裂症的治疗，该治疗过程需要针对特定多巴胺受体的拮抗物。为了强化额叶的功能，多巴胺激动剂可能需要与包括 D1 和 D4 受体在内的多种多巴胺受体有亲和力。这就对制药业和研究工作提出了新的挑战。认知向性药物对额叶功能障碍（额叶本身没有受到大面积结构性损伤）患者可能有不同寻常的疗效。在上述情况下，神经递质受体的位点基本完好无损，这使得药物干预更有效。轻微的外伤性脑损伤就是如此。这是一种特别令人痛心的疾病，因为患者主要是年轻人，其身体状况良好，寿命也不会因此受到影响。外伤性脑损伤通常伴随着工作记忆、决策、注意力、动机和冲动控制等方面的问题。溴隐亭有助于改善头部损伤患者的上述功能。[6]氨基三环癸胺（金刚烷胺）亦是如此，这是一种有助于多巴胺释放并且延缓突触在多巴胺释放之后对其进行吸收的药物。[7]米氮平（瑞美隆）是一种治疗抑郁的常见药，对多巴胺能在额叶中的传递具有增强作用。

上述药物的出现标志着额叶认知向性药物的开端。最近，这个领域也开拓了一个新的疆界。在我写作本书之际，一种新的精神分裂症药物正处于临床试验阶段。该药物由礼来制药的药理学家达利尔·薛卜研制，尚未命名，主要作用于额叶，但主要通过谷氨酸系统而不是多巴胺能系统起作用。与胆碱酯酶抑制剂类似，虽然研发该药物的目的是治疗某一种疾病，但该药物的生化指标可能对许多其他疾病也有疗效，其他疾病的患者也可能从中受益。[8]

我希望还有更多可以期待的。不过，最令人激动的莫过于前沿药物与前沿神经心理学的结合，即让精妙的认知方法为认知向性药物的研发提供精确、个性化的指导。以行为者为中心的认知任务对额叶功能障碍的各种具体形式的变体具有极高的敏感度，可能会对额叶认知向性药物有针对性的研发起到关键的指导作用。

随着上述引人注目的认知向性药物的问世，我们的社会是不是准备好了用它们改善健康人的表现呢？我们是不是打算跨越治疗神经疾病和精神疾病与改善正常认知功能之间的界限？虽然这个主张在十几年前听起来有些离奇，但是，它在现在已经不是什么稀罕事了，而且已经成为权威科学文献讨论的议题。2004 年，以玛尔塔·法拉为代表的若干著名神经科学家发表了一篇题为"神经认知增强：我们能做什么和应当做什么"的意见书[9]。作者之一的诺贝尔奖获得者埃里克·坎德尔是我的榜样（本书随后会提及他的研究），因为他的研究水平很高，而且我们有着共同的背景：我们都逃离了自己的祖国，于他是德奥合并后的奥地利，于我是苏联。坎德尔协助建立了记忆药业公司，以研发创新的记忆增强药物为宗旨。[10]

　　最近，芭芭拉·萨哈里安和莎伦·莫雷因－扎米尔在全球最权威的科学期刊《自然》上发表了评论文章"教授的小助手"，[11]讨论了推动认知增强药理学的正反两方观点。结果如何？支持者多于反对者。作者得出的结论是，在恰当的条件下，跨越使用药物治疗疾病与使用药物提高正常认知表现之间的界限是可以接受的，甚至是可取的。但是，药物治疗不是应对包括认知因衰老而退化在内的各种形式的认知障碍的唯一工具。有关神经可塑性的新发现推动了若干有效的新方法的形成。这是接下来几章的主题。

大脑老化与神经可塑性

　　我们会衰老，大脑也是。脑沟会变宽，脑室会变大。[12] 二者无疑都是脑萎缩的迹象，伴随着树突分支（神经元之间的连接）的部分脱落或者覆盖长轴突的髓鞘的减少。有理由认为在我们衰老的过程中，上述三个过程都会发生。但是，这些衰退不会对大脑的各个部位造成同等的影响。衰退的速率也是高度可变的。我之后会对这种变化的一些来源进行讨论。有两个明显的法则。首先，前额叶皮质很容易受到正常衰老导致的衰退的影响（不像阿尔茨海默病，最先受影响的是海马体）。[13] 其次，右半脑比左半脑[14]更迅速地受到衰老的影响（研究表明，虽然右半脑更早受衰老的影响，但右半脑的发育比左半脑开始得更早）。

额叶容易受到衰老的影响已经是一个公认的事实了。由于额叶在处理新奇事物方面发挥着重要作用，它的脆弱性也符合老年人往往被日常生活和环境中的变化所恼这个一般认识，这些变化往往会揭露痴呆症的一些早期迹象，此时痴呆症的临床症状尚不明显，通常难以觉察。[15]

并不是所有人都接受左右半脑衰老速度不同步的观点，但来自世界各地的越来越多的研究结果支持了这一观点。我回顾了《智慧大脑》[16]一书中的若干证据，将再次进行对其简要介绍。

脑沟在衰老过程中变浅的不均衡性就是这样一个发现。由于皮质组织会随着衰老而萎缩，脑沟，也就是大脑核桃一样的表面上的凹陷会变得越来越浅。从脑沟变浅的程度可以看出皮质萎缩的程度。约翰·霍普金斯大学和美国国家老龄化研究所的科学家团队发现，右枕区和顶区的脑沟在衰老过程中变浅的程度要大于左半脑的脑沟。[17]

脑岛也呈现出类似的明显不对称性，它是隐藏在颞叶、顶叶和额叶交汇处之下的神秘皮质部分，对多感觉整合有特别的作用。几个澳大利亚科学家发现，与衰老相关的脑萎缩在右脑岛中比左脑岛中更明显。[18]

另外，与衰老相关的有趣变化还出现在对积极情绪和消极情绪的处理方面。脑岛和杏仁核中与获得金钱收益的预期有关的激活水平似乎不会随着衰老而降低，但脑岛和杏仁核中与遭受金钱损失的预期有关的激活水平却降低了。这或许表明，右半脑的脑岛和杏仁核结构在衰老过程中的退化程度比左半脑更严重。[19]

不过，日本进行了另一项研究，该研究运用了基于体素的形态学分析（体素是一种三维像素，也是 fMRI 中最小的测量单位；可以通过计算各种神经结构包含的体素个数来估计其尺寸）。该研究表明，与衰老有关的衰退发生在多个大脑区域中，在右半脑中的发生时间远远早于左半脑。对右半脑而言，灰质体积的减少在 40 岁时就已经很明显了，到了 50 岁会变得愈发显著。相反，50 岁时左半脑的尺寸才首次明显变小。[20]

脑萎缩的非对称速率并不限于新皮质。fMRI 研究显示，对年迈的抑郁症患者来说，额叶与右海马体（而不是左海马体）都呈现出尺寸上的减小。[21] 与衰老有关的脆弱性的这两个方面（一个影响额叶，另一个影响右半脑），是不是有着共同的机制？如果是这样，这是一种怎样的机制？为什么左半脑后部相对而言没有受影响呢？请记住，额叶和右半脑对于处理新信息来说都非常重要，一旦个体的新奇世界缩小，既有认知惯例扩张的时候（这正是年龄增长过程中通常发生的情况），二者的相对作用就会减弱。同时，左半脑（尤其是后部）是储存根深蒂固的认知惯例的仓库，因此，其在认知方面的相对作用会随着年龄的增长而扩张。新皮质和右半脑相对迅速的衰退与左半脑的相对完好，是否在某种程度上都与新奇性和熟悉性之间的平衡在衰老过程中的调整有关，进而与不同神经结构的"使用平衡"方面的调整有关？

即使在 20 年前，这种可能性听起来也是完全不靠谱的。若非我们对神经可塑性的能力和作用有了更深刻的认识，这个观点到现在也是难以理解的。多年来，科学家普遍认为，当我们从儿童走向成年时，大脑就失去了它的可塑性和改变的能力。该观点最初是由伟大的神经解剖学家雷蒙·卡哈尔[22]在 20 世纪首次提出的，被认为是神经科学领域的公理，近 100 年来无人可以撼动它的地位。但是今天，越来越多的新证据表明，即便进入成年时期，大脑依然保持着可塑性，或许在整个生命周期内都是如此。原先的假设是，在成年有机体中，死亡的神经细胞是不能被更换的。虽然一直有证据表明鸟类（洛克菲勒大学科学家费尔南多·诺特博姆的研究）[23]和大鼠（印第安纳大学科学家约瑟夫·阿特曼）[24]体内可以长出新的细胞，但是这些证据一直被当作特例而非规则。

不过，后续证据表明，许多哺乳类动物身上都体现了持续的神经可塑性，而且与人类越来越相近。普林斯顿大学的伊丽莎白·古尔德和洛克菲勒大学的布鲁斯·麦克尤恩的研究表明，成年狨猴的神经元仍在继续分裂。[25]神经细胞的分裂还表现在与记忆密切相关的大脑结构海马体上。伊丽莎白·古尔德及其同事所做的另一项研究表明，成年猕猴的大脑皮层不断产生新的神经元。[26]新的神经元补充到了前额叶、颞下和顶叶后区异模态联合皮质中，上述区域参与的是信息处理过程最复杂的方面。虽然越来越多的证据表明神经发育存在于哺乳动物的整个生命周期，但很长时间以来，人类可能也是如此的观点不断遭到抵制。一个经常被援引的观点是，人类和其他哺乳类动物（包括其他灵长类动物）有着本质区别，因为人类拥有积累并储存大量知识的能力，而且这些知识能够终生为我们所用。有观点认为，要储存上述知识，就必须有能够储存知识的神经回路。但这个观点一点儿都经不起推敲。我们已经知道，大脑不是一个静态的实体，大脑随着年龄的增长而不断变化，脑室和脑沟变得越来越大，如果拿一个 20 岁的年轻人大脑的 MRI 与一个 60 岁的老年人大脑的 MRI 进行比较，谁都能发现二者的差异。因此，结构恒定的大脑是不存在的。知识也不是一成不变的，心理学家早在巴特利特时代就意识到了这一点。我们不断地重新配置和关联我们的知识，该过程无疑是由神经回路的变化调节的。既然存在持续的变化，那么知识究竟是如何在大脑中被储存的呢？这是一个让人着迷的深刻问题，神经科学还没有直接着手解决该问题。不管该能力的机制是什么样的，知识很明显不是被储存在某种固定的神经回路中的。人类大脑的神经发育是否持续一生抑或它只是一种进化上的特例，关于这一问题的辩论最终由瑞典神经科学家彼得·埃里克森的研究终结了。彼得·埃里克森证明，人类的海马体（更准确地讲是齿状回）在进入成年时期后仍然可以产生新的神经元。[27]后续研究表明，成人的海马体的神经发育可能会受到药物的影响，抗抑郁药可能会对其产生影响。[28]研究还表明，成人的神经发育发生在成人大脑所谓的室下区，新产生的神经元会从该区域迁移到嗅球。[29]

在齿状回和嗅球之外是否还存在人类神经发育仍然是一个争论不休的问题。可能存在成年神经发育的其他大脑区域还包括新皮质、纹状体、杏仁核、下丘脑以及脑干的各种结构，包括黑质，但这些研究结果都是不确定的，肯定和否定的结论都有，有时候还有相互矛盾的证据。[30]非常有意思的研究结果是，成年神经发育是在脑损伤的刺激下实现的，成年神经发育实际上是大脑自行修复的一种有力的补偿机制。[31]

后续研究表明，成年人的神经可塑性一直到老年时期都存在，即便在患有阿尔茨海默病的情况下也是如此，在某种程度上和某段时间里，能够起到抵消该疾病负面影响的作用。这有助于解释一个看似不合理的发现，即受到阿尔茨海默病影响的大脑也可能保有良好的认知功能。据我所知，纽约阿尔伯特·爱因斯坦医学院和加州大学圣迭戈分校的罗伯特·卡兹曼及其同事最先发现了这一点。他们定期对一组受试者进行神经心理学测试，观察后者的大脑何时能够具备进行神经病理学研究的条件，直到这些人去世。在样本中，有一组受试者直到生命结束时，其认知功能都保持在良好状态，但是，他们的大脑呈现出明显的阿尔茨海默病的神经病理学特征。这些人的大脑的特点是其重量大得不同寻常，拥有数量众多的异常大的神经元。[32]哥伦比亚大学的雅科夫·斯特恩及其同事也发现了类似的现象，大量阿尔茨海默病患者依然保持着完好无损的认知功能。[33]圣母学校修女会患有阿尔茨海默病的修女中也不乏思维清晰的人，我们将在之后对此进行讨论。虽然其他可能的解释都有道理，但老年人仍然可以保有强大的神经可塑性是帮助其抵消阿尔茨海默病对他们产生影响的合理因素之一。

假设成年人的大脑不断地产生新的神经元，它们融入既有回路的具体方式尚不明确。有观点认为，成年人的神经发育对信息处理有害，因为将"幼稚"的神经元嵌入整合良好的回路会起到干扰作用而不是有帮助。最终通过神经网络模型而不是直接实验，或许可能更好更快地了解成年人神经可塑性的影响。

起作用的神经可塑性

有哪些影响神经可塑性的因素呢？这是一个引人入胜的问题，也是一项科学挑战。一旦我们知道如何控制并利用神经可塑性，那么它就有可能成为治疗的方法。在众多因素中，影响神经可塑性的环境因素尤其具有吸引力。人们一生中运用大脑的方式与他们大脑衰老程度之间有着密切联系。

偶然的观察和正式的研究都表明，教育可以减轻痴呆症对人的影响。受教育水平高的人更不容易受痴呆症影响。罗伯特·卡兹曼率先发现，受过高等教育的人群罹患痴呆症（包括阿尔茨海默病）的比例更低。[34]麦克阿瑟基金会健康老龄化研究网络赞助了一项有关老年人认知变化预测指标的研究。教育是老年人认知活力最有效的预测指标。[35]这种关系的基础还没有得到充分的理解。与教育有关的生活方式让人免受痴呆症的影响，还是某些人生来具有极为强健的神经生物特性，使他们更适合接受高等教育，并且免受痴呆症的影响？有理由认为，与高等教育有关的活动的性质而不是高等教育本身能使人们不受痴呆症的影响。与受教育水平低的人相比，受教育水平高的人更可能一生中都在从事脑力劳动，这仅仅是由其工作性质决定的。

假设两组人罹患引发痴呆症的神经疾病的频率相同，同等严重程度的神经疾病对处于良好状态的大脑的影响要小于对状况不佳大脑的影响，因为状态良好的大脑有额外的神经连接和血管储备。同等程度的结构性损伤也会产生较少的功能中断。我们再一次想到了认知状况与身体状况之间的类比。玛丽修女的例子清楚地说明了这一点。她活了 101 岁，直到去世时所做的认知测试的结果都很好，但在她去世之后对其大脑的研究表明，其大脑神经元纤维多处打结、结块，是患有阿尔茨海默病的表现。虽然玛丽修女患有阿尔茨海默病，但她的思维却完好无损。玛丽修女是圣母学校修女会的一名修女，明尼苏达州曼卡多市的圣母学校修女会的修女以长寿而闻名，有大量关于她们的研究和报道。她们也因未遭受痴呆症的严重影响而闻名。人们一直认为，该现象得益于她们终生保有的认知活跃的习惯。这些修女不断地用谜语、纸牌游戏和对当前政策问题的辩论等思维活动来挑战自己的思维。此外，那些拥有大学学位，教授并从事其他具有思维挑战性的活动的修女比受教育水平不如她们的修女的平均寿命更长。[36] 对这些修女的认知状况的观察结果如此引人入胜，以至于研究人员设计了专门的大脑解剖研究来研究认知刺激与树突发育之间的关系。

对这些修女来说，认知训练对大脑的保护作用似乎是逐步累积而成的，持续了一生。人们找到的古老的修道院记录包括修女在 20 多岁时写下的自传。研究人员在研究修女早年的记述与晚年痴呆症的发病率之间关系时，发现了一个令人震惊的情况。那些在年轻时期用更复杂的语法和更丰富的概念进行写作的修女，比那些用简单语法平铺直叙的修女能够更长久地保有思维的活力。[37]

这些研究促使大众媒体推测，痴呆症是一个伴随人一生的过程，在某些人的早年时期就开始产生临床症状不明显的影响，这是她们写简单文章的原因。另一种具有同等程度可能性的猜测是，大脑组织让某些人比其他人"更聪明"的特点抵消了晚年痴呆症的影响。因此，也有可能是在早年养成了大脑使用习惯的修女会不断地锻炼大脑，因而对大脑产生了保护效果，这种效果被证明在其晚年起了关键的作用。

迅速积累的数据表明，经历的影响可能会改变大脑的形态，这种改变甚至是宏观层面的，能够通过 fMRI 技术观察到。首个证据是关于伦敦的出租车司机的，他们的海马体要比同时代的其他人大。英国的神经科学家公布了一个发现，这个发现在几年前还会被当作神经科学上不可能发生的事情。他们对 16 名伦敦出租车司机的大脑进行了扫描，并将其与对照组的50 个大脑进行比较。[38]出租车司机在工作的过程中形成了关于伦敦的复杂心理地图，他们的海马体后区更大。此外，资历越深的出租车司机，其海马体也越大。当然，海马体被认为对学习和记忆（包括空间记忆）[39]具有关键作用，因此，任何需要记忆伦敦这样的大都市的复杂路线的人都必须充分地利用海马体。虽然我一直居住在大城市，但伦敦的巨大规模和毫无规则仍然让我很头疼。这个发现是否能在纽约复制还说不准。在伦敦，出租车司机如果无法辨认几乎伦敦全部的街道，就无法获得驾驶执照。纽约当然没有这样的要求，甚至对基本的英语水平都没有要求。关于伦敦出租车司机的研究可能首次证明了大脑宏观结构与有助于大脑使用的环境因素之间的关系。

与其他相关研究一样，海马体的大小与出租车司机这个职业之间的因果关系尚不确定。不同于纽约的出租车司机，伦敦的出租车司机必须经过严格的测试，而且是真正的职业司机。有人可能认为，只有那些海马体较大的人才适合这个职业。但另一种关联又削弱了这个观点，即海马体的大小与工作年限的关联。换句话说，一个人当出租车司机的时间越长，其海马体就越大。这似乎能明确某种因果关系：海马体的大小与在伦敦当出租车司机的年限成正比。如果再想想工作年限越长往往意味着年纪越大，而年纪越大往往意味着大脑结构会在衰老的作用下变小，这项研究就非常惊人了。看上去，工作需要对海马体的刺激超过了衰老的影响。很快还会有其他类似的发现。其中之一与角回有关，角回是顶叶、颞叶和枕叶交界处的一个皮质区域。右利手者的左角回是最重要的语言基础之一，与处理复杂关系的能力密切相关。伦敦大学神经科学研究所威尔康姆认知神经学系证明，会使用两种语言的人的左角回的灰质含量多于只会使用一种语言的人，而且白质的浓度更高。[40] 这意味着，能够使用不止一种语言的人的大脑拥有更多的神经元和连接。学会第二语言的时间无论早晚，都是如此。有人可能会说，仍然可能存在因果关系倒置的问题，会使用两种语言往往是个人情况（如从一个国家移居到另外一个国家）或出生偶然性（出生在一个多语言的环境中）的函数，而不是基于天赋的选择的函数。有关角回的发现的确反映了由经历驱动的可塑性，而且看起来上述影响不限于年轻人，也体现在老年人身上。另一项研究与颞横回有关，这是位于颞叶中的一个处理听觉刺激的重要部位。研究人员发现，职业音乐家的颞横回要比未受过训练的普通人的颞横回大，前者是后者的两倍。[41] 和伦敦的出租车司机一样，颞横回的大小与练习乐器的时间成正比。这种联系有力地支持了训练是颞横回变大的原因这一观点。

因此，似乎认知活动能够促进神经组织的生长，这种神经可塑性效应可以是非常明确、具体的：某些种类的思维活动与大脑中负责支持这些思维活动的部位的形态变化有关。在伦敦出租车司机、使用两种语言的人和职业音乐家三个例子中，形态测定方面的发现反映了某种长期认知活动的效果，这种认知活动往往要持续几年甚至几十年。但是，神经可塑性效应本身可以在更短的时间内显现出来，戏法研究证实了这一点。一组没有任何戏法经验的志愿者接受了为期三个月的变戏法训练，即在空中抛接三个球，直到达到某种熟练程度。对训练前后的 fMRI 扫描进行的对比发现，左右半脑颞叶和左顶叶灰质的量显著增加了。在训练中断了三个月后又进行了一次 fMRI 扫描，结果显示，虽然上述三个区域在训练的作用下灰质增加，但现在灰质有所减少。

这是一个让人叹为观止的发现，它表明，即使是相对简单但持久的认知活动，也能够影响大脑的形态，而且呈现出可观测到的特定神经解剖学特征。随着类似发现的不断积累，人们将不再怀疑终身神经可塑性的存在及其对认知活动的依赖。

大脑慢跑

如果你接受了终身神经可塑性的观点，并认可终身神经可塑性会受到认知活动的程度和类型的影响，那么顺理成章的结论就是，要有组织、有指导地进行认知训练。1994 年 8 月，我看到一本《生活》杂志，杂志的封面是一张人类大脑的图片。[42] 杂志上的文章认为，思维训练有助于预防衰老引起的智力下降。《生活》杂志通常不是神经科学开拓新领域的地方，这个观点也有点耸人听闻。但是，这期杂志采访了一些世界级的神经科学家，该专题得到了他们的支持。其中就有加州大学洛杉矶分校著名的脑科学研究所的阿诺德·舍贝尔，艾奥瓦大学医学院的神经系主任、当时的畅销书《笛卡尔的错误》和《感受发生的一切》的作者安东尼奥·达马西奥，[43] 位于马里兰州贝塞斯达的国家老龄化研究所的首席科学家扎文·哈恰图良和波士顿著名的麻省综合医院的玛丽莲·艾伯特。几年前，将认知训练当作一种预防智力下降的方法还会被严肃的神经科学家当作"狗皮膏药"斥责一番。但是，如今情况发生了变化。

我看到这本《生活》杂志的时候非常震惊，因为它和我的直觉不谋而合。作为临床神经心理学家，我职业生涯中的大部分时间都在研究受损大脑的康复模式并设计认知康复方法。我的导师亚历山大·卢里亚在通过认知训练帮助受损大脑实现心理康复方面是先驱者。他在二战期间率先研发了这种方法，并用它帮助头部受伤的士兵。我的好友兼同事，神经科学家、作家奥利弗·萨克斯曾经撰文并一针见血地指出，心理刺激对老年痴呆症患者的治疗有作用。我自己的经验也让我得出了认知刺激对外伤性脑损伤的自然康复来说是一剂强有力的催化剂的结论。治疗和预防往往需要采取相似的方法。人们发现，为了预防感染乙型肝炎等病毒而研发的疫苗有助于减轻已经受感染的患者的临床症状。乔纳斯·索尔克等科学家认为，未来预防艾滋病的疫苗将具备双重功能：既能保护健康人群，又能延缓已经感染了艾滋病毒的患者病情的恶化。

　　将系统性的认知训练当作一种改善思维功能的方法并不是一件新鲜事。几十年来，认知疗法一直被用来帮助头部受伤或者中风的患者修复由脑损伤造成的思维功能的退化。如今，我们正在实现从治疗到预防的跨越。越来越多的科学家、医生和心理学家认为，丰富的多样化的思维训练有助于预防思维功能的退化，而思维功能退化的最终结果就是痴呆症。从治疗到预防，这就是现代医学的主题，也越来越成为预防认知衰退的主题。随着公众对痴呆症的残酷后果的进一步了解，这个主题开始广为传播。早先，精神衰退还被当作衰老带来的一种无法避免的正常现象。"变得僵硬""老态龙钟""神志不清"曾经是用来形容这种"无法避免的现象"的通用术语。但是，最新的科学研究表明，很大一部分老年人的思维灵敏程度从未降低，没有经历无法避免的逐步衰退。相反，科学研究表明，存在一种"双模态"，因衰老而丧失认知能力的人与没有因为衰老而丧失认知能力的人之间存在显著的差异。约翰·罗和罗伯特·卡恩在其颇具影响力的著作《体面的衰老》（*Successful Aging*）一书中详细阐述了这一观点。[44] 该书认为，认知衰退并非正常衰老的必然环节，而是一种对一些人或者许多人（但不是所有人）造成影响的衰老疾病。这种疾病被称作"痴呆症"，存在若干种痴呆症，每一种都代表一种影响大脑的疾病。因此，我们通常会用痴呆症的复数形式，而不是单数形式。

因此，命中注定、无法避免的"老态龙钟"是一个迷思。这是一个好消息。坏消息是，痴呆症虽然不是无法避免的，但它非常常见。阿尔茨海默病是最常见的一种痴呆症，其发病率超过所有类型痴呆症的50%。超过10%的人到65岁的时候患有某种类型的痴呆症。美国医疗协会的调查显示，35%~45%的人到85岁的时候都会患上一定程度的痴呆症。据估计，痴呆症在美国大概是第四大或第五大常见的死亡原因。[45]

痴呆症的高发病率意味着，我们必须采取措施治疗它，最好是预防它。不幸的是，心理疾病（痴呆症就是心理疾病的一种形式）一直被人们污名化。人们对待生理疾病的态度要比对待心理疾病的态度开放得多。当人们觉得罹患心理疾病是一种耻辱时，就会保持沉默，假装疾病不存在。因此，不能谈论心理疾病的传统禁忌让社会无法透彻地了解心理疾病，因而没有给予对抗心理疾病足够的重视。幸运的是，这种态度正在迅速发生变化。随着科学的发展和公众认知的深入，上述有关生理疾病与心理疾病的区别对待已经逐步被抛弃。直到最近，大众还幸福地认为，虽然身体是脆弱的，终将腐朽，但心灵是永恒的。如今，大多数人理解了"心灵"是大脑的一种功能，很大程度上也是"身体"的一部分。

罗纳德·里根等知名公众人物号召人们治疗并预防痴呆症的宣言让人们感受到了这项事业的紧迫感和尊严。越来越多的公众对痴呆症有了了解并开始公开谈论这种疾病，这是非常好的发展趋势，引起了人们对现实的足够重视。

那么，应该如何与痴呆症做斗争呢？我们必须双管齐下：治疗加预防。科学家和制药行业应齐心协力，共同研制治疗痴呆症的药物。虽然尚未取得即时的临床效果，但是人们纷纷加入了这场战役，并且充分调动了各种资源，从长期来看，我们有理由保持乐观。正如我们之前所探讨的，已经有若干种治疗阿尔茨海默病的药物获得了批准，它们作用的对象是大脑的胆碱能和谷氨酸能神经递质系统，其他药物还在研发中。

相反，科学界才刚刚开始思考"预防认知衰退"这个概念，这个概念也刚刚进入公众视野。在过去的几十年里，美国文化一直将体育运动当作改善身体状况、对抗衰老的方法。如今，将认知练习作为一种改善认知状况、对抗衰老的方法已经被越来越多的科学家所接受，也逐渐为公众所了解。在过去的几年里，我们见证了公众对健身这个观念在态度上的巨大转变。认知健身不再是古怪的人从事的小众活动，而是逐渐成为媒体的宠儿，下一个热点事件。

虽然对认知衰退的担心和想要预防认知衰退的想法会随着

年龄的增长越来越强烈，但是，认知衰退并不局限于老年人。某些认知能力的衰退在我们通常认为的人生或职业生涯的巅峰时期就已经表现出来了：40 岁、50 岁或 60 岁的时候。在学习语言、计算机语言或象棋等复杂游戏方面，年轻人往往比拥有巨大权力或社会影响力的企业领导或政治领袖更容易上手。在整体自信水平下降之前，我们就已经开始注意自身记忆力的下滑了。这是无法避免的吗？我们的生活是不是一个浮士德式的残酷交易 —— 当我们接近生命的巅峰时，我们就要失去自身的一部分？

当代杰出的专家或拥有巨大权力的企业领导不认为只能在岁月带来的成功与青春的活力中二选一。体育锻炼被当作一种延缓身体衰老的方式。善待自己的身体有助于改善自己在他人眼中的印象，无论从专业还是社会角度来说，都是如此。反之亦然，烟瘾极大和狼吞虎咽往往给人留下与现代社会格格不入的邋遢印象。

不过，我们正处于信息时代。早在几个世纪之前，肌肉就失去了相对于大脑的竞争优势，如今，成功更多地取决于大脑而非肌肉。企业之间的竞争、政治角逐以及科学竞赛都不是以近身肉搏的形式开展的，而是头脑与头脑、心灵与心灵之间的较量。现代战争亦是如此，决定胜负的不是兵刃的锐利程度，而是思维的敏锐程度。军事冲突的结果越来越取决于科技的发达程度。

新的计算技术、虚拟现实和互联网将用一种全新的方式把人类的神经系统和人类研发的计算设备紧密地结合起来。在全新的时代，我们对大脑的依赖程度将超过以往任何时候。那么，如何预防大脑受到疾病的侵袭，防止大脑衰退呢？

社会运作所需要的信息正在呈指数级增长，人类文明进程中也从未出现过可以与现在媲美的如此迅猛的信息爆炸。可以借助某一代人所创造的新知识与其从先辈那里继承来的全部知识之比来描述人类文明史。在古代，这个比值几乎为零，因为知识积累的速度非常缓慢，绘制而成的曲线几乎是扁平的。

然而，特别是在 20 世纪，知识积累的势头变得极其迅猛，而且仍然在不断提速。如今，我们在学校学到的许多知识在我们达到职业生涯的巅峰时就已经过时了。在过去，一个大学毕业生的早期成就足以让其安然度过大部分职业生涯。现如今，想要保持一定的专业水准，就必须终身学习以获取大量的知识。信息曲线的斜率反映了不同文化对以年长者的经验为代表的传统相对于以年轻人的勇气为代表的创新的重视程度。信息鲜有变动的古老文化是建立在对年长者的尊敬的基础之上的。当代亚洲和欧洲某些地方的传统文化仍然保有这种态度。相反，美国社会作为主要社会中最年轻、最不固守传统的一个，是建立在对年轻人的尊敬之上的。这无疑反映了美国在信息方面的活力。上述分析所蕴含的道理非常清楚：终身保持思维活力从来没有像今天一样对成功如此关键。它的作用只会越来越重要。关键信息正在呈指数级增长，但是，人类大脑的生物学特质保持不变，或者变化微乎其微。人们常说大脑的计算能力几乎是无限的，能够适应几乎无限的知识总量。但是，这个被很多人接受的生物学假设受到了挑战。不管大脑在理论上具备多强的计算能力，大脑的计算能力实际上被证明是非常有限的。古时候一个受过教育的人或许能够掌握其所处时代几乎全部的基本知识。但是，如今这绝无可能。大约在中世纪的鼎盛时期或文艺复兴时期，人类文化中的基本知识就已经超过了个人心智的容量。知识越来越分散和专业。有意思的是，备受推崇的文艺复兴时期的人反而是第一代无法掌握其所处时代所有基本知识的人。在一个信息碎片化的世界中，拥有整合不同知识的能力显然是一种关键的竞争优势。这一能力同样需要非常敏捷的思维。

中年人通过体育锻炼降低罹患心脏病的概率，年轻人借助体育锻炼让自己变得更迷人。社会吸引力的标准反映了竞争性成功的一些关键特质，这些特质也会随着人类文明的发展而改变。身体健康也是外表吸引力的一部分，它一直是成功的一个重要组成部分，未来也将如此。几个世纪以来，吸引力的定义一直与外表有关。但是，这个观念正在发生变化。我们正在进入一个信息处理主导人类社会发展的空前的时代。比尔·盖茨将其称为知识社会。进入 21 世纪后，信息对社会的驱动作用越来越大，而社会吸引力的特质将体现为在这个社会中获得成功所必备的素质。敏捷将代替美貌。"愚蠢"比"丑陋"更不招人喜欢。在这样的社会背景下，所有保持良好认知状态的可靠途径都会受到公众热切的欢迎。

认知康复的历史

我们能够从将认知训练作为治疗手段进而作为预防手段的

经验中学到什么呢？将认知康复作为帮助患者从中风和头部受伤中恢复过来的手段已经有很长的历史了，其效果往往喜忧参半。几十年前，亚历山大·卢里亚引入了"功能系统"的概念。卢里亚认为，所有受大脑整体控制的复杂行为都是若干具体大脑功能互动的结果，其中每种功能都是由某个特定的大脑部位控制的。于是，他将这种复杂的心理产物背后的具体功能的互动集合称作"功能系统"。同一种认知任务可以通过不同的路径完成，每个路径背后都有一个有些不同的功能系统。可以借助熟练动作这个简单的比喻来理解这一观点。大多数人在通常情况下都会用右手关门。但是，如果你的右手腾不出来或者受伤了，你也可以用左手关门。如果你要关门的时候两只手各拎着一个购物袋，你可以用牙齿咬住一个购物袋，然后迅速地用腾出来的手拔出钥匙并把门关上。

受损大脑的功能系统会受到怎样的影响呢？二战期间，卢里亚的任务是研究帮助头部受伤的士兵恢复心理能力的方法。脑损伤可能只对功能系统的某些组成部分产生影响，而不是整个功能系统。因此，挑战在于如何用不同的、完好无损的组成部分来替代那些受损的组成部分。功能系统的具体组成部分会发生改变，但整个系统的作用保持不变。为了形成关于同一心理产物的全新认知策略，可以对患者进行再训练，从而形成新的功能系统。虽然这个计划在理论上行得通，但在实践中并不总是有效的。困难在于如何对训练进行转换。假设有一个因头部受伤而失忆的患者。通常采用的康复方法是教给患者各种策略，帮助他记住越来越多的单词。最终，该患者记单词的水平突飞猛进，但这对现实生活来说又有什么帮助呢？这种训练的实际结果有好有坏。从对记忆的某种具体应用到另一种应用的迁移是非常有限的。对我来说，这项事业带有苏联学术研究常见的政治色彩。我发现，卢里亚私下里讨论认知康复的时候带有一丝不屑的意味。

认知再训练在锻炼患者的概括能力方面收效不佳，这一点儿都不让人惊讶。研究表明，即使是神经健康的人，他们在解决问题方面的概括能力也是有限的。并不是他们完全不具备概括能力，而是这种概括往往是"局部的"，而非"全局的"。人们的学习方法往往是掌握与具体情境相关的心理模式。[46]因此，有理由认为概括能力在大脑受损后会变得更加有限。

出于上述原因，出现了更保守、更具体的方法。其目的不是从整体上对心理功能进行开放式改善，而是找出患者遭遇困难的具体的、实际的情境，针对特定的情境进行训练。这种方法起了作用，但这种方法本身决定了它能够发挥的作用非常有限，而且对临床医生没什么吸引力。

大脑可塑性与认知训练

效果有好有坏的上述早期努力都是基于一个前提，或者至少是一个希望，即认知训练有助于改变认知功能。当新的证据表明认知训练有助于改变大脑本身时，该领域发生了翻天覆地的变化。这似乎是不证自明的。当你从事体育活动时，你的体育技能不仅得到了提高，你还长出了肌肉。相反，缺乏锻炼不仅会让你的体育技能退化，还会导致肌肉组织萎缩。最直接的影响表现为，丧失感觉的幼猴的相应脑组织会出现萎缩。此外，之前提到的受经验驱动的神经可塑性的证据，为根据神经心理学和认知科学知识设计的受控制的、结构化的认知训练提供了强有力的支撑。

对认知训练效果起到直接支撑作用的关键证据正在逐步积累，最开始是动物模型。我们知道，沉浸在丰富的环境中有助于大鼠从脑损伤中恢复过来。[47]如今，上述康复效果背后的机制终于浮出了水面。研究人员对分别处于普通环境和充满各种感觉刺激的环境中的外伤性脑损伤动物的康复情况进行了比较。在比较两组动物的大脑时，科研人员发现了令人惊异的差异。刺激组动物神经细胞之间连接的再生（"树突萌生"）比普通组动物更强劲。还有一些证据表明，高强度的心理训练有助于小血管的生长（血管形成），从而改善大脑供血情况。[48]阿诺德·舍贝尔等科学家认为，人类大脑中也会发生类似的过程。系统性的认知激活可以促进中风或头部受伤患者体内的"树突萌生"，这反过来又会促进功能的康复。

上述发现又带来了新的问题：认知激活会不会延缓阿尔茨海默病、匹克氏病和皮质路易体病等大脑退化型疾病的进程呢？上述疾病的特点是大脑不断萎缩、突触连接消失，这些特点又与阿尔茨海默病中常见的淀粉样蛋白斑和神经元纤维缠结等病理性微观特征的积累有关。不同于创伤或中风，痴呆症是一类在不知不觉中缓慢发展的疾病。这意味着，要检验治疗效果，不能仅看它是不是逆转了疾病的进程（至少从现在来看，要实现这一点仍然是一种不切实际的愿望），还要看它能否延缓疾病的发展。不过，有证据表明，认知训练能够在有限的时间里切实改善大脑的生理结构，这一点是确定无疑的。德国马克斯普朗克研究所的科学家用 PET 研究了认知训练和神经刺激药物对处于认知衰退初期的人的大脑葡萄糖代谢的作用。研究表明，两种治疗方法同时进行，能够促进大脑葡萄糖代谢。[49]这项研究还观测了处于静息状态的大脑生理特征的变化，它的背景状态，以及在受到认知任务刺激时的大脑激活模式的变化。精巧的大脑成像技术的问世让我们有机会探索心理过程的大脑基础，这在过去简直是无法想象的。如今，我们能直接观察人在从事某项思维活动时，他的大脑发生了怎样的变化。动物研究和人类研究所积累的新证据为关于认知训练效果的研究提供了全新的思路。不要再试图塑造或重新塑造具体的心理过程了，试着改变大脑本身吧！

虽然我们大多数人同意大脑过程就是心理过程，但各种认知再训练方法背后的逻辑却不尽相同。早期努力侧重于某些特定的功能，希望与该功能相对应的大脑结构能够得到修正。新的方法侧重于认知训练对大脑所具有的开放性的整体效果。每天都要进行训练的网球运动员或高尔夫球手的目标可能是改善某一次击球或者某一次挥杆。这与以具体任务为导向的认知训练是类似的。运动员可能希望通过一定的训练，在其他时间的击球或挥杆动作都能够变得更好，从而在比赛中表现得更好。这就和基于功能系统的认知训练相似。或者，他们的训练计划的最终目标可能不在于比赛本身，而是为了改善身体状况，从整体上增强力量、协调性和毅力。这和努力改善大脑功能类似。虽然第三个目标比前两个目标更宏大，但新的证据表明，这个目标是可以实现的，至少在原则上如此。

动物研究表明，通过认知激活来改善脑力绝不是一个幻想。著名的南加州索尔克生物研究所的科学家研究了丰富的环境对成年老鼠的影响。[50] 他们发现，被养在装有轮子、管道和各式各样玩具的笼子里的老鼠比被养在标准笼子里的老鼠的神经细胞多 15%。"受到刺激"的老鼠在各种"老鼠智力"测试中的表现也比它们"未受到刺激"的同伴更好。它们对迷宫的掌握也更好更快。

这些发现在两方面非常关键。首先，它们进一步反驳了成人大脑不可能长出新的神经元这个古老的观点。其次，结构化的认知强化能够实实在在地改变大脑的结构并改善大脑处理信息的能力。海马体齿状回中的新细胞的生长尤为明显，海马体位于颞叶近中表面，对记忆的作用尤为重要。[51]

成人大脑中新神经细胞的出现（神经元增殖）似乎与神经母细胞有关，神经母细胞是神经细胞的前体，是由被叫作干细胞的通用细胞发展而来的。干细胞和神经母细胞在有机体成年时期继续增殖，但它们往往不能够存活下来并变成神经元。索尔克生物研究所的研究表明，认知刺激能够增加神经母细胞存活并变成成熟神经元的概率。[52]

在认知训练的诸多应用中，最激动人心的作用或许是帮助人们在尽可能长的时间里享有认知健康的预防作用了。先前的认知刺激对智力下降的预防作用普遍适用于所有的哺乳动物吗？似乎是这样的，因为该效应在其他物种身上也有所体现，德鲁及其同事在雄性斯普拉道来氏大鼠身上也发现了类似现象。[53]与从未受过"思维训练"的大鼠相比，之前经历过各种学习任务的大鼠更不容易罹患衰老引起的记忆力缺陷。类似地，米尔格拉姆及其同事也发现丰富的行为有助于老狗保有学习新东西的能力。[54]

"用进废退"这个古老的谚语似乎适用于大脑。率先研究结构化的认知强化对老年人影响的两名科学家分别是宾夕法尼亚州立大学的华纳·沙耶和雪莉·威利斯，两人发表了一篇题为"成人智力功能衰退是否有望逆转"的文章。[55]作者研究了一组64~95岁的人，他们的诸多心理功能都存在认知衰退的问题，而且持续时间在14年以上。相对简单的认知训练能否让他们的思维表现恢复到原来的水平，弥补他们14年里在空间定位和归纳推理方面的衰退？在许多例子中，答案是肯定的。此外，认知康复是普遍的；认知康复在与认知功能有关的若干相互独立的测试中均有体现，而非仅仅体现在用于训练的程序中。这种效果是持续性的：对许多参与者而言，在他们完成训练之后的7年中，康复效果一直都在。作者由此得出结论，该训练计划能够重新激活因为长久不用而变得生疏的认知技能。此后，一系列类似的研究得出了谨慎而又乐观的结论，发表在《美国医学会杂志》[56]和《美国国家科学院院刊》[57]等顶级期刊上。

如果有理由认为认知训练有效，那么为什么之前针对脑损伤的认知康复的结果总是喜忧参半呢？有若干原因。第一个原因是，针对受损大脑与完好无损（或者几乎完好无损）大脑的认知再训练是不同的，也就是治疗和预防的区别。医学知识告诉我们，预防某种疾病要比治疗这种疾病更容易。可想而知，严重受损的大脑对任何疗法的反应都无法与基本健康的大脑对预防的反应相提并论。

第二个原因与认知训练的设计都基于旧的哲学有关。由于认知训练针对的是具体、专门的认知功能，本身非常有针对性。有理由认为，认知训练计划的内容越宽泛，它的效果就越综合。以体育锻炼为例，一个把所有的锻炼时间都花在器械上的人的心血管系统不大可能得到改善。因此，他需要多样化的锻炼方式。

第三个原因与测量治疗效果的方式有关。我们测量某一认知训练的效果的方式是观察其在另一种完全不同的认知任务中的表现，并由此推断其疗效的具体性质。无法观察到任何效果或许是因为没有效果，但也有可能是我们没有找到合适的测量方法。由于我们试图强化基础生物过程，最好能够直接对上述过程进行测量。事实上，用 PET 对认知训练的效果进行评估时，可以观察到葡萄糖代谢得到了改善。[58]

第四个原因与对认知训练效果的合理期待有关。如果大脑的整体功能通过上述训练得到了强化，那么预期效果可能是广泛而又微妙的。无论如何，有关神经细胞在整个生命周期内持续增殖的最新发现为认知训练的事业注入了新的活力，也为其提供了新的理论依据。

认知健康：开启新潮流

体育锻炼的好处人尽皆知，但如何进行体育锻炼就是另一回事了。一些人会抓着厨房门做引体向上，另一些人则会去心血管健身中心。虽然引体向上或许对你有好处（当然，除非你在做引体向上时把厨房门给弄坏了），更复杂的锻炼一定会给你带来更多的好处。这就是我们会花费时间和金钱选择健身器材、私人教练和缴纳会费参加健身俱乐部的原因。

精心设计的锻炼一定是巧妙利用了人体解剖学和生理学的知识。每项训练都是为了增强某个特定的肌肉群或生理系统。根据自身的目标，你可能会选择一套全面、平衡的锻炼方法，或者集中进行某种特定的锻炼。一个大学生运动员的锻炼当然不同于他的教授所做的锻炼，前者是为全运会做准备，而后者人到中年，体重过重，为自己心血管系统的状况忧心忡忡，想通过锻炼预防心脏病。

大脑被称作"小宇宙"不无道理。在所有的生物系统中，大脑的功能和结构最复杂也最多样化。对大脑复杂性的了解为设计一套"大脑训练组"提供了良好的基础。要专门针对特定的认知功能来设计思维训练。我们中的大多数人对认知挑战的好处都有模糊的认知。和体育锻炼一样，你的思维锻炼的复杂程度也有高有低。你在星期天早上做的填字游戏或许对你有好处，你可以把它当作大脑的"引体向上"。但是，你可以做的远不止这些。

如果认知训练能够改善并强化大脑，那么有必要设计一套系统性的训练，来确保大脑的全部（至少是大部分）重要部位都能参与上述训练。在健身训练当中，重要的是以一种均衡的方式对各种不同的肌肉群进行训练。可以通过由不同的、经过精心挑选的训练组成的训练组来实现均衡。对大脑的现有了解让设计一套能对大脑各个部位进行系统性训练的"认知训练组"成为可能。如果间接的（也就是随机的）思维训练对预防痴呆症都有明显的效果，那么靶向的、科学设计的认知训练方法一定更有益。

阿尔茨海默病和其他一些原发性退行性痴呆的早期症状（如路易体痴呆症）是非常不同的。记忆力衰退和出现海马体功能障碍的迹象是大多数上述疾病的早期症状，但并非所有患者都如此。对一些患者来说，早期的衰退表现为找不到合适的词语，这与左颞叶有关；有的表现为空间定向障碍，与顶叶有关；有的是预见能力、社会判断和主动性受到影响，这些是额叶障碍的迹象。虽然总体而言，上述所有部位都容易在阿尔茨海默病中受到影响，但各自的脆弱程度是非常不同的。那么，不同个体的不同大脑结构的相对脆弱程度都取决于什么呢？

荷兰阿姆斯特丹大脑研究所的科学家米尔米兰、范·索默伦和斯瓦伯提出了一个让人惊讶的假说。[59] 他们认为，特定的大脑区域在一生中的激活有助于预防或延缓该大脑部位的退化。依据该观点，将设计作为职业或爱好的人的顶叶得到了保护，从事创作的人的颞叶得到了保护，参与复杂决策和规划的人的额叶得到了保护。

该推论的逻辑结论促人深思，让人惊讶。为了让整个大脑免受退行性疾病的影响，必须设计一套综合性认知训练法，让大脑的各个部位都参与到均衡的、科学的训练中去。系统性认知训练应当是衰老和职业生涯巅峰时期的一项重要活动，这一观念是全新的。但它是体育锻炼的一个自然的逻辑延伸。"身体健康"已经成为一个家喻户晓的名词。"认知健康"成为下一个文化潮流还有一段距离。

不出所料，在过去几年中，致力于强化认知、延缓甚至是扭转衰老带来的认知衰退的公司、网站和产品层出不穷。掀起认知强化运动的条件也越来越成熟。和所有的新概念一样，"认知健康"也有其支持者和反对者。在 2007 年年底的几周时间里，我收看了美国公共广播公司制作的一档节目，该节目邀请了包括迈克尔·莫山尼奇在内的顶尖神经科学家以及支持"认知健康"运动的知名作家，并宣读了刊登在一个主流报刊上的专栏文章，该文章对"认知健康"运动进行了猛烈抨击。[60] 本书无法对该运动进行更详细的回顾和评价，但是，"认知健康"现象已经来到了我们的身边，不论我们是否欢迎它（我个人是赞成这一运动的）。

将认知训练作为预防思维衰退、改善思维功能的方法仍然是一个尚未被涉及的领域。随着我们在这一引人入胜的新路上继续前行，我们将会找到评估其效果的严谨的新方法。在理想状态下，我们希望能够通过功能性神经成像技术对各种类型的认知训练对大脑生理结构产生的影响进行检测，这一点也日益成为现实。究竟有没有效果呢？效果是整体性的还是局部性的？效果取决于训练吗？这些都是 21 世纪需要解决的重要问题。

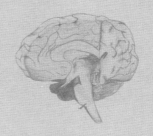

打破与进入：黑箱内部

第 12 章

业余爱好者的漫谈

当我还是莫斯科国立大学的本科生时，我就觉得如下观点非常有吸引力：神经科学要想成为一门成熟的学科，就必须有自己的理论、分析工具和数学运算方法，就像牛顿和莱布尼兹为物理学发明了微积分一样。可以说理论模型对神经科学的重要性超过了大多数其他领域，因为与大脑有关的互动模式极其复杂，因而神经科学的体系更复杂，线性程度更低，具有更多的涌现特征。虽然上述特质让神经科学领域的研究异常引人入胜，但也让严格的实验方法所能起到的作用受到了严格限制。不论我们在一只可怜的猴子的大脑里插入多少电极，实验记录都不可能完全揭示其复杂的神经互动，因为它们的数量太多，过于复杂，而且是非线性的。出于类似的原因，我们目前用来研究人脑中上述互动的功能性神经成像技术能够起到的作用同样很有限。

出于上述考虑，我给自己设计了一门特别的课程，即除了学习心理学外，还要学习数学的各个分支。我对脑科学最早的兴趣点和研究工作是围绕形式神经网络模型（通常被称作神经网络）展开的，它是我的研究工具。那是 40 多年前的事情，在计算机时代之前，当时（至少在苏联）从事神经网络研究还得靠纸和笔，与莫克罗－彼特氏神经模型颇有关系。[1]虽然在计算机诞生之前从事研究有诸多不便，但利用严格的分析工具仍然可以得出有趣的结论。我对这项工作非常着迷，计划成为今天所说的"计算神经科学家"（这个术语的出现是 25 年之后的事情了）。

但是，20 世纪 60 年代末的莫斯科并不适合追求这类兴趣。虽然在莫斯科国立大学及其周边有若干"计算神经科学"的容身之所，尼古拉斯·伯恩斯坦、伊斯里尔·盖尔芬德和麦克·邦加尔等人都从事这方面的研究，但仍然难以形成规模。我的导师亚历山大·卢里亚不知道如何与我的这个兴趣建立联系。虽然他认可需要用数学或准数学工具进行神经心理学研究，但他自己的学术背景、受教育经历和时代精神都不具备让他真正理解它的条件，更别说接受它了。

距离我开始在莫斯科国立大学读书已经好些年了，尤其是自从我来到美国后，我的研究主要集中在临床上。生活不是一个控制变量实验，因此，我无从知道如果我坚持早期的神经网络和其他分析／计算方面的研究，我会不会更加幸福。在实践层面，成为一名临床医生让我的观点更加开放，让我脱离体制获得了自由，这是我内心的无政府主义者一直很珍视的。但是，我早年间的兴趣被保留了下来。我内心一直认为我之所以从事现在的工作是环境变化的结果，而不是我的兴趣或者学术气质改变的结果。

在接下来的几十年间，计算神经科学领域取得了大发展，以我的能力已经无法理解该领域最先进的工具了。不过，我一直在关注该领域的新进展，一直尝试形成我自己有关建模的观点和理论，至少在原则上是可以实现的。接下来，我会介绍一些可能的建模方法，这些方法得益于本书之前介绍的一些观点。普通读者如果觉得这一章过于枯燥、晦涩难懂和技术化，那么可以略过不读。

但是，计算神经科学家会从中发现一些对神经网络模型很有用的观点和想法，或许还能利用它们来设计模型。或许，计算神经科学家会认为，接下来的几页不过是外行人的夸夸其谈。或者二者兼而有之。

机械中的幽灵

我们已经探讨过，大脑有两个基本的偏好：喜欢面对新的情境，以及喜欢运用已有的知识。从新奇性到熟悉性的转变是人类认知的一个基本循环。这是一个反映高级别认知本质的动态过程，就像经典条件反射理论反映了更简单的行为的本质一样。使用现有知识与获取新知识之间复杂关系的本质是什么？上述两种需求在大脑中是如何协调、如何相互支持的？这些问题一直是认知和计算神经科学的核心挑战，对大脑的神经网络模型的设计也非常重要。研究人员在揭示大脑对两方面能力的协调机制方面取得了一些进展（这两种能力分别是对新信息的获取能力和对之前已经形成的神经表征进行无损保留的能力），这些进展对智能仪器的设计和一系列临床应用都具有深远的影响。不过，在探讨上述可能性之前，我们需要详述认知新奇性与认知常规化之间的区别，这也是本书的一个主旨。

大脑中的新奇性－常规化的动态循环尚未得到充分理解，仍然是一个谜题。这一谜题有若干可能的解答，其中一种观点认为，海马体负责认知新奇性，而新皮质负责认知常规化。还有一种观点认为，认知新奇性由新皮质负责，而认知常规化由基底神经节负责。虽然上述二分法反映了有关新奇性－常规化区别的神经机制的某些方面，但仍然未能解释其全部的本质特征。

本书在之前的章节中引入了一种假说，将新奇性－常规化的二分法与半脑特化联系在了一起（参见第4章）。根据该理论，右半脑尤其擅长处理新信息，新信息指的是此时的认知储备中没有能够直接可用的相应心理表征。左半脑尤其擅长借助已经形成的心理表征和策略处理常规的、熟悉的信息。1981年，有关半脑特化的新奇性－常规化假说首次被提出，此后该理论得到了包括横向实验学习、发育和脑损伤研究在内的各种实验和临床范式的有力支持。最近，越来越多的功能性神经成像研究为半脑特化的新奇性－常规化假说提供了进一步的支持（参见第4章）。

认为左右半脑与新奇性和常规化之间的关系有所不同仅仅是更深入的研究的开端。虽然我们已经为理解左右半脑的相对作用引入了一个完全不同的范式，但这不足以阐释上述功能差异背后的实际神经机制。因此，让我们努力提出一种合理的、可证伪的（卡尔·波普尔意义上的）假说吧。

是半脑的何种生物差异导致了上述功能差异呢？我们已经知道，左右半脑的差异普遍存在于人类大脑和非人类哺乳动物的大脑中，从最宏观的神经解剖学水平到分子水平，在任何一个水平上都是可见的。在整体形态上，上述差异表现为右半脑的前凸部和左半脑的后凸部（扭矩），以及颞平面和岛盖部的大小差异（二者都是左半脑的更大）。更细致的差异表现为左右半脑皮质厚度方面的差异（右半脑比左半脑的皮质更厚，至少男性如此）。在极为细致的脑细胞结构方面，左右半脑梭形细胞的数量也有差异，右额叶中的梭形细胞数量多于左额叶。左右半脑在多巴胺和去甲肾上腺素的生化通路的投射方面也存在差异，多巴胺和去甲肾上腺素是对大脑信号传输起关键作用的主要化学物质（神经递质和神经调质）。左半脑中的多巴胺通路稍微多一些，右半脑中的去甲肾上腺素（去甲肾上腺素能）通路稍微多一些。最后，在分子水平上，左右海马体的 NMDA（N-甲基-D-天冬氨酸）受体的微观单元的分布也有差异。NMDA 受体在记忆和学习中扮演着关键角色，因为它们使神经元之间的信号传递成为可能。对信号传递起调节作用的是谷氨酸，这是大脑中最常见的一种神经递质。我们还知道海马体对记忆过程非常重要。

　　无一例外，人类和其他哺乳类动物都具有上述各种各样的左右半脑差异。我们已经讨论过，这种共性对将左半脑与语言联系在一起、右半脑与非语言过程联系在一起的传统半脑特化理论提出了严肃的质疑，因为传统理论对无法处理语言的非人类哺乳动物来说是毫无意义的。相反，半脑特化的新奇性－常规化理论是可以适用的，至少在原则上可以适用于所有有学习能力的有机体。那么，让我们尝试勾勒出左右半脑之间的生物差异可能具有的形式化、机械化模型，并思考用于研究上述模型的涌现特征的方法吧。

为此，我们要考虑四个因素：皮质组织的结构形态学特征；通路的架构；形成长期记忆的突触机制；两个儿茶酚胺神经调质体系——多巴胺能与去甲肾上腺素能。我们将研究上述因素如何引起作为涌现特征的半脑功能差异。每一种因素或若干因素的组合都可能是造成半脑功能差异的主要原因。事实上，可能是上述因素之间的某些有趣的互动在起作用。具体而言，我们将提出如下观点和问题：

1. 如果某人想对各种研究所描述的左右半脑的各种形态学差异进行总结，就会注意到如下情况。总的皮质空间在左右半脑之间的分配似乎有所不同。左半脑中的异模态联合皮质比较多（包括颞上回和运动前区皮质），而多模态联合皮质比较少。对右半脑来说恰恰相反：多模态联合皮质（前额皮质、颞下皮质和顶下皮质）较多，而异模态联合皮质较少。左右半脑在皮质空间分配上的差异是否有可能就是左右半脑在信息表征方面存在差异，并且在处理新旧信息上拥有各自比较优势的原因？

2. 在对左右半脑的通路架构差异进行总结时，会出现如下情况。左半脑对局部短通路的依赖程度比右半脑高。相反，右半脑对跨区域的长通路的依赖程度比左半脑高。有没有可能左右半脑的通路架构差异导致左右半脑在信息表征方面存在差异，并且在处理新旧信息方面具有各自的比较优势？

3. 左右半脑中的儿茶酚胺神经调质系统略有不同。斯坦利·格里克及其同事与其他研究人员的研究让我们知道，多巴胺能系统源于腹侧被盖区，通过中脑皮质通路投射到额叶，并通过中脑边缘通路投射到颞叶和海马体。左半脑中的多巴胺能系统比右半脑中多。[2]去甲肾上腺素能系统源自蓝斑核，通过额极投射到广泛的皮质区域，该系统在右半脑中比左半脑中更常见。甲肾上腺素能系统不如多巴胺能系统集中，比多巴胺能系统更分散。此外，多巴胺能系统中的一些类型的受体在分布上也存在不对称性，如右半脑中的 D2 受体较多。[3]神经调质的这些差异是否会对左右半脑的表征产生影响？

4. 长期记忆的形成是通过强化和巩固神经网络中的选择性连接实现的。埃里克·坎德尔等人提出，选择性连接的强化与新突触的生长有关，某些神经递质对突触的生长起到了促进作用。长期记忆的形成以及多巴胺和半脑特化之间的关系尤其引人入胜，为此，研究人员提出了一个精巧而又严谨的理论。埃里克·坎德尔及其同事发现了长期记忆与多巴胺之间的关系，他们证明，在哺乳动物的大脑中，形成长期记忆所必需的新突触的生长是由多巴胺促进的。[4]有没有可能左右半脑的长期记忆的形成机制存在微妙的差异，而存在差异的原因正是左右半脑的多巴胺投射具有不对称性？

上述问题都可以通过直接的科学方法加以解决，但是需要不同的方法。问题 3 和问题 4 可以通过直接实验予以解决，或者是利用活体哺乳动物模型，或者是研究不同情况下的体外突触增殖。而要解答问题 1 和问题 2，最好的方式是计算。解答问题 3 和问题 4 除了需要做实验，还需要用到计算的方法。我们将分别考虑这些将来的研究路径。

多巴胺、记忆和"两院制"大脑

让我们来研究一下长期记忆的形成以及多巴胺和半脑特化之间的关系吧。我们已经知道，哥伦比亚大学的埃里克·坎德尔及其同事发现，在哺乳动物大脑中，形成长期记忆所必需的新突触的生长是由多巴胺促进的。[5]我们也知道，纽约西奈山医学中心的斯坦利·格里克及其同事证明，左半脑中的多巴胺比右半脑中的多。[6]运用简单的三段论推理，我们就能得出如下结论：左半脑为长期记忆的形成提供了更加便利的条件，长期记忆的形成在左半脑中更高效。

接下来要考虑的事情是左半脑中的多巴胺能通路分布的神经解剖学特征。与大多数其他神经递质和神经调质不同，多巴胺能通路受到的限制比较多。它们主要受到三组大脑结构的限制：第一组是基底神经节，从脑干核团黑质投射到多巴胺能通路的黑质纹状体通路；第二组是颞叶的中部结构，尤其是海马体和杏仁核，从脑干腹侧被盖区投射到多巴胺能通路的中脑边缘通路；第三组是前额叶皮质，同样是从腹侧被盖区投射到多巴胺能通路的中脑皮质通路。在上述结构中，海马体与记忆过程的关系最密切，尤其是情境陈述性记忆。虽然长期记忆本身或许是在新皮质中形成的，但海马体在促进这种记忆的形成方面发挥着不可或缺的作用，尤其是起到了将分散在不同新皮质区域的不同成分整合在一起的作用。坎德尔的研究表明，这种促进和整合作用是借助海马体的变化完成的，而海马体的上述变化是在多巴胺的促进下实现的。[7、8] 鉴于多巴胺对长期记忆形成的作用表现在海马体中，因此，有理由认为该过程在左半脑海马体中更高效，因为多巴胺能通路具有一定的偏侧化。

多巴胺与进化过程中出现的半脑特化之间又有怎样的关系呢？坎德尔认为，多巴胺对长期记忆形成的作用并非在整个进化过程中都如此显著。只有在哺乳动物身上，该作用才是显著的。对巨型海蜗牛来说，促进长期记忆形成的是血清素。不同于多巴胺，血清素的分布模式不具有不对性性；血清素能通路，出于种种意图和目的，基本上是对称的。坎德尔认为，[9] 海兔的神经系统没有呈现出任何不对称性。那么，半脑特化的出现是不是进化的基础呢？抑或半脑特化的出现与从血清素能对长期记忆形成的调节到多巴胺能对长期记忆形成的调节的过渡有关？抑或恰恰相反，与从血清素能对长期记忆形成的调节到多巴胺能对长期记忆形成的调节的过渡是原因，而半脑特化的出现才是结果？或者半脑不对称性的进化与长期记忆的生化机制之间还存在更加复杂、不甚明了的关系？

当代神经科学认为，多巴胺在学习过程中发挥着独特的作用。人们通常会谈到多巴胺在"奖励"机制中发挥的作用，[10] 说多巴胺为发生在神经网络中的学习过程提供了"教学信号"。杰西米·达伊及其同事有力地证明了刺激－奖励是如何通过将多巴胺释放的时间"向前"转向预测性线索来影响多巴胺的释放的。[11]

此外，可以通过生化刺激或抑制多巴胺能活动来对受奖励驱动的行为的规模进行调节。[12]但是，指令是从何处发出的呢？上述高级功能通常涉及的多巴胺能通路的源头位于腹侧被盖区，它是位于中脑腹侧的一个小小的核团。对腹侧被盖区的多巴胺能神经元的记录表明，它们的放电反映了与奖励价值预测有关的复杂运算，也就是对奖励和一段时间中的上述变量的动态变化起预测作用的线索。[13]

但是，腹侧被盖区是所有复杂的适应性决策所必需的复杂神经计算的主要部位的可能性非常小。此外，连同其他多巴胺能投射源（黑质），腹侧被盖区似乎是从外侧缰核[14]等其他结构接收输入信息的，而外侧缰核同样不大可能是对复杂的适应性决策起关键作用的神经运算发生的主要部位，更不用说是唯一部位了。其背后的回路必须具有同等的复杂程度。腹侧被盖区更像是一个放大器和对在其他部位进行计算的信号起传递作用的传输机，而不是奖励预测这一过程蕴含的复杂神经计算的实际发生地。接下来出场的是前额叶皮质和杏仁核，这是两个富含多巴胺的大脑区域。杏仁核在对与生存有关的输入信息进行自动的、迅速的和粗略的评估方面发挥着关键作用，这种评估作用在很大程度上是事先设置好的，以简单的线索为基础。前额叶皮质则根据信息对有机体的意义在更广泛的语境中提供更具体、更缓慢、更具学习能力的"认知"评估。

前额叶皮质和杏仁核这两种结构很可能就是做出对有机体很重要的神经计算的地点。它们随后把信号传送到腹侧被盖区，"命令"腹侧被盖区刺激包括海马体多巴胺能通路在内的各种神经结构，这些结构反过来会促进有关重要输入信息的长期记忆的形成。这是一种非常精细的机制，能够选取一定的输入信息，使其进入长期记忆的特权通道，并防止其他输入信息进入该通道。让我们将该机制称作"具有执行意义的记忆回路"。具有执行意义的记忆回路中的主要信息流向量是从前额叶皮质和杏仁核发出，经由腹侧被盖区最终到海马体。

　　虽然认为上述复杂的机制仅与单一神经递质或神经调质有关过于天真，但是，多巴胺似乎确实在整个回路中扮演着至关重要的角色。对其起调节作用的是中脑边缘通路和中脑皮质通路。不论何时提及上述通路，科学文献的重点通常都放在它们的上行部分，但从之前的分析中可以看出，下行部分同样重要，因为下行部分为前额叶皮质和杏仁核对腹侧被盖区的"命令"提供了路径，"命令"的内容是对海马体等结构的多巴胺通路进行刺激。在一个使用了极其复杂的研究方法的 fMRI 研究中，金伯利·德阿登及其同事得到了腹侧被盖区在奖励预测实验中的图像。他们发现，正向的奖励预测错误与腹侧被盖区的激活之间有直接关系，腹侧被盖区的激活又与腹侧纹状体的激活相关。[15] 蒂莫西·贝伦斯及其同事发现了类似的结果。[16]这是不是意味着信号是从腹侧被盖区发出的？或者腹侧被盖区是一个将从前额叶皮质发出的计算结果传递到大脑其他部位的放大器？要想回答这些问题，一个有趣的做法是，通过做与德阿登和贝伦斯等人所做的实验类似的实验来研究腹侧被盖区的信号与前额叶皮质信号之间的联系。[17]

根据这个设想，我们可以认为中脑边缘通路和中脑皮质通路是一个单一整合记忆回路的组成部分。前额叶皮质和杏仁核对信息的价值分别做评估（前额叶皮质的评估是从认知层面做出的，杏仁核则是自动做出的）。经过判断，如果该信息值得进入长期储存库，那么这一信号会通过中脑边缘通路的下行部分（来自杏仁核）和中脑皮质通路的下行部分（来自前额叶皮质）被传送到腹侧被盖区，引发阶段性的多巴胺释放，释放的多巴胺经由上行中脑边缘通路进入海马体。这一过程反过来对有价值的记忆的巩固起到了促进作用。该机制显然对左右半脑都有影响，但它在左半脑中的运作效率可能更高，原因在于，左半脑在多巴胺能的传递方面更具优势。

上述理论通过多巴胺将长期记忆与半脑的不对称性联系在一起，有助于调和对大脑信息处理十分关键，但看似矛盾的两种途径。大脑能够以某种方式在不损失已有信息的前提下获取新的信息。大脑能够在不忘记如何应对之前遇到过的情境的前提下学会如何应对新的挑战。大脑同时呈现出可塑性和稳定性的特质。作为大脑的使用者，我们认为同时具备上述两种能力在日常生活中是理所应当的，但是，作为大脑的研究者，我们对此感到迷惑。许多神经科学家发现大脑的上述双重性质无法用简单的机械论解释进行说明。对神经网络模型的设计者来说，该问题尤其明显。要想设计一个既能学习新信息又不会丢失原有信息的网络是一件非常困难的事情。

为了解决这个难题，若干科学家得出了这样一个结论，即大脑通过两个相互独立的系统协调上述两种能力。但是，这两种系统是什么？它们位于大脑的哪个部位呢？杰伊·麦克莱兰及其同事认为，新皮质和海马体分别代表大脑中对上述两种互补的能力起支撑作用的两种体系。[18] 该观点引发了一系列研究，这些研究大都使用计算方法和神经网络模型的方法。相反，基于我自己的研究，我得出了上述两种互补能力分别由两个半脑支撑的结论。

但是，依据前述的讨论，两种理论可能都是正确的，因为它们并不是相互排斥的。左半脑中海马体多巴胺能的传递更高效，这意味着左半脑海马体对神经计算和长期记忆的形成起到的作用比右海马体更明显。

神经网络与"两院制"大脑：新奇性－常规化动态模型

如何用神经网络模型解释半脑特化的问题呢？让我们思考一下皮质空间的分配与通路构架方面的差异吧。我们已经知道，左半脑中的异模态联合皮质更多，右半脑中的多模态联合皮质更多。我们还知道右半脑中的信号传递比左半脑更依赖连通距离较远区域的有髓鞘长通路。左半脑中的信号传递更依赖连通附近区域的无髓鞘短通路。上述皮质空间分配和通路长短方面的半脑差异都适用于形式化模型。下面就是对不同皮质分配与通路构架的神经网络模型的初步描绘。

皮质空间分配

首先，我们需要创建一个多层次的神经网络模型，至少要有四五层：一个输入层，两三个隐藏层，以及一个输出层。在该网络中，输入层与感觉皮质相对应。它由对应不同感觉模态的多个部分组成。假设我们有三种感觉模态，分别是视觉、听觉和触觉。隐藏层一也由若干部分组成，每个部分对应一个异模态联合皮质，与输入层相应的部分相连。隐藏层二与多模态联合皮质相对应，与隐藏层一的所有部分相连。事实上，我们决定将其分为隐藏层二 -1［对应后部异模态联合皮质（颞下皮质和顶下皮质）］和隐藏层二 -2（对应前额叶皮质）。最终，输出层与隐藏层二 -2 相连。当然，在更复杂的"深度"的层次中，上述组织的每一层都是多层"叠加"，而不是只有一层。

通路架构

接下来我们必须找到将通路的长度转化为形式神经网络模型的离散项的一种方式。通路长度既适用于连接位于同一层的神经元的横向通路，也适用于连接相邻或者非相邻（这种情况更加奇妙）神经元的纵向通路。这样一来，就可以以各种方法对"通路长度"这个概念进行操作了。

可以通过纵向通路"跨越"的层数对其进行区分：跨越的层数越多，该通路就越长。当模型的每一层都由众多的层组成，而不是仅由一层组成时，"纵向通路长度"这个定义就显得极其有趣了。

可以通过与隐藏层中的横向通路相连的神经元接收到的投射对横向通路进行区分。不过，另一个在生物学上更可行的方法是，引入由相邻神经元之间的连接（"局部通路"）组成的相对齐次矩阵，并在它们的上面叠加另一组被称作"远端通路"的通路。远端通路的长度是通过其跨越的相邻神经元之间的局部突触连接的数目进行定义的。可以根据以上原则改变远端通路的长度。

既然我们已经有了具有不同类型的通路的多层神经网络的基本描述，接下来要做的就是用两个这样的网络组建一个"两院制"大脑。它们就是左右半脑。然后，我们通过横向通路将二者连接起来。这些横向通路将作为我们的胼胝体和前后连合组织。一开始，上述两个网络是彼此的完美镜像。现在，我们将考虑各种可能性，着手对其进行改造。

遗传算法

让我们使用"遗传算法"，也就是能够模拟自然选择过程的计算装置。假设我们让所有隐藏层的总体规模保持不变，然后随机调整各层的皮质空间分配。然后，我们使用遗传算法来解决隐藏层的何种皮质空间分配方案能够使左右半脑网络在何种任务中实现最高的计算效率。基于我们之前的讨论，我们的假说认为，要想获得最佳的计算结果，该网络在皮质空间的分配方面应当因半脑而异，具体而言，给左半脑分配更多的隐藏层一，给右半脑分配更多的隐藏层二 -1 和隐藏层二 -2。通过建立上述模型，为其指定一系列训练任务，借助遗传算法让网络执行"选择过程"，我们就可以对我们的假说进行严格的检验。我们预测图 12.1 所描绘的半脑差异代表最高效的架构。我们也可以标出那些受益于这种半脑不对称性的任务以及那些没有受益的任务。遗传算法的一个类似的可能应用是关于不同的通路长度在左右半脑中的分布情况的。我们之前的讨论再次让我们提出如下假说：要想获得最佳的计算结果，该网络在通路长度的分配上也要因半脑而异，左半脑中较短的通路更多，右半脑中较长的通路更多。

最后，可以通过改变上述两组平行参数对结合了皮质空间分配和通路长度的模型进行研究，通过遗传算法完成选择过程。基于之前的讨论，我们提出如下假设：要想获得最佳的计算结果，该网络的左右半脑应当具备某种特定的皮质空间分配与通路长度的配对类型：左半脑倾向于隐藏层一和较短的通路的配对；右半脑倾向于隐藏层二和较长的通路的配对。

固定模型

我们还可以比较两个总规模相同，但一个在设计上具有前述不对称性而另一个没有的"两院制"网络的计算效率。其中一个网络的左右半脑的皮质空间分配和／或通路长度是完全相同的（对称网络），而另一个网络的左右半脑的皮质空间分配和／或通路长度不同，这与我们之前的描述相一致（非对称网络）。在非对称网络中，左半脑的隐藏层一比右半脑大，而右半脑的隐藏层二比左半脑大（见图 12.1）。类似地，在非对称网络中，左半脑中的短通路比右半脑中的多，而右半脑中的长通路比左半脑中的多。上述两个"两院制"网络中的哪一个对何种任务更具有学习优势呢？根据我们的假说，非对称网络在诸多任务的学习方面比对称网络更具优势。通过比较两种网络学习各种任务的表现，我们可以对我们的假说进行严谨的验证，并且找出该假说的局限性。

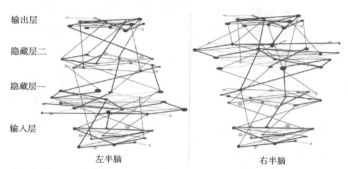

注：左半脑中的隐藏层一比右半脑中大。右半脑中的隐藏层二比左半脑中大。该图表达的是大致的观点，而不是实际上的神经解剖学特质。

图 12.1　左右半脑的深度架构

尼古拉斯·科立·迈尔斯是英国最顶尖的软件架构师，得逻辑（Psion）和塞班（Symbian）的前首席技术官，也是我的朋友。他提出了若干反映左右半脑功能差异的替代性建模方案。[19] 科立提出的神经网络的特点尤其适合深度模型，深度模型的特点是隐藏层二实际上是一组层，而不是单一的层。在科立的模型中，右半脑中的隐藏层二比左半脑中更厚。科立提出的另一个架构特点是，左右半脑中隐藏层二的"感受野"的规模是不同的。在该模型中，左半脑中的隐藏层二神经元接受来自隐藏层二 -1 受限的近端神经组群的投射。相反，右半脑中的隐藏层二的神经元接受来自隐藏层二 -1 广泛的神经组群的投射。即便科立的动力更多地来自工程学而不是神经科学，但他的见解可能揭示了左右半脑在神经解剖学上的某些实际差异。

"损伤"网络

我们可以让非对称网络受到各种各样的"损伤"，然后研究其后果。如果左半脑（蕴含更多的隐藏层一或短通路）的确在学习的后期，也就是当任务已经变得相对熟悉时展现出更大的优势，那么左半脑损伤不会对早期学习产生影响，而是会导致后期学习效率显著降低。另外，如果右半脑（蕴含更多的隐藏层二 -1 和隐藏层二 -2 和 / 或长通路）的确更擅长应对新事物，那么右半脑损伤会使早期学习效率大幅下降。事实上，它可能会对整个学习过程产生影响，因为学习曲线可能永远都无法抵达左半脑能够发挥作用的那个点。通过做出一个具体明确的预测，我们可以有效地验证我们的假说，让其具有科学上的严谨性。

"男性"和"女性"网络

对性别差异的考量让有关通路架构的研究更加有趣。我们已经讨论过，大量证据表明，女性的认知偏侧化程度不如男性高。我和同事的一项研究与本书主旨密切相关，该研究揭示了女性额叶功能的偏侧化程度不如男性高，换句话说，女性左右额叶功能的相似程度（"等势的"）高于男性。

上述功能方面的性别差异会不会是通路架构上的性别差异的结果呢？确实，女性胼胝体的某些部位的确比男性厚，而男性的某些纵束比女性厚。束的厚度差异可能意味着通路数量差异或髓鞘化程度的差异，抑或二者皆有。上述功能均可增强信号在束内的传输。女性左右半脑之间的传递效率似乎更高，而男性额叶与半脑后部之间的传递效率更高。

那么，上述通路架构的性别差异可能具有哪些功能上的结果呢？解决该问题的最佳方式也是通过神经网络模型来比较两个"两院制"构架的功能差异：其中之一用增强的横向通路在左右半脑的相同层之间建立连接（"女性大脑"），而另一个用增强的纵向通路连接半脑内部的不同层（"男性大脑"）。

我们还知道男性大脑中的扭矩比女性大脑中的更清晰可见，女性左右半脑的颞平面的大小差异不如男性显著。因此，可以得出如下结论：男性大脑中的不同类型新皮质的皮质空间分配上的半脑差异比女性更加显著。

皮质空间分配上的性别差异可能具有哪些功能上的结果呢？解决该问题的最佳方式还是通过神经网络模型来比较两个"两院制"构架的功能差异。

最后，我们可以结合上述所有架构差异，通过对"男性"和"女性"神经网络进行比较来研究上述性别差异对各种任务的综合影响。

复杂是为了简化

复合模型

如果我们考虑一下上述特征之间所有可能的互动，就会发现一种非常有意思的情况。皮质空间分配方面的半脑差异与通路架构方面的半脑差异的综合影响是怎样的？皮质空间分配方面的半脑差异与不同的多巴胺能和去甲肾上腺素能神经调质效应的综合影响是怎样的？通路架构方面的半脑差异与不同的多巴胺能和去甲肾上腺素能神经调质效应的综合影响是怎样的？在同一大脑中，皮质空间分配方面的半脑差异、通路架构方面的半脑差异与不同的多巴胺能和去甲肾上腺素能神经调质效应的综合影响又是怎样？

为了解决上述问题，我们可以通过创建一个拥有三组变量的网络来研究各种机制的综合影响。这三组变量分别是：皮质空间分配、通路长度和突触增殖的效率。在如此安排之下，左半脑会给隐藏层一分配更多的空间，拥有更多的短通路，学习起来也相对较快（因为形成长期记忆的效率更高）。相反，右半脑会给隐藏层二分配更多的空间，拥有更多的长通路，学习起来相对较慢（因为形成长期记忆的效率更低）。为了解决"新奇"半脑学习较慢而"熟悉"半脑学习较快这样一个看似矛盾的问题，我们需要做如下考虑。左半脑是相对具体的表征的集合，每一种表征都反映了某个狭义输入类别的本质属性。当有机体遇到一类新的输入时，左半脑会在不改变已有表征的前提下形成新的狭义表征。但是，右半脑中蕴含的是有关世界"平均"状态的综合表征。每当有机体遇到一类新的输入时，这个综合表征就会发生一定的变化，但是变化并不大。每当有机体遇到无法与之前形成的任何一个狭义表征相匹配的新挑战时，就会默认选择有关世界平均状态的综合表征，直到有机体形成能够反映新输入的基本特征的新狭义表征。我们将在本章后面进一步讨论该过程。我们可以在这个复杂网络上进行上述全部操作。这个复杂的模型可能会产生最有趣的结果。

我们推理的下一步是绘制因生化调节和架构特性差异而具有不同学习速率的计算模型的初步草图。

学习动态

有关半脑互动的新奇性 - 常规化假说揭示了右半脑在处理新任务初期所起的引领作用，以及左半脑在处理新任务后期所起的主导作用。这是不是意味着信息真的是经由某种经过胼胝体的通路实现从右半脑到左半脑的传输的？不必然如此。可能性更大的是，心理表征是在左右半脑中交互发展的，但是它们形成的速率有所不同。右半脑在学习一项认知技能初期更有效，但是到了后期，左半脑更有效。

我们还没有完全弄清楚上述差异背后的神经机制，但我们能够提出若干合理的假说。假设形成并被储存在左半脑中的表征既是一般的（因为它们中的每一个都反映了一大类具体事物或情境的共同特征），同时又是具体的（因为它们同时反映了范围相对狭窄的某类情境的共同特征）。显然，需要大量的类似表征才能反映一个人所拥有的全部经验和知识。相反，形成并被储存在右半脑中的表征较左半脑更粗略，每一个表征反映的都是更广泛的情境类别的共同特征。显然，右半脑中的表征数量要比左半脑中少得多。甚至可以往极端处想，右半脑的联合皮质中一个具体表征都没有，只有一个分化程度非常低的网络，反映所有先前经验的平均特征。

当个体遇到比较熟悉的认知任务时，很容易引起左半脑中具体表征的共鸣，或者说被左半脑中的具体表征所"吸引"（这

也是神经网络建模领域的一个术语）。但是，当个体遇到一个
比较新的认知任务时，更容易与右半脑中更粗略的标准产生共
鸣，原因在于这些表征受到的限制更少，也不那么具体。当个
体逐步积累了关于新认知任务的经验和专门知识时，左右半脑
的情况会发生变化。在左半脑中会形成一个新的、相对狭义的
表征来反映新的认知挑战类别的具体特征。相反，右半脑的反
应就不那么强烈了，甚至仅仅是在较大范围内对粗略的网络进
行细微的更新。

　　在某种意义上，可以将两个半脑对同一数据集的表征方式
比作描述统计学用于概括同一数据集的两种表示法：右半脑
就好比反映所有数据的平均数和标准差，而左半脑就好比散
点图，每个点代表某个特定的数据子集。图 12.2 描绘的就是
这一情况。显然，新的数据集的出现会导致两种表示法以不
同的方式进行更新。在散点图中会添加新的数据点，但不会
消除之前输入的任何已有数据点，就好比左半脑中形成了新
的具体表征，与已有表征相安无事、同时存在。相反，平均
数与标准差则会重新计算，得到新的值，与之前的值会有轻
微的不同，就好比对右半脑中已有的宏观粗略表征整体进行
了修改。从机械论神经学角度来看，这或许意味着左半脑的组
织形式更像是一些迥异的网络的集合，每一个网络都有很强的
内部连通性，但这些局部网络之间的连接阈值比较高。实际
上，左半脑因而具有较高程度的后天模块性。相反，右半脑的
组织形式更像一个相对均匀的网络。当然，它不是真正意义上
的均匀，因为某些连接要比其他连接更强。但是，右半脑中最

强和最弱连接之间的对比不如左半脑中明显。正是左半脑较高
程度的后天模块性使得它在应对熟悉情境时更高效，而右半
脑相对均匀的特点让它更适合进行应对全新情境所需的广泛
搜索。

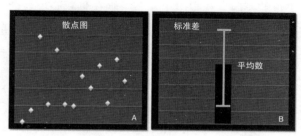

注：（A）左半脑以散点图的形式表征知识——一系列表征的集合，每一个
表征都反映了一类狭义情境的具体特征。（B）右半脑以平均数和标准差的形式
表征知识，是有机体遇见的所有情境的粗略平均值。

图 12.2　两个半脑中的知识表征

左右半脑不同的学习速率

如今我们已经得出了一个有趣的结论，准备进一步研究本
章之前提出的一个悖论：经验对右半脑，也就是新奇性半脑，
产生影响的速率要远远低于左半脑，也就是常规化半脑。如果
使用学习速率这个术语来说明，则左半脑的学习速率要高于右
半脑。认为信息在左半脑中更不稳定、更新得更快的观点似乎
有点违反直觉，因为右半脑是新奇性半脑而左半脑是常规化半
脑。但是，更新缓慢的右半脑更适合应对新问题，因为它含有
能够反映诸多从前经验共同特征（因而差异性不够明显）的平
均默认表征。当缺乏关于当前情况的具体知识时，你最好的选

择是采用在之前的绝大多数经历中最管用的做法。但是，一旦你弄清楚了当前具体情况的性质，你就可以相应地调整你的反应，然后储存新的经验。

最初，基于我们关于单侧额叶损伤患者做出的以行为者为中心的决策的实验，我得出了左右半脑在更新心理表征方面具有不同速率的结论：左前额叶区域受损会导致极其稳定的、几乎持续存在的反应选择偏差，而右前额叶皮质受损会导致针对环境变化所做出的更加灵活的反应选择。[20]

这一看似牵强的结论得到了功能性神经成像的进一步支持。牛津大学的蒂莫西·贝伦斯及其同事的研究表明，在概率上不稳定的、迅速变化的环境中，大脑在更新信息时，额叶近中面上的左前扣带区变得非常活跃。[21]蒂莫西·贝伦斯及其同事所做的另一个同样精巧的实验表明，无论是奖励信息还是社会信息的更新都是如此。[22]由于上述更新由源自腹侧被盖区的多巴胺能系统调节，上述发现也与之前探讨过的多巴胺能投射在左半脑中更常见的结论一致。

计算研究提供了额外的聚合性证据。斯特凡诺·富西运用神经网络模型证明，可变的（而不是恒定的）突触增殖速率有助于提高网络的计算效率。[23]有没有可能是自然为了满足这一需要，将两个大体相似但不完全一致的系统（两个半脑）结合起来，而这两个系统恰好具有不同的学习速率？这样的安排有助于这个组合系统应对一系列广泛的学习情境，这样一来，系统就能够通过切换起主导作用的半脑来根据需要选择或快或慢的学习速率。

上述功能考量能够在我们之前的结论中找到可能的生物基础：左半脑中的多巴胺能通路更多；多巴胺能有助于哺乳动物形成长期记忆所必需的新突触的形成。因此，左右半脑在学习速率上的差异可能是左右半脑不同的突触增殖速率的函数——左半脑的速率更高，右半脑的速率较低。

学习过程中的半脑竞争性互动

左右半脑是如何在反应选择的过程中互动的呢？如果左右半脑所做的反应选择各不相同，那么二者之间就存在一种竞争关系，极有可能是由胼胝体和前连合之间的抑制性通路调节的。假设某种工作记忆窗口负责记录最近发生的成功和失败（比如，此前有 i 种实际生活情境或者实验室中的试验）。再假设系统设定了某些成功的标准，我们称之为 m（$0 < m < i$）。那么系统就会以如下方式运作：当成功试验的次数 n 大于 m（$0 < m < n < i$）时，左半脑就会胜出，因为这意味着左半脑中储存的具体表征足以指导当前的决策过程。相反，当工作记忆窗口中的成功试验的次数无法达到标准（$0 < n < m < i$）时，右半脑就会胜出，因为这意味着左半脑中已有的与具体情境相关的表征无法胜任眼前的工作，必须激活右半脑中的宏观默认表征。上述讨论引出了这样一种预测：基于前述竞争性互动的神经网络要比由具有相同学习速率的大小相同的两个部分构成的神经网络更高效。

因此，新奇性－常规化理论除了从广义的认知层面改变了我们对左右半脑的理解，还为研究它们背后的神经机制所需的实验和计算研究工作搭建了舞台。我希望有关计算模型的上述初步观点能够鼓舞并激励更多的探究和实际建模工作。

进一步复杂化以简化：前－后，新皮质－海马体，左－右

之前的章节介绍了真实的决策与以行为者为中心的决策之间的区别，反映了受前额叶皮质介导的表征的本质。杰奎琳·伍德与乔丹·格拉夫曼在一篇有说服力的综述中探讨了有关额叶功能的"表征"理论与"过程"理论各自的优点。[24] 他们准确地指出，多数有关前额叶皮质的科学文献关注的都是"过程"，言下之意是前额叶皮质中不存在任何"表征"。我在前文使用过的"乐队指挥"的比喻可能会被理解为暗含类似的偏见。伍德和格拉夫曼批判了这种观点，认为它不够全面，我认同他们有关前额叶皮质对表征的形成起关键作用的看法。但是，通过何种方式呢？我们至少应该考虑若干可能性。

首先，让我们来思考两种表征，分别是真实的和以行为者为中心的。真实的表征反映的是外部世界的不同方面之间的关系，以行为者为中心的表征反映的是各种目标、方式和结果之间的关系。我们很容易会假定真实的表征主要存在于后皮质，而以行为者为中心的表征主要存在于前额叶皮质。但是，这显然是过分简化了，因为以行为者为中心的表征不仅涉及行为，而且与事物有关（比如，"为了减肥我不得不减少去我最喜欢的餐厅'彼得罗相'和'俄罗斯茶餐厅'的次数"），真实的表征不仅包括事物，也包括行动（正如"茶杯之于喝水好比剪刀之于切割"）。因此，将真实的表征和以行为者为中心的表征与后皮质和前额叶皮质简单地一一对应不是绝对正确的，即使它有一定的道理。如果要让这个理论在一定程度上说得通，一定要对后皮质这个概念的范围进行扩充，使其包括运动皮质和运动前区皮质，从而得到"扩充后的后皮质"。

　　不过，这又产生了问题。真实的表征和以行为者为中心的表征是由本质上相同的元素"通用集"构成的；二者仅仅是"解决问题"的两种不同的方法，而对世界的表征正是所谓的"问题"。所以，任何将真实的表征与后皮质联系起来，将以行为者为中心的表征与前额叶皮质联系起来的理论实际上都暗示了某种重复：它们是受神经解剖学上不同的两个皮质区域调节的本质上类似的两个集合，涉及不同的度量方法。虽然我大致同意已故的史蒂文·古尔德"进化是愚蠢的"的观点，但是究竟能有多愚蠢呢？杰奎因·弗斯特[25]的观点是不是更符合生物学直觉呢？我在自己对大脑的思考中也赞同这一观点：大脑就是一个通过无数的连接模式嵌有大量回路的广泛通用网络。有两个关于该网络的有趣问题：这个网络在哪里？它是如何形成的？我认为就网络的新皮质（这是一个重要的限定语，因为还可能包括丘脑和纹状体）属性而言，这个通用网络存在于扩大了的后皮质中，或许还存在于与扩大了的后皮质直接相连的丘脑和纹状体核团中。那么，前额叶皮质与皮质表征之间的关系是怎样的？

　　将海马体引入讨论可能有助于理解上述关系。前额叶皮质与颞叶内侧海马体结构对长期记忆形成的相对作用一向是大量辩论的主题，但是一直没有得出结论。[26]我认为，理解二者作用的最佳方式是将其置于真实的知识和以行为者为中心的知识的对比中；海马体对于真实表征的形成所起的作用与前额叶皮质对于以行为者为中心表征的形成所起的作用之间有直接的平行关系。

因此，我提出了下列观点：扩大了的后新皮质网络呈分布式，能持续反映外部世界的某些方面，海马体通过共同激活该网络的元素来促进长期真实储备的形成，即便此时在外部形成的原有知觉输入早已停止，这种促进作用仍在继续，能使在扩大了的后皮质中形成稳定的网络，这也符合赫布"一起放电的神经元连在一起"的原理。

相反，前额叶皮质通过共同激活目标、方法和结果的表征来促进以行为者为中心的长期储备的形成，目标、方法和结果的表征也是分布式扩大了的后皮质网络的组成部分。这导致在神经表征的形成过程中，有机体表现出了最大的优势。该过程涉及同一个基质，即扩大了的后皮质网络，但采用了两种不同的共激活模式。不过，在某种程度上，一旦某些个体的目标和实现上述目标的方法之间的关系变得常规化了，这对该个体来说就变成了真实的长期储备。一旦出现上述情况，前额叶皮质的作用就减弱了，就好比海马体在维持长期真实表征中的作用减弱了一样。因此，前额叶皮质在形成长期的以行为者为中心的表征方面的作用超过了其在维持已经完全形成的稳定表征方面的作用（可以参考第 4 章和第 5 章有关任务新奇程度下降、熟悉程度增加导致前额叶皮质激活水平下降的讨论）。正如当真实知识从海马体的控制中获得"解放"时，新皮质对它的专门控制会逐渐增强，前额叶皮质在维持以行为者为中心的表征方面的作用也是一个缓慢的渐变过程。

我们已经得出了一个非常有趣的结论，或许我应当在学术上再往前进一步。不过，如果接下来的推理是正确的，那么它充满了重要的暗示。前述段落中思想的推演在皮质的三重互动中达到了巅峰：后新皮质（为了便于讨论，它还包括运动皮质和运动前区皮质，也就是扩大了的后皮质）负责储存长期表征；前额叶皮质与海马体分别是对以行为者为中心的长期表征和真实长期表征的形成起促进作用的"元系统"，上述表征最终被储存在后皮质中。图 12.3 描绘的正是上述三重关系。

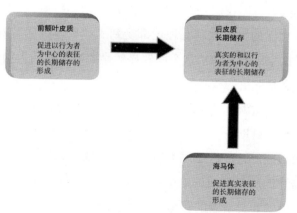

图 12.3　知识库形成于储存的三重互动

但是，真实长期表征的形成与以行为者为中心的长期表征的形成之间的类比仅仅在一定程度上有效。首先，时间顺序对以行为者为中心的表征的重要性超过了真实表征，因为前者一般表征行为，而后者一般表征事实。亚历山大·卢里亚和杰奎因·弗斯特等人也强调了依赖前额叶皮质形成的表征所具有的时间特质。

更重要的是，真实表征基本上是对世界的反映，它的形成通常是自下而上的，是由外部世界的知觉输入引起的。而以行为者为中心的表征并非如此，它们是在未被满足的需求的作用下，以自上而下的方式发起的，而不是由某种现实引起的。大脑对以行为者为中心的表征进行构建，而不是记录它们。显然，没有什么是凭空出现的，这种自上而下的生成过程在某种程度上通过对既有心理表征的重构而实现，它们中的许多都是真实长期储存的一部分。我们都知道这种生成能力是额叶功能的核心能力，但我们并不了解上述生成过程是如何发生的。有关额叶功能的大多数现有理论都受到了"工作记忆"的挟持，回避了这个问题，哪怕这个问题显然是要弄清我们大脑的工作原理就必须解决的核心问题。

我认为这就该"半脑特化"出场了。长期储存在右半脑中的组织形式有助于实现从已知到未知的跨越，也更容易适应新配置的形成。这或许是因为右半脑的模块化程度更低（从第3章所描述的后天形成的这个层面上讲），较少分化成具有较高连接阈值的非常清晰的回路。因此，通过一种尚未被理解的过程（我将该过程称为"神经游荡"），在没有或者鲜有共同激活历史的巨大网络的多种元素之间建立连接显得更容易。右半脑对有髓长通路更强的依赖也对上述过程起到了促进作用，有髓长通路负责调节相距较远的大脑区域之间的连接，传导速度很快。

产生新概念的神经机制还是一个未解之谜。奇怪的是，实验研究和建模都更在意一旦架构形成后大脑中会发生什么（如对工作记忆的强调），而没有着重关注决策本身的生成机制。分层模型在多大程度上能够反映上述机制？上述机制在多大程度上是分化程度不高的网络中"神经游荡"的产物？很有可能应当是上述两者的结合，但是，"该过程具体是怎样发生的"是认知和计算神经科学都应当关注的核心问题。

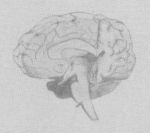

额叶与领导力悖论

第 13 章

自治与社会控制

秉承本书的跨学科精神，我倾向于运用对大脑进化的分析来理解如今的重大历史变革。

科学非常重视基于不同门类的知识所得出的结论之间的相互印证。这让预测更有可信度，揭示了不同复杂系统背后的普遍原则。寻找这种由表面上不同的系统所共享的普遍原则，是科学和哲学前沿出现的新复杂领域的核心。为了了解历史，我们可以借鉴神经生物学的一些真知灼见。处于巨变中的国际秩序与大脑的进化之间的相似性正在变得越来越明显。

苏联解体后，俄罗斯对自身进行了重组，形成了一个由 16 世纪和 17 世纪在沙皇统治时期获得的领土所构成的帝国实体。如今，组成它的各民族宣布自治甚至完全独立。车臣就是这一趋势的一个极端而具有破坏性的例子。与此同时，鞑靼人、巴什基尔人、卡尔米克人、雅库特人、奥塞梯人、达吉斯坦人和印古什人等也不安宁。后苏联独立国家也没能从解体的过程中幸免于难，阿布哈兹人、明格列尔人和南奥塞梯人正试图脱离格鲁吉亚。但是，苏联的分崩离析愈演愈烈，一些主要由俄罗斯人居住的地区也开始宣布独立。在西方，我们听说了加里宁格勒共和国、乌拉尔共和国和符拉迪沃斯托克海上共和国。

从那时起，俄罗斯一直在试图扭转上述过程，让国家重新获得凝聚力，甚至是重新获得在某些边远国家的"势力范围"。为了重新确认其在格鲁吉亚的某些分裂地区的影响力，俄罗斯对格鲁吉亚进行了严酷的报复性战争。上述努力是否会给俄罗斯带来稳定和幸福不得而知，或者借用我们这一代俄罗斯人非常熟悉的一句话来形容，它们代表着帝国主义理想的一次妄图"扭转历史车轮"的绝望的、弄巧成拙的尝试，因为帝国主义时代早已一去不复返了。西方政治学家越发意识到俄罗斯现有帝国即将发生的进一步的分崩离析以及应对这一情况所需要采取的新的外交政策。[1]

随着受苏联控制的或者受到苏联鼓舞的政权的解体，类似的变化也在欧洲中部发生。捷克斯洛伐克一分为二，成为现在的捷克和斯洛伐克。铁托时期的南斯拉夫（由解体的奥匈帝国的若干省份联合组建而成）的解体造成的残酷影响尽人皆知。该进程还在继续，科索沃也从塞尔维亚脱离。

西欧的现代民族国家出现了少数民族的党派之争：法国的普罗旺斯和布列塔尼宣布自治，西班牙的巴斯克地区和加泰罗尼亚地区也宣布自治，还有比利时的瓦隆尼亚和弗兰德斯地区，英国的北爱尔兰、苏格兰及其新组建的议会和威尔士，意大利的北部地区。结果是，"古老的语言在地域文化的复兴中蓬勃发展"。[2]随着国家的界限变得模糊，一些已经被遗忘得差不多的语言，如布列塔尼地区的布列塔尼语，苏格兰地区的盖尔语，意大利北部的弗留利语，荷兰的弗里斯兰语和林堡语，芬兰的萨米语以及西班牙的巴斯克语和加泰罗尼亚语等正在经历着前所未有的复兴。文化复兴的要求越发超越了对文化自治的要求的范围，以分离主义和对独立的直接号召的形式呈现。

在东欧和西欧，稳定、静态的大型模块化民族国家正在被规模较小的、更加灵活的政治实体所取代。虽然诸多东方事件的发生有清楚的原因并且在多数情况下被视为解放的进程，但西方的碎片化往往让人警觉，而且更不容易理解。许多人认为，欧洲的"中古化"是回到近代以前的组织形式，这不是一种讨人喜欢的趋势。

亚洲正在发生类似的进程。东帝汶从印度尼西亚脱离，苏门答腊的亚齐地区也试图仿效这一做法。美军在伊拉克发动战争后，伊拉克作为奥斯曼帝国覆灭之后在中东地区的遗留物（就好比南斯拉夫是奥匈帝国在欧洲的遗留物一样），可能会分裂为若干部分。（只要用谷歌地图搜索一下奥斯曼帝国就会发现，其三个省——巴格达、巴士拉和摩苏尔——位于今天的伊拉克。伊拉克是英国行政官为了方便管理受其保护的领土而人为创立的国家，很可能是在喝了大量苏格兰威士忌之后。）

在 21 世纪第一个 10 年里的美国总统大选期间，媒体激烈地讨论"蓝州"和"红州"之间"不可调和的分裂"。《纽约时报》的一篇主标题为"加州分裂"，副标题为"分裂抑或死亡"和"救救民主：分割美国"[3] 的引人入胜的专栏文章中，《美国超越资本主义》（*America Beyond Capitalism*）的作者、马里兰大学帕克分校政治经济学教授加尔·阿尔佩罗维奇称，"美国太大了，因而几乎不可能实现真正的民主"。他还称詹姆斯·麦迪逊和乔治·凯南已经预见到了这个问题，因而建议美国实施区域自治。

　　"主导近代史的是碎片化而不是融合"的观点听上去有点违反直觉，但这正是著名史学家尼尔·弗格森的观点。[4]加尔·阿尔佩罗维奇引用了下述有趣的统计数据作为证据："1946 年以后，世界上 200 个国家中超过一半的国家是通过脱离的方式建立的。"

　　有没有可能看起来像是碎片化的全球趋势实际上是融合的一个前奏呢？"近代以前"同时是"后近代"？有人会说，东西方的现象代表了同一种自然进程和辩证矛盾：紧紧融合在一起的民族国家和帝国的覆灭可能是迈向一个更具活力、融合程度更高的欧洲以及一个融合世界的关键一步。这种覆灭带来的碎片化正是一种新秩序的基石。看上去像是后退，实际上是新的社会组织的出现，社会进化中的一个新的螺旋式上升。可以用大脑做比喻来阐释这种过渡的本质。如果我们认为复杂系统之间存在有意义的联系，那么我们就可以用大脑的有关知识来推断社会变化的方向，在某种程度上，还能推断历史的进程。大脑结构从丘脑到皮质的过渡与作为全球网络元素的社会组织形式从大国家到小国家模式的转变有关。在这个比喻中，民族国家是一个个的模块，是自治的、相对独立的实体，它们通过受管制的、有限的机构进行互动。如今，我们正见证着它们的覆灭以及向全新的地缘政治秩序的转变，而新秩序是建立在由小区域这样的组织单元构成的全球网络之上的。未来的地缘政治实体究竟如何尚未可知。好比大脑的组成部分，它们无须同质化，可能是由不同类型的单元构成的。

民族区域可能会成为新秩序的一种单元类型。它们比民族国家更小，也更古老。不过，它们在过去几个世纪里都共同存在于民族国家中，全球化程度越来越高的经济让它们变得高度独立和互动性极强。共同的历史让它们从孤立的单元逐渐变成一个由各个单元组成的网络。它们可能会成为超越国界的全球政治经济秩序的基石。矛盾的是，社会从国家到民族层面的转变可能有助于实现从地方身份到全球身份的转变，原因在于与国家相比，目前民族的自给自足、独立和对自我的关注程度更低。民族身份可能比国家身份更适合泛欧洲的联邦身份。我的一个巴斯克人朋友曾经说，为了欧洲人的身份而放弃巴斯克人的身份要比为了西班牙人的身份而放弃巴斯克人的身份更容易。

根据严格的经济因素划分并通过贸易、金融和通信相互联系的微单元，可能会作为演进中的新秩序的一个不同的单元类型而出现。这就是大前研一在《民族国家的终结》（ *The End of the Nation State* ）一书中得出的结论。[5]跨国集团的涌现对这种类型的组织起了促进作用。

大脑的进化让我们知道，组织僵化的系统是无法应对高度复杂性的。应对高度复杂性需要分散责任和局部自主。进化过程中大脑皮层的出现预示着大脑组织出现了范式上的一次真正转变。一个更有活力、更敏捷的中枢神经系统的出现，使大脑的运算能力实现了指数级增长，最终产生了有意识的大脑。如果我们顺着这个类比推断，世界秩序正在从少数自治的大型地缘政治单元转变为由众多高度独立的小型地缘政治单元组成的网络。这一转变无异于范式上的转变。它预示着接下来几个世纪中将出现的新社会动态以及社会变化速率上的量子跃迁。这种差异就像油画布与万花筒之间的差异。远不像某些学者认为的那样会出现历史的终结，一段进程更加迅速的历史正在展开。但是在大脑中，新皮质的诞生所导致的动态"新秩序"的出现与额叶的出现取得了平衡，额叶具有在随时发生的无数可能选择之上建立秩序的能力。当社会和经济互动的全球化程度变得越来越高时，全球社会会不会出现类似的更高级别的组织？会是什么样的组织？扮演该角色的是国际联盟的加强版还是联合国？或是某种多国经济委员会？处于萌芽状态的欧盟是不是这种具有"微弱"控制力的全球组织的一个样板（其中布鲁塞尔是欧洲的"前额叶皮质"）？会不会很快出现一个类似欧盟的全球性组织？大脑的比喻预示着最终会出现类似的组织。

我根据大脑的工作原理所提出的对社会进化的预测可能听起来颇为怪异和牵强。但是，它们与一些政治科学家的最新思考不谋而合。我最喜爱的报纸《纽约时报》为我的论证提供了必要的理论支撑。在《纽约时报》1999 年 1 月 2 日刊登的一篇题为"国家的作用日渐消失，中世纪是不是未来的方向"[6]的观点颇为尖锐的评论文章中，作者保罗·刘易斯引用了牛津大学已故的国际关系教授赫德利·布尔的观点，预测现有的民族国家体系将被"存在于中世纪的西方基督教国家的那种普遍的政治组织的现代、世俗版本"所取代。

在即将步入千禧年之际，《纽约客》杂志战战兢兢地预测下一个千年即将发生的疯狂的、基础设施的故障以及恐怖主义袭击时,《纽约时报》发表了题为"这会是一个新世界吗"的文章。在文章中,罗伯特·卡普兰勾勒了下一个世纪的末日景象:民族国家解体为更小的城邦,新世界的地图成为"一个处于不断变动中的全息图",或者援引他的新书的标题——"即将到来的无政府状态"。[7]但是,可能会出现一个类似于额叶的社会机制来抵消未来的无政府状态。宾夕法尼亚大学的史蒂文·J. 柯宾在《国际事务杂志》上发表的文章表达了类似的观点。[8]柯宾预测,碎片化、流动性以及局部之间千变万化的互动趋势愈演愈烈,作为补充,一定会出现一个普遍的权威中心。他指出,大多数国际化、政府间组织都是最近才建立的。

出现在后现代时期的教皇权威的世俗版将会以何种形式出现?这给未来学家的思考提出了挑战。大脑进化的类比可能会为他们提供一个实用的"水晶球",当然,这个"水晶球"有可能不是完全清晰的。

数字世界的自治与控制

过去几十年间出现了一种特别的认识论上的"人机"关系。这种关系是双向的。在 20 世纪的很长一段时间里,计算机的类比增进了我们对大脑工作原理的理解,就好比在过去几个世纪里同时代领先的技术增进了我们对大脑工作原理的理解一样。相反,大脑的类比又直接影响了某些最强大的计算设备的设计。麦卡洛克和皮茨设计的首批形式神经网络受到了生物神经元的直接影响，而某些计算机语言的设计也受到了心理语言学语境概念的影响。[9]

大脑的生物进化与计算机的技术进化是否揭示了相似的指导原则？如果存在此类原则，那么它们将向我们揭示各种各样的，也可能是大多数处于进化中的复杂系统满足越来越多的计算需求的方式。在下文中，我将试图呈现从模块化的组织原则到分布式梯度化组织原则的转变，这似乎是大脑和社会进化的特征，也能够被运用到数字世界中。此外，我认为在计算机进化的后期，会出现数字版本的额叶来平衡罗伯特·卡普兰的"即将到来的数字无政府状态"这个令人焦虑的说法。[10]

有了这样一种证明，紧接着就是下面这些有趣的问题：大脑、社会和数字设备遵循的一致的进化法则反映的只是本身固有的可能或最优路径？抑或人类有意识地或者下意识地在人造设备和社会结构中再现了自身的内部组织？每种可能性都有自身的合理之处。在第一个例子中，我们的分析指向了复杂系统的一些非常宏观的发展规则。在第二个例子中，我们遭遇了"下意识再现"这个让人迷惑的过程，因为神经科学对社会进化或数字世界的指导都不是明确的。计算机硬件发生了从大型计算机到个人电脑再到网络个人电脑的演变。大型计算机是数字世界中的"恐龙"。它要占据数层楼的民用或军用研究设施。每个大型计算机都有一个复杂的组织结构和极强的运算能力。它执行计算任务时有头有尾。大型计算机的数量极少，彼此之间的交互也极其有限，基本上毫无瓜葛。由大型计算机主导的数字世界，也就是 20 世纪 50 年代、60 年代和 70 年代的部分时期在本质上是模块化的。不过，大型计算机之间逐渐建立了有限的连接，催生了分布式计算，最终形成了网络计算。

20 世纪 70 年代，个人电脑开始涌现。虽然单一的个人电脑的运算能力无法与大型计算机相提并论，但个人电脑的数量增多了。在这种分布式模式中可以进行范围更广、种类更多的任务。数字世界不再由功能预先设定好的大型单元主导，而是被规模更小但数量更多的个人电脑所替代。为了确保尽可能多的个人电脑能够实现交互，标准化程度迅速提升。这预示着电脑设备的进化进入了下一个阶段。

20 世纪 80 年代，个人电脑与大型计算机迅速融合，计算过程分布在数不清的设备中。众多的个人电脑承担了越来越多的计算任务，因此，大型计算机变得不那么重要了，但是仍然有一定的作用。

20 世纪 90 年代，互联网越来越普及。它为根据任务需求在独立的电脑之间创建接口提供了一种形式化的结构，该组合产生的可能性几乎是无限的。数字世界越来越像一个神经网络。这种趋势得到了放大，原因是出现了一种全新的电脑类型 —— 网络个人电脑，此类设备能力有限，主要作用是提供互联网的接入。虽然大型计算机继续承担某些功能，但之前占据主导地位的模块化组织模式逐渐退场，分布式组织模式重新塑造了数字世界。

大脑和数字世界的进化过程都表明，少数独立中心的运算能力的进一步提升不如由众多相对简单的小型设备组成的网络的发展有效。

不过，"数字无政府状态"的到来为期不远。随着万维网上信息量的爆炸式增长，要找到某个特定任务的具体信息变得越来越困难。和大脑的进化一样，出现了一些适应性压力，即需要一种机制，这种机制能在任何具体的、以目标为导向的情况下对系统的自由度进行限定，同时在原则上保留这种自由度。这预示着"搜索引擎"的发明。

像额叶一样，搜索引擎并不含有用来解决眼下问题所需的具体知识。像大脑的进化一样，搜索引擎对整个系统有一种宏观的感受，能够找到某个知识在网络中的具体位置。与额叶类似，搜索引擎出现在数字世界从一个模块化"有机体"向一个分布式"有机体"过渡的较晚阶段。搜索引擎为互联网提供了执行功能。它就是数字化的额叶。

因此，大脑、社会和人造计算系统之间似乎存在着极强的相似性。上述三者都经历了从模块化的组织原则到分布式梯度组织原则的转变。在该进程的高度进化时期，会出现一个具有执行控制能力的系统，以控制无政府状态和混乱。当系统的复杂程度提高时，无政府状态和混乱的程度也会提高，这听上去有些荒谬，但的确如此。额叶的执行控制作用中蕴含着一种自治与控制之间的独特关系，这种关系与黑格尔和康德的哲学困境相呼应，弗里德里希·恩格斯的名言很好地说明了这一点："自由是对必然性的认识。"[11]

后　记

　　写作本书之际，我在东西方都生活了许多年，经过最务实的预测，我进入了最后的环节——整合，这的确是一项与执行有关的任务。回想过去，我自己的学术旅程是一个由来自东西方两个世界的影响熔铸在一起的合金。如果说我有自己的学术或科研风格，那么它也受到了这个融合产物的影响。也就是说，我是一个同时身着东方和西方文化外衣的人。虽然我生命的第七个 10 年已经开始了，但我仍然是一个流浪者。我在纽约进行临床实践，在世界范围内开展研究和教学工作。

　　本书以关于大脑的讨论开篇，以关于社会和历史的讨论结束。这是一个有颠覆意义的范式：在思想史上，我们更多的是用一个更成熟的科学领域作为具有启发意义的比喻来说明一个处于萌芽阶段的科学领域。几个世纪以来，作为一个处于萌芽阶段的科学，神经科学一直在从更加成熟的学科中借用比喻，其中包括力学（17 世纪的液压泵）、电气工程（20 世纪初期的电话交换机）和计算机科学（20 世纪后半叶）。但是，如今脑科学发展到了重要阶段，可能已经可以为理解包括社会在内的其他复杂系统提供具有启发意义的比喻了。

脑科学一直处于自然科学和人文科学的边缘，多年前，正是这种融合吸引了我。虽然一提到关于大脑－心灵的研究往往会涉及笛卡儿，但是，启迪我的是笛卡儿同时代的、观点与传统观念相左的斯宾诺莎。[1] 不同于笛卡儿，斯宾诺莎不认同灵魂与物质的二元论。他将上帝当作宇宙的基础而不是宇宙的创造者，他探寻的是统一的原则。

我 12 岁参观我父亲的书房时，偶然看到了两卷本俄语版的斯宾诺莎的《伦理学》，这也是我首次知道斯宾诺莎。在研读书上模糊的字迹时，我看到了他的"通过演绎法证明伦理学定理"的观点。[2] 在我个人的认知历史上，这是最震撼的时刻之一。我一直对数学、人文科学以及历史感兴趣，但对自然科学的兴趣并不浓厚，这是一种不太寻常的兴趣配置。很显然，我对精神生活感兴趣，而对当时知之甚少的心理学完全没兴趣。斯宾诺莎对我来说是一个启示，让我知道可以把这些孤立的领域结合在一起，也可以用精确的方法来研究像大脑、社会和社会中的精神生活这些看似不够精确的课题。

当然，斯宾诺莎在 17 世纪的成果用今天的标准来看仍然是太天真了。据我所知，斯宾诺莎的工作在使有关大脑或社会等复杂系统的研究变成后来相对精确的学科方面并没有发挥重大的作用。在这方面，有许多我当时还不了解的更直接、更具影响力的努力。但对我来说，早年间与斯宾诺莎的相遇是一种具有塑造意义的经历，它对我做出将心理学和神经科学作为一生的职业追求的选择影响最大。

　　另一个同等重要的学术际遇发生的时间晚得多，在莫斯科国立大学的图书馆，19 岁的我偶然读到了沃伦·麦卡洛克和沃尔特·皮茨的经典论文——"对神经活动内在思想的逻辑演算"（1943）[3] 和"我们如何认识共性：听觉和视觉形式的感知"（1947[4]），它们为大脑的形式神经网络模型打下了基础。对我来说，斯宾诺莎的"伦理定理"与麦卡洛克和皮茨的"逻辑运算"之间有着明显的学术上的连续性。它们都试图让关于思维和大脑的一贯模糊的研究采用精确的演绎方法。当时在苏联，后来被称为"计算神经科学"领域的相关成果非常少。在卢里亚困惑的默许下，我和我的朋友——杰出的数学家叶连娜·阿特姆耶娃，也是安德雷·柯尔莫哥洛夫的学生，试图将形式神经网络模型引进莫斯科国立大学的神经心理学研究中。后来在美国的生活让我离基础研究越来越远，与临床工作的距离越来越近，这超出了我早年间对职业生涯的预期。但是，我对大脑的理解以及对这种理解起到指引作用的比喻，一直受到早期接触到的神经网络概念的影响。

　　在这些早期影响的指引下，在我的职业生涯中，我始终对超越我自己的相对狭窄的知识领域的普遍原则感兴趣，只不过这种兴趣有时表现得非常明显，有时表现得不明显。因此，它看起来像是一个包罗万象的学术圈子，里面有我自己对大脑的古怪理解，这种理解催生出了对我个人来说非常有用的比喻，有助于理解我们所经历的重大社会现象。我希望这个比喻对其他人也有启发意义。

　　我认为，讨论不同复杂系统的自治和控制之间的关系以及通过分析大脑来加深对社会的理解很适合作为本书的结尾。没有哪个复杂系统能够在缺乏有效的执行机制——"额叶"——的情况下成功。

但是，额叶要想发挥最佳效果，就必须处于一个高度分散的、互动的结构中，拥有高度的自治和高度的自由。

我在写作《决策大脑》一书时，尽职尽责地阅读了几年中发表的数百篇相关期刊文章，我忍不住反复思考认知神经科学的现状。我的感情非常复杂。认知神经科学这个领域已经取得了巨大的进展，也已经获得认可，是一个主流科学领域。每年发表在《科学》与《自然》杂志上的神经科学领域的文章数量也证明了上述进步和认可。

不过，进展还是没能达到预期。我们见证了具有让人震撼的强大功能的神经成像工具，它们给这个领域带来了真正的革命。虽然人人都希望这些工具能够带来根本性突破，但迄今为止都没能实现。功能性神经成像研究对我们通过大脑机能障碍研究得出的许多结论（或假说）进行了确认，并让上述知识变得更加精确。这是一件好事。但是，迄今为止，功能性神经成像还没有促成我们在理解大脑认知机制方面质的飞跃。计算神经科学亦是如此。所以，一方面，我们因为加入这个激动人心的旅程而欢欣鼓舞，另一方面，我们也明显感觉到我们的研究还很肤浅。

为了了解大脑的机制，我们不能指望其他学科完成我们本应完成的工作。要想让现今的功能性神经成像工具发挥最大的作用，满足我们的期待，这些工具和其他方法必须与同样具有说服力的认知范式相配合；这些范式还没有被设计出来。虽然物理学家和化学家不断地给我们提供更强大的方法论，但作为神经心理学家和认知神经科学家，我们并没有充分履行我们的责任。结果，该领域出现了一种矛盾的情境，我们通常将 21 世纪的神经成像工具与 20 世纪后半叶前后的认知理论结合起来使用。实际上，这与神经遗传学的情况类似，由于没能提出复杂的认知问题，特定的基因被错误地与狭隘的认知特点和疾病联系在一起。对基因学的准颅相学的误用导致了失败，并催生出了"表型组学"，表型组学可能会做得更好。要改变这一情况，就得看认知神经科学家的了，但是，单靠寻找更新更好的神经成像技术或基因技术是行不通的。我们要取得伟大的成功，自己就必须有真正的思考。我们现在用的了不起的神经成像方法源于物理学家和化学家创造性的基本概念。作为一个领域，我们必须想出本领域所固有的同样具有创造性的概念。但近来，这样的创新显然不够。如果我们建立起这样的信念，即其他学科越来越强大的方法论会自动给我们提供探究我们领域奥秘的钥匙，我们就离放弃我们自己学术责任的冒险不远了。因此，虽然认知神经科学已经取得了巨大的进步，但自我批评的审视往往要比自我满足的审视更有益，因为前者更容易得出具有建设性的建议。因此，我提出了一些建议，是关于功能性神经成像技术与我们自己领域的实质问题的结合。

我们面临的挑战在于能否设计出满足下述条件的认知激活范式：

1. 反映最先进的认知结构；

2. 解决认知的核心问题和容易患临床疾病方面的问题；

3. 具有战略性而不是临时性，因为它要适用于广泛的临床和正常人群；

4. 使各个项目和人群研究主题具有长期的连贯性。

认知神经科学的现状还不能够满足上述目标。从广义上讲，今天的功能性神经成像主要分为两类，两者之间存在巨大的差异。

第一类主要是在医疗环境中针对临床人群的功能性神经成像。该类研究成果主要发表在临床期刊上，使用的大都是趁手的、充满活力但过时了的范式（如"古怪的""去/不去"），这些范式从地球还是平的时候就存在了。第二类主要是在心理学和认知神经科学项目中针对正常受试者（仅在少数情况下针对临床人群）的功能性神经成像。此类研究成果主要发表在神经科学期刊上，也会在《科学》《自然》《自然神经科学》等杂志上发表。它们的特点是拥有众多富有想象力的、精心设计的范式（本书对不少此类范式做了简要介绍），但它们也有自身的问题：

1. 这些范式往往是专门的，每一种范式都试图反映认知的一个有意思但很狭窄的方面，对各种项目和人群来说不具有主题上的巧妙的一致性。因此，虽然研究人员在某种范式的设计上花费了大量精力，但是，该范式只能被用于一种研究，之后就不能再用了。主导该领域的是只言片语，而不是一致的主体。

2. 这些范式往往过于晦涩，显得脆弱（缺乏活力），我称其为"维也纳的蛋糕"。它们的初衷是好的（一五一十地模拟现实认知的复杂性质），但结果往往弄巧成拙（这些任务不够巧妙，因为它们无法适用于各种项目，而且由于本身过于复杂而无法用于临床人群）。许多范式过于复杂，甚至无法对其研究发现进行清晰的解读。因此，我们往往弄不清楚上述发现究竟能否反映任务的特点（抑或只是对任意的"表面"情境的偶然反映），以及能在多大程度上反映任务的特点。因此,这些任务是脆弱的,偶然的、轻微的变化就会给研究结果带来巨大的改变。此外,我怀疑能够经得起重复验证的研究并不多(当然,重复验证的情况很少见,因为这些研究的代价高昂,重复做也不会带来荣誉)。

3. 某些风靡一时的陈旧观点曾是宝贵的概念,但现在它们仍然主导着该领域,其影响力已经超过了实际作用。"工作记忆"这个定义模糊的概念就是一个例子。人们花费了大量精力想要弄清楚有机体是如何让信息保持"在线"的,但往往忽视了"让信息保持在线"是一个次要问题。首要问题是决策问题:有机体最初是如何产生并选择让哪些信息保持"在线"的?这个更让人苦恼的神经科学谜题基本上被实验人员和计算模型的设计者忽视了。但是,但凡将真实的临床人群作为研究对象,而非在狭隘的人为情境中进行研究的人都知道,发起、形成、决策和选择是良好的执行功能的关键,对它们进行干扰会扰乱认知,其严重程度远远超过额叶疾病等病症(如外伤性脑损伤、精神分裂症和某些形式的老年痴呆症)导致的工作记忆缺失对认知的干扰作用。即便如此,我们的研究仍然未加批判地坚持少数自我延续的概念,这表明了一种集体的想象力缺乏。

为了解决上述问题,重要的是设计一套广泛适用的创新认知激活范式,既能满足上述标准,又没有我们提到的这些缺陷。这些范式应当对广泛的临床人群的核心认知障碍具有高敏感度,同时有针对正常的神经认知机制提出相当于《科学》和《自然》水准的重要见解的潜力。对此类范式的设计应当被当作一项重大工程。要完成设计工作可能有很多路径可以选择，可能会从许多神经科学家和神经心理学家那里获得有用的信息，而且应当以团队协作和包容的方式进行。我之前的研究和偏好让我对实现该目标的两种途径更加偏爱，这两种途径在此前的讨论中都有提及。

学习的动态方面。掌握（或者没能掌握）一项认知任务的过程伴随着相关功能性神经解剖学的改变。如本书之前所说，负责处理某项生疏任务的大脑区域与负责处理某项熟悉任务的大脑区域不同。通过简单的实验就可以观察到这些变化。此外，大量证据（本书在之前的章节中介绍了其中的一些）表明，这些在一段时间内发生的功能性神经解剖学改变在不同的任务中具有强烈的不变性。这些不变性比在具体任务中表现出来的性质更重要，似乎与从新奇性到熟悉性的转变（也就是学习）直接相关。上述高度不变的特征中的一些涉及皮质控制从右半脑到左半脑，以及从前额叶皮质到后皮质的明显的方向转换。其他动态特征与任务的相关性可能更强，需要进一步研究。

从大脑结构网络的角度对认知任务的特征进行描绘，并通过fMRI或其他神经成像方法了解上述大脑结构网络，这是很常见的。上述考虑意味着这些网络会随时间的推移发生变化。因此，无法仅仅通过单一、静态的网络来描绘某项任务的特征，有必要将其描绘为不断变化的网络在时间和空间上的向量。但是，当前的fMRI研究基本上忽视了上述考虑。常见的做法是假设以任务为基础的神经网络是静态的，然后对全部实验序列的数据求平均值。这是一个重大的错误，因为该网络通常不是静态的，求全部序列的平均值的做法就好比将代表不同人群的数据点混杂在一起。因此，最好将实验序列分割为若干部分，然后单独计算各个部分的平均值，用向量的方式而不是单一状态来表示实验结果。可以通过设计一系列认知激活任务来说明作为学习函数的此种空间网络的时间动态。这些任务应当能够适用于一系列的临床人群（外伤性脑损伤、痴呆症、多动症和精神分裂症等患者），目的是从时空动态的角度对其背后的病理学特征进行描述。该途径在描述正常认知的特征方面可能更有效，在描述病理学特征方面可能更灵敏（病理学是学习曲线所代表的功能神经解剖学上的各种类型的失常），因为向量所包含的信息明显多于单个变量。

以行为者为中心的决策。对我们现实生活中的大多数认知起指引作用的是"我应当怎样做，怎样做对我来说最好"之类的问题，而不是"正确答案是什么，真相是什么"这样的问题。这些问题反映了以行为者为中心的决策和真实决策之间的差异，本书之前也探讨过。额叶及其相关的纹状体和扣带回前区结构对于以行为者为中心的决策尤为关键。但是，临床神经科学所使用的大多数认知激活范式是真实的，而不是以行为者为中心的，因而没有抓住要领。这是非常遗憾的，如同本书之前探讨过的，额叶和以行为者为中心的认知在一系列非常广泛的疾病（外伤性脑损伤、多动症、精神分裂症和某些形式的痴呆症等）中特别脆弱（详见第 8 章至第 10 章）。轻微外伤性脑损伤患者不会因为记忆力或知觉能力弱而在生活中遇到麻烦，让他们陷入麻烦的是在模棱两可的环境中做出的不明智决策和个人选择。人们往往将其称为"人格变化"，这种表述是不恰当的，因为它反映的其实是额叶及其连接的功能障碍，最终导致的结果就是以行为者为中心的认知功能障碍。

可以设计一系列用来测量以行为者为中心的决策的认知激活任务。这些任务可以从头开始设计，也可以（或者仅仅是）对改编自认知神经科学（神经经济学、社会神经科学等，参见本书第5章）的一些精选任务进行修改或简化，本书在前面对其中的一些任务进行了介绍。

这些任务应当能够适用于广泛的临床人群（外伤性脑损伤、痴呆症、多动症和精神分裂症患者），目的在于描述在不确定的环境（如现实生活）中与决策有关的病理学。此类任务的重点应当是生成性。上述两个主题反映了我自己的科学偏好和兴趣。由此得出的认知激活学习任务组应当是多样化的，既包括调节额叶与相关纹状体结构之间互动（如在概率和奖赏结构不断变动的动态环境中的选择过程）的以行为者为中心的范式，也包括调节后皮质与相关丘脑结构之间互动（如多感觉整合）的更传统的真实范式。两类任务关注的重点都应当是一段时间内作为成功掌握任务（或没能掌握任务）的函数的神经网络重组的动态变化。

对学习背后的神经网络的时间动态的系统性强调代表着一种用于描述正常和异常认知特征的前景良好的创新性途径。它将为逐步积累一套用于各种研究和人群的标准化、高精细度、高透明度的fMRI认知激活软件包奠定基础，这样一来，就可以开始形成一个数据库。当然，还有其他同样引人入胜的主题需要我们重视。

之前提到过的认知神经科学的某些不足引起了现代社会更广泛的科学问题。首先是科学的商品化。许多正在进行的研究是由"宏大的问题"和连贯的主题驱动的。这些研究有时候也被称为"原则性"科学。但是，也有许多研究，甚至是更多的研究是以博眼球和在媒体上引起轰动为目的的零散研究。人们几乎是被强行灌输了这样一种观念：如今要想在一些最知名的科学期刊上发布成果，该成果就必须具有足够的媒体价值，同时质量又不能降低。

类似的研究往往被称为"性感"科学，与"原则性"科学形成了鲜明的对比。我和同事在讨论的过程中听过太多的"性感"科学，"原则性"科学反而远远不够。不管科学社会学的现实状况是怎样的，"性感"仍然属于有关"性"的讨论，而不属于科学讨论的范畴。我们需要更多的由连贯的主题驱动的有计划的研究。关于这一点，埃里克·坎德尔在其著作《寻找记忆》[5]一书中对其研究成果进行了总结，这是对其科学研究生涯的生动记述，因其所具有的学术连贯性和逻辑性而具有独特的魅力。我的导师亚历山大·卢里亚[6]的著作（最起码其研究生涯后期的著作）也是如此。作为认知神经科学家，我们如果想要在我们的集体事业上获得成功，就需要更多这样的连贯性。

另一个备受关注的问题是认知神经科学的经济问题。高科技神经成像法让神经科学变得更强大，但是同时，也让它变得更昂贵。对学术的追求日渐被对资金的追求所替代，金钱日渐代替观点成为衡量科学家成就的标准。如今，一个典型的借助 fMRI 或 PET 实施的研究项目的成本高出 50 年前借助纸笔完成的功能障碍研究的成本好几个数量级。对硬件和基础设施的资本投资占了成本的一大部分，设备安装所需要的长期技术人员的费用也占了一大部分。上述费用往往会造成一种具有讽刺意味的情况：一项技术被使用仅仅是因为它在那里，人们没有充分考虑提出的问题的质量或该问题的性质与所使用的技术工具之间是否真正匹配。我见过一个有资历的中年演员在一个备受瞩目的颁奖仪式上表演单手俯卧撑。当被问及他为什么要这么做时，他回答说："因为我会这个。"但是，这并不能为开展高科技研究提供充分的理由。正是因为当今的认知神经科学研究如此昂贵，耗费如此多的资源，所提出的问题的质量与能够获得的答案的质量同样重要，或许前者更重要。但是，我们的领域，无论是基础认知神经科学还是临床神经科学，都充斥着无足轻重的研究，精巧的技术被用于研究那些没有经过精心思考的问题、蹩脚的问题和无关紧要的问题。我们有必要确保对我们的研究工作起指导作用的思想达到一定的水准和严谨程度，并且拥有连贯的、宏大的主题。

致　谢

感谢牛津大学出版社顺利出版了《大脑总指挥》一书，并为《决策大脑》的出版奠定了基础。感谢编辑克雷格·潘纳尔、助理编辑戴维德·阿多纳、出版编辑琳达·克劳福德和文字编辑杰瑞·赫尔伯特等人在《决策大脑》各个出版环节对我的悉心指导和鼎力相助。感谢德米特里·鲍加科夫再次为本书的出版提供大量宝贵的技术支持。感谢迈克尔·卡莱尔为包括为本书命名在内的众多问题提供宝贵的建议。本书手稿有幸得到了尼古拉斯·科利·迈尔斯的严格审阅，感谢他的意见和建议。理查德·加利尼耐心而又细致地为本书绘制了精美的插图。杰弗里·唐纳森为本书提供了大量宝贵的参考文献。拉里·阿尔伯特、西格德·阿克曼、罗伯特·比尔德、约翰·卡罗纳、迈克尔·科尔、科尔比·科列尔、安娜·迪斯泰法诺、约翰·范文斯特、塞西莉亚·盖姆伯格、约翰·加兰、布莱恩·金、丽莎·金、谢尔盖·克纳佐夫、亚历克斯·马丁、艾伦·米尔斯基、拉尔夫·尼克松、彼得·帕尔玛、肯·波德尔、西尔瓦娜·里吉奥和丹尼尔·索迪克森等人也为本书的出版做出了宝贵的贡献。我忠实的伙伴——宠物狗布里特——一直陪伴着我，它对我一向宽容有加，如果不是饿极了，绝不会苛责我。

特别感谢弗拉基米尔和凯文让我有机会了解他们的情况；感谢托比、查理、L. H. 和 S. F.（以上均为化名）分享并允许我在本书中讲述他们的生活经历；感谢罗伯特·亚科诺分享他有关扣带束切开术的体验。

再次将此书献给我的导师和朋友亚历山大·卢里亚，以表达我对他的深切思念。

艾克纳恩·戈德堡于纽约

<h1 style="text-align:right">参考文献</h1>

引 言

1. A. Damasio, *Descartes' Error: Emotion, Reason, and the Human Brain* (New York: Putnam Publishing Group, 1994).
2. R. A. Barkley, *ADHD and the Nature of Self-Control* (New York: Guilford Press, 1997).
3. E. Goldberg, "Tribute to Alexandr Romanovich Luria," in *Contemporary Neuropsychology and the Legacy of Luria*, ed. E. Goldberg (Hillsdale, NJ: Lawrence Erlbaum Associates, 1990), 1–9.
4. S. Sontag, *Illness as Metaphor and AIDS and Its Metaphors* (New York: Doubleday Books, 1990).

第 1 章　大脑的首席执行官：额叶概览

1. 要了解历史上军事领袖的转变，请参阅 J. Keegan, *The Mask of Command* (New York: Penguin, 1989)。
2. 拿破仑的慢性疾病与他的大脑没有直接关联。恰恰相反，慢性疾病引起了更严重的痔疮炎症。更多内容请参阅 A. Neumayr, *Dictators in the Mirror of Medicine: Napoleon, Hitler, Stalin*, trans. D. J. Parent (Bloomington, IL: Medi-Ed Press, 1995)。
3. F. Tilney, *The Brain: From Ape to Man* (New York: Hoeber, 1928).
4. J. Jaynes, *The Origin of Consciousness in the Breakdown of the Bicameral Mind* (New York: Houghton Miffiin, 1990).

5. Quoted in W. E. Wallace, *Michelangelo: The Complete Sculpture, Painting, Architecture* (Southport, CT: Hugh Lauter Levin Associates, 1998).

6. J. D. Wallis, K. C. Anderson, and E. K. Miller, "Single neurons in prefrontal cortex encode abstract rules," *Nature* 411 (2001): 953–6.

7. K. Shima, M. Isoda, H. Mushiake, and J. Tanji, "Categorization of behavioural sequences in the prefrontal cortex," *Nature* 445 (2007): 315–8.

8. S. Pinker, *The Language Instinct* (New York: Harper Perennial Library, 1995).

9. M. T. Ullman, "A neurocognitive perspective on language: the declarative/procedural model," *Nat Rev Neurosci* 2 (2001): 717–26.

10. P. Hagoort, L. Hald, M. Bastiaansen, and K. M. Petersson, "Integration of word meaning and world knowledge in language comprehension," *Science* 304 (2004): 438–41.

第 2 章　大脑的结构：初步认识

1. M. Wang, S. Vijayraghavan, and P. S. Goldman-Rakic, "Selective D2 receptor actions on the functional circuitry of working memory," Science 303 (2004): 853–6.

2. S. Vijayraghavan, M. Wang, S. G. Birnbaum, G. V. Williams, and A. F. T. Arnsten, "Inverted-U dopamine D1 receptor actions on prefrontal neurons engaged in working memory," *Nat Neurosci* 10 (2007): 376–84.

3. H. F. Clarke, J. W. Dalley, H. S. Crofts, T. W. Robbins, and A. C. Roberts, "Cognitive infiexibility after prefrontal serotonin depletion," *Science* 304 (2004): 878–80.

4. 要了解更多内容，请参阅 A. Parent, *Carpenter's Human Neuroanatomy*, 9th ed. (Baltimore: Williams & Wilkins, 1995). (Revised edition of M. B. Carpenter and J. Satin, *Human Neuroanatomy*, 8th ed., 1983.)

5. H. W. Magoun, "The ascending reticular activating system," *Res Publ Assoc Nerv Ment Dis* 30 (1952).

6. 要了解关于该主题的更多内容，请参阅 D. Oakley and H. Plotkin, eds., *Brain, Behavior and Evolution* (Cambridge, UK: Cambridge University Press, 1979)。

7. 要了解更多内容，请参阅 A. Parent, *Carpenter's Human Neuroanatomy*, 9th ed. (Baltimore: Williams & Wilkins, 1995)。

8. 同上。

9. J. LeDoux, *The Emotional Brain: The Mysterious Underpinnings of Emotional Life* (New York: Touchstone Books, 1998).

10. J. Grafman, I. Litvan, S. Massaquoi, M. Stewart, A. Sirigu, and M. Hallett, "Cognitive planning deficit in patients with cerebellar atrophy," *Neurology* 42 (1992): 1493–1496.

11. H. C. Leiner, A. L. Leiner, and R. S. Dow, "Reappraising the cerebellum: what does the hindbrain contribute to the forebrain?" *Behav Neurosci* 103 (1989): 998–1008.

12. N. Ramnani, "The primate cortico-cerebellar system: anatomy and function," *Nat Rev Neurosci* 7 (2006): 511–22.

13. In D. Oakley and H. Plotkin, eds., *Brain, Behavior and Evolution* (Cambridge, UK: Cambridge University Press, 1979).

14. B. L. McNaughton and R. G. M Morris, "Hippocampal synaptic enhancement and information storage," *Trends Neurosci* 10 (1987): 408–15; B. L. McNaughton, "Associative pattern competition in hippocampal circuits: new evidence and new questions," *Brain Res Rev* 16 (1991): 202–4.

15. B. Milner, "Cues to the cerebral organization of memory," in *Cerebral Correlates of Conscious Experience*, eds. P. Buser and A. Rougeul-Buser (Amsterdam: Elsevier, 1978), 139–53.

16. K. L. Hoffman and B. L. McNaughton, "Coordinated reactivation of distributed memory traces in primate neocortex," *Science* 297 (2002): 2070–3.

17. T. Maviel, T. P. Durkin, F. Menzaghi, and B. Bontempi, "Sites of neocortical reorganization critical for remote spatial memory," *Science* 305(5680) (2004): 96–9.
18. M. Remondes and E. M. Schuman, "Role for a cortical input to hippocampal area CA1 in the consolidation of a long-term memory," *Nature* 431(7009) (2004): 699–703.
19. R. A. Poldrack, J. Clark, and E. J. Pare-Blagoev, et al., "Interactive memory systems in the human brain," *Nature* 414(6863) (2001): 546–50.
20. In C. H. Hockman, ed., *Limbic System Mechanisms and Autonomic Function* (Springfield, IL: Charles C. Thomas, 1972).
21. C. S. Carter, M. M. Botvinick, and J. D. Cohen, "The contribution of the anterior cingulate cortex to executive processes in cognition," *Rev Neurosci* 10 (1999): 49–57.
22. K. E. Stephan, J. C. Marshall, K. J. Friston, J. B. Rowe, A. Ritzl, K. Zilles, and G. R. Fink, "Lateralized cognitive processes and lateralized task control in the human brain," *Science* 301 (2003): 384–6.
23. In D. Oakley and H. Plotkin, eds., *Brain, Behavior and Evolution* (Cambridge, UK: Cambridge University Press, 1979).
24. K. Brodmann, *Vergleichende Lokalisationslehre der Grosshirnrinde in ihren Prinzipien dargestellt auf Grund des Zellenbaues* (Leipzig: Barth, 1909). Cited in J. M. Fuster, *The Prefrontal Cortex: Anatomy, Physiology, and Neuropsychology of the Frontal Lobe*, 3rd ed. (Philadelphia: Lippincott–Raven, 1997).
25. G. W. Roberts, P. N. Leigh, and D. R. Weinberger, *Neuropsychiatric Disorders* (London: Wolfe, 1993).
26. J. M. Fuster, *The Prefrontal Cortex: Anatomy, Physiology, and Neuropsychology of the Frontal Lobe*, 3rd ed. (Philadelphia: Lippincott–Raven, 1997).
27. In A. W. Campbell, *Histological Studies on the Localization of Cerebral Function* (Cambridge, UK: Cambridge University Press, 1905). Cited in J. M. Fuster, *The Prefrontal Cortex: Anatomy, Physiology, and Neuropsychology of the Frontal Lobe*, 3rd ed. (Philadelphia: Lippincott–Raven, 1997).
28. J. H. Jackson, "Evolution and dissolution of the nervous system," *Croonian Lecture. Selected Papers* 2, Br Med J. 1884 April 5; 1(1214): 660–663. London.
29. A. R. Luria, *Higher Cortical Functions in Man* (New York: Basic Books, 1966).
30. A. Damasio, "The frontal lobes," in *Clinical Neuropsychology*, eds. K. Heilman and E. Valenstein (New York: Oxford University Press, 1993), 360–412.
31. J. M. Fuster, *The Prefrontal Cortex: Anatomy, Physiology, and Neuropsychology of the Frontal Lobe*, 3rd ed. (Philadelphia: Lippincott–Raven, 1997).
32. P. S. Goldman-Rakic, "Circuitry of primate prefrontal cortex and regulation of behavior by representational memory," in *Handbook of Physiology: Nervous System, Higher Functions of the Brain*, Part 1, ed. F. Plum (Bethesda, MD: American Physiological Association, 1987), 373–417.
33. D. T. Stuss and D. F. Benson, *The Frontal Lobes* (New York: Raven Press, 1986).
34. W. J. Nauta, "Neural associations of the frontal cortex," *Acta Neurobiol Exp* 32 (1972): 125–40.
35. E. K. Miller, "The prefrontal cortex and cognitive control," *Nat Rev Neurosci* 1 (2000): 59–65.
36. 同上。
37. Y. Tsushima, Y. Sasaki, and T. Watanabe, "Greater disruption due to failure of inhibitory control on an ambiguous distractor," *Science* 314 (2006): 1786–8.
38. J. H. Jackson, "Evolution and dissolution of the nervous system," *Croonian Lecture. Selected Papers* 2, Br Med J. 1884 April 5; 1(1214): 660–663. London.
39. J. M. Fuster, *Cortex and Mind: Unifying Cognition* (New York: Oxford University Press, 2003).
40. J. Hawkins and S. Blakeslee, *On Intelligence* (New York: Times Books, 2004).

第 3 章　乐队前排：大脑皮层

1. F. J. Gall, *Sur le fonctions du cerveau*, 6 vols. (Paris, 1822–1823).
2. K. Kleist, *Gehirnpathologie* (Leipzig: Barth, 1934).
3. J. M. Gold, K. F. Berman, C. Randolph, T. E. Goldberg, and D. Weinberger, "PET valida-tion of a novel prefrontal task: delayed response alteration," *Neuropsychology* 10 (1996): 3–10; R. J. Haier, B. V. Siegel, Jr., A. MacLachlan, E. Soderling, S. Lottenberg, and M. S. Buchsbaum, "Regional glucose metabolic changes after learning a complex visu-ospatial/motor task: a positron emission tomographic study," *Brain Res* 570 (1992): 134–43; M. E. Raichle, J. A. Fiez, T. O. Videen, A. M. MacLeod, J. V. Pardo, P. T. Fox, and S. E. Petersen, "Practice-related changes in human brain functional anatomy during non-motor learning," *Cereb Cortex* 4 (1994): 8–26.
4. J. A. Fodor, "Precis of the modularity of mind," *Behav Brain Sci* 8 (1985): 1–42.
5. E. Goldberg, "Rise and fall of modular orthodoxy," *J Clin Exp Neuropsychol* 17, (1995): 193–208; E. Goldberg, "From neuromythology to neuroscience. *Cortex and Mind: Unifying Cognition*, by Joaquin Fuster," *J Int Neuropsychol Soc* 10 (2004): 470–1.
6. G. Aston-Jones and J. D. Cohen, "An integrative theory of locus coeruleus-norepinephrine function: adaptive gain and optimal performance," *Annu Rev Neurosci* 28 (2005): 403–50.
7. J. R. Binder, J. A. Frost, T. A. Hammeke, S. M. Rao, and R. W. Cox, "Function of the left planum temporale in auditory and linguistic processing," *Brain* 119 (1996): 1239–47.
8. J. Shaplesk, S. L. Rossell, P. W. R. Woodruff, and A. S. David, "The planum temporale: a systematic, quantitative review of its structural, functional and clinical significance," *Brain Res Rev* 29 (1999): 26–49.
9. A. R. Damasio, H. Damasio, and G. W. Van Hoesen, "Prosopagnosia: anatomical basis and behavioral mechanisms," *Neurology* 32 (1982): 331–41; A. R. Damasio, "Prosopagnosia," *Trends Neurosci* 8 (1985): 132–5.
10. M. Takamura, "Prosopagnosia: a look at the laterality and specificity issues using evi-dence from neuropsychology and neurophysiology," *The Harvard Brain*, Spring (1996): 9–13.
11. E. Goldberg, "Gradiental approach to neocortical functional organization," *J Clin Exp Neuropsychol* 11 (1989): 489–517; E. Goldberg, "Higher cortical functions in humans: the gradiental approach," in *Contemporary Neuropsychology and the Legacy of Luria*, ed. E. Goldberg (Hillsdale, NJ: Lawrence Erlbaum Associates, 1990), 229–76.
12. K. R. Ridderinkhof, M. Ullsperger, E. A. Crone, and S. Nieuwenhuis, "The role of the medial frontal cortex in cognitive control," *Science* 306 (2004): 443–7.
13. E. Goldberg, "Gradiental approach to neocortical functional organization," *J Clin Exp Neuropsychol* 11 (1989): 489–517.
14. E. Goldberg, "Higher cortical functions in humans: the gradiental approach," in *Contemporary Neuropsychology and the Legacy of Luria*, ed. E. Goldberg (Hillsdale, NJ: Lawrence Erlbaum Associates, 1990), 229–76.
15. E. Goldberg, "Rise and fall of modular orthodoxy," *J Clin Exp Neuropsychol* 17 (1995): 193–208.
16. J. L. McClelland, B. L. McNaughton, and R. C. O'Reilly, "Why there are complementary learning systems in the hippocampus and neocortex: insights from the successes and failures of connectionist models of learning and memory," *Psychol Rev* 102 (1995): 419–57.
17. S. L. Thompson-Schill, M. D'Esposito, G. K. Aguirre, and M. J. Farah, "Role of left infe-rior prefrontal cortex in retrieval of semantic knowledge: a reevaluation," *Proc Natl Acad Sci USA* 94 (1997): 14792–7.
18. O. W. Sacks, "Scotoma: forgetting and neglect in science," in *Hidden Histories of Science*, ed. R. B. Silver (New York: New York Review, 1996), 141–87.

19. E. S. Lein, M. J. Hawrylycz, N. Ao, et al., "Genome-wide atlas of gene expression in the adult mouse brain," *Nature* 445, (2007): 168–176.
20. For review see K. Heilman and E. Valenstein, eds., *Clinical Neuropsychology* (New York: Oxford University Press, 1993).
21. E. Goldberg, "Associative agnosias and the functions of the left hemisphere," *J Clin Exp Neuropsychol* 12 (1990): 467–484.
22. E. Goldberg, "Gradiental approach to neocortical functional organization," *J Clin Exp Neuropsychol* 11 (1989): 489–517.
23. A. Martin, L. G. Ungerleider, and J. V. Haxby, "Category specificity and the brain: the sensory/motor model of semantic representation of objects," in *The New Cognitive Neuroscience*, ed. M. S. Gazzaniga (Cambridge, MA: MIT Press, 1999).
24. A. Martin, C. L. Wiggs, L. G. Ungerleider, and J. V. Haxby, "Neural correlates of category-specific knowledge," *Nature* 379(6566) (1996): 649–52.
25. E. K. Warrington and T. Shallice, "Category-specific semantic impairments," *Brain* 107 (1984): 829–54; R. A. McCarthy and E. K. Warrington, "Evidence for modality-specific meaning systems in the brain," *Nature* 334(6181) (1988): 428–30.
26. E. Goldberg, "Gradiental approach to neocortical functional organization," *J Clin Exp Neuropsychol* 11 (1989): 489–517.
27. E. Goldberg and D. Tucker, "Motor perseverations and long-term memory for visual forms," *J Clin Neuropsychol* 1 (1979): 273–88.
28. E. Goldberg, "Varieties of perseveration: comparison of two taxonomies," *J Clin Exp Neuropsychol* 8 (1986): 710–26; E. Goldberg and R. M. Bilder, "The frontal lobes and hierarchical organization of cognitive control," in E. Perecman, ed., *The Frontal Lobes Revisited* (Hillsdale, NJ: Lawrence Erlbaum Associates, 1987): 159–88.
29. E. Goldberg, "Varieties of perseveration: comparison of two taxonomies," *J Clin Exp Neuropsychol* 8 (1986): 710–26.
30. E. Koechlin, G. Basso, P. Pietrini, S. Panzer, and J. Grafman, "The role of the anterior prefrontal cortex in human cognition," *Nature* 399 (1999): 148–51.
31. J. Hoffman, D. Badre, T. Berg-Kirkpatrick, F. Krienen, J. Cooney, and M. D'Esposito, "Dissociating levels of cognitive control in frontal cortex hierarchy: evidence from patients with focal lesions," *Cogn Neurosci Soc* (2007): 263.
32. E. Koechlin, C. Ody, and F. Kouneiher, "The architecture of cognitive control in the human prefrontal cortex," *Science* 302 (2003): 1181–5.
33. E. Koechlin and A. Hyafil, "Anterior prefrontal function and the limits of human decision-making," *Science* 318 (2007): 594–8.
34. N. Ramnani and A. M. Owen, "Anterior prefrontal cortex: insights into function from anatomy and neuroimaging," *Nat Rev Neurosci* 5 (2004): 184–94.
35. 同上。
36. J. A. Fodor, "Precis of the modularity of mind," *Behav Brain Sci* 8 (1985): 1–42.
37. E. Goldberg, "Gradiental approach to neocortical functional organization," *J Clin Exp Neuropsychol* 11 (1989): 489–517; E. Goldberg, "Higher cortical functions in humans: the gradiental approach," in *Contemporary Neuropsychology and the Legacy of Luria*, ed. E. Goldberg (Hillsdale, NJ: Lawrence Erlbaum Associates, 1990), 229–76; E. Goldberg, "Rise and fall of modular orthodoxy," *J Clin Exp Neuropsychol* 17 (1995): 193–208.
38. W. S. McCulloch and W. Pitts, "A logical calculus of the ideas immanent in nervous activity. 1943 classical article," *Bull Math Biol* 52 (1990): 99–115.
39. E. Goldberg, "Gradiental approach to neocortical functional organization," *J Clin Exp Neuropsychol* 11 (1989): 489–517.
40. D. Oakley and H. Plotkin, eds., *Brain, Behavior and Evolution* (Cambridge, UK: Cambridge University Press, 1979).

41. T. E. J. Behrens, H. Johansen-Berg, M. W. Woolrich, et al., "Non-invasive mapping of connections between human thalamus and cortex using diffusion imaging," *Nat Neurosci* 6 (2003): 750–7.

第4章 新奇性、常规化和半脑

1. P. Broca, "Remarques sur le siège de la faculté du language articule," *Bull Soc Anthrop* 6 (1861).
2. C. Wernicke, *Der aphasische Symptomencomplex* (Breslau, 1874).
3. M. LeMay, "Morphological cerebral asymmetries of modern man, fossil man, and nonhuman primate," *Ann N Y Acad Sci* 280 (1976): 349–66.
4. S. Chance, M. M. Esiri, and T. J. Crow, "Macroscopic brain asymmetry is changed along the antero-posterior axis in schizophrenia," *Schizophr Res* 74, (2005): 163–70; T. R. Barricka, C. E. Mackayb, S. Primac, F. Maesd, D. Vandermeulend, T. J. Crowb, and N. Roberts, "Automatic analysis of cerebral asymmetry: an exploratory study of the relationship between brain torque and planum temporale asymmetry," *Neuroimage* 24 (2005): 678–91.
5. M. C. de Lacoste, D. S. Horvath, and D. J. Woodward, "Possible sex differences in the developing human fetal brain," *J Clin Exp Neuropsychol* 13 (1991): 831–46.
6. M. LeMay, "Morphological cerebral asymmetries of modern man, fossil man, and nonhuman primate," *Ann N Y Acad Sci* 280 (1976): 349–66.
7. M. C. Diamond, "Rat forebrain morphology: right–left; male–female; young–old; enriched–impoverished," in *Cerebral Laterality in Nonhuman Species*, ed. S. D. Glick (New York: Academic Press, 1985); M. C. Diamond, G. A. Dowling, and R. E. Johnson, "Morphologic cerebral cortical asymmetry in male and female rats," *Exp Neurol* 71 (1981): 261–8.
8. N. Geschwind and W. Levitsky, "Human brain: left–right asymmetries in temporal speech region," *Science* 161(837) (1968): 186–7; T. R. Barrick, C. E. Mackay, S. Prima, et al., "Automatic analysis of cerebral asymmetry: an exploratory study of the relationship between brain torque and planum temporale asymmetry," *Neuroimage* 24 (2005): 678–91.
9. M. LeMay and N. Geschwind, "Hemispheric differences in the brains of great apes," *Brain Behav Evol* 11 (1975): 48–52.
10. P. J. Gannon, R. L. Holloway, D. C. Broadfield, and A. R. Braun, "Asymmetry of chimpanzee planum temporale: humanlike pattern of Wernicke's brain language area homolog," *Science* 279(5348) (1998): 220–2.
11. T. R. Barricka, C. E. Mackayb, S. Primac, F. Maesd, D. Vandermeulend, T. J. Crowb, and N. Roberts, "Automatic analysis of cerebral asymmetry: an exploratory study of the relationship between brain torque and planum temporale asymmetry," *Neuroimage* 24 (2005): 678–91.
12. T. Klingberg, C. J. Vaidya, J. D. E. Gabrieli, M. E. Moseley, and M. Hedehus, "Myelination and organization of the frontal white matter in children: a diffusion tensor MRI study," *Neuroreport* 10 (1999): 2817–21.
13. A. Louilot and M. Le Moal, "Lateralized interdependence between limbicotemporal and ventrostriatal dopaminergic transmission," *Neuroscience* 59 (1994): 495–500.
14. E. Morice, C. Denis, A. Macario, B. Giros, and M. Nosten-Bertrand, "Constitutive hyperdopaminergia is functionally associated with reduced behavioral lateralization," *Neuropsychopharmacology* 30 (2004): 575–81.
15. S. D. Glick, *Cerebral Lateralization in Non-Human Species* (Orlando, FL: Academic Press, 1985).
16. S. Sandu, P. Cook, and M. C. Diamond, "Rat cortical estrogen receptors: male–female, right–left," *Exp Neurol* 92 (1985): 186–96.

17. S. D. Glick, R. C. Meibach, R. D. Cox, and S. Maayani, "Multiple and interrelated functional asymmetries in rat brain," *Life Sci* 25 (1979): 395–400.
18. S. A. Sholl and K. L. Kim, "Androgen receptors are differentially distributed between right and left cerebral hemispheres of the fetal male rhesus monkey," *Brain Res* 516 (1990): 122–6.
19. R. Kawakami, Y. Shinohara, Y. Kato, H. Sugiyama, R. Shigemoto, and I. Ito, "Asymmetrical allocation of NMDA receptor epsilon-2 subunits in hippocampal circuitry," *Science* 300 (2003): 990–4.
20. A. Cowey, "Sensory and non-sensory visual disorders in man and monkey," *Phil Trans R Soc Lond B* 298 (1982): 3–13; C. R. Hamilton and J. S. Lund, "Visual discrimination of movement: midbrain or forebrain?" *Science* 170 (1970): 1428–30; C. R. Hamilton, S. B. Tieman, and W. S. Farell, Jr., "Cerebral dominance in monkeys?" *Neuropsychologia* 12 (1974): 193–8; C. R. Hamilton, "Lateralization for orientation in split-brain monkeys," *Behav Brain Res* 10 (1983): 399–403; C. R. Hamilton and B. A. Vermeire, "Complementary hemispheric specialization in monkeys," *Science* 242 (1988): 1691–4; C. R. Hamilton and B. A. Vermeire, "Cognition, not handedness, is lateralized in monkeys," *Behav Brain Sci* 11 (1988): 723–5; C. R. Hamilton and B. A. Vermeire, "Functional lateralization in monkeys," in *Cerebral Laterality: Theory and Research* (Hillsdale, NJ: Lawrence Erlbaum Associates, 1991).
21. K. M. Kendrick, A. P. da Costa, A. E. Leigh, M. R. Hinton, and J. W. Peirce, "Sheep don't forget a face," *Nature* 414 (2001): 165–6.
22. E. Goldberg, *The Wisdom Paradox: How Your Mind Can Grow Stronger as Your Brain Grows Older* (New York: Gotham Books, 2005).
23. E. Bates, "Plasticity, localization and language development," in *Changing Nervous System: Neurobehavioral Consequences of Early Brain Disorders*, ed. S. H. Bronan (New York: Oxford University Press, 1999): 214–53.
24. E. Goldberg and L. D. Costa, "Hemisphere differences in the acquisition and use of descriptive systems," *Brain Lang* 14 (1981): 144–73.
25. H. Simon, *The Sciences of the Artificial* (Cambridge, MA: MIT Press, 1996).
26. S. Grossberg, ed., *Neural Networks and Natural Intelligence* (Cambridge, MA: MIT Press, 1988).
27. M. S. Jog, Y. Kubota, C. I. Connolly, V. Hillegaart, and A. M. Graybiel, "Building neural representations of habits," *Science* 286 (1999): 1745–9.
28. E. Goldberg, *The Wisdom Paradox: How Your Mind Can Grow Stronger as Your Brain Grows Older* (New York: Gotham Books, 2005).
29. Ibid.
30. E. Goldberg, R. Harner, M. Lovell, K. Podell, and S. Riggio, "Cognitive bias, functional cortical geometry, and the frontal lobes: laterality, sex, and handedness," *J Cogn Neurosci* 6 (1994): 276–96.
31. S. Fusi, M. Annunziato, D. Badoni, A. Salamon, and D. J. Amit, "Spike-driven synaptic plasticity: theory, simulation, VLSI implementation," *Neural Comp* 12 (2000): 2227–58.
32. E. Goldberg and L. D. Costa, "Hemisphere differences in the acquisition and use of descriptive systems," *Brain Lang* 14 (1981): 144–73. For relevant computational models using formal neural nets, see S. Grossberg, ed., *Neural Networks and Natural Intelligence* (Cambridge, MA: MIT Press, 1988); R. A. Jacobs and M. I. Jordan, "Computational consequences of a bias toward short connections," *J Cogn Neurosci* 4 (1992): 323–36; R. A. Jacobs, M. I. Jordan, and A. G. Barto, "Task decomposition through competition in a modular connectionist architecture: the what and where vision tasks," *Cogn Sci* 15 (1991): 219–50.
33. G. Vallortigara and R. J. Andrew, "Differential involvement of right and left hemisphere in individual recognition in the domestic chick," *Behav Processes* 33, (1994): 41–58;

G. Vallortigara and L. J. Rogers, "Survival with an asymmetrical brain: advantages and disadvantages of cerebral lateralization," *Behav Brain Sci* 28 (2005): 575–633; G. Vallortigara, L. J. Rogers, and A. Bisazza, "Possible evolutionary origins of cognitive brain lateralization," *Brain Res Rev* 30 (1999): 164–75; G. Vallortigara, "Comparative neuropsychology of the dual brain: a stroll through animals' left and right perceptual worlds," *Brain Lang* 73 (2000): 189–219.

34. E. Goldberg and L. D. Costa, "Hemisphere differences in the acquisition and use of descriptive systems," *Brain Lang* 14 (1981): 144–73.

35. R. W. Sperry, M. S. Gazzaniga, and J. E. Bogen, "Interhemispheric relationships: the neocortical commissures; syndromes of hemisphere disconnection," in *Handbook of Clinical Neurology*, Vol. 4, eds. P. J. Vinken and G. W. Bruyn (Amsterdam: North-Holland Publishing Company, 1969).

36. B. P. Rourke, *Nonverbal Learning Disabilities: The Syndrome and the Model* (New York: Guilford Press, 1989).

37. For review see S. Springer and G. Deutsch, *Left Brain, Right Brain: Perspective from Cognitive Neuroscience*, 5th ed. (New York: W. H. Freeman & Co., 1997).

38. T. G. Bever and R. J. Chiarello, "Cerebral dominance in musicians and nonmusicians," *Science* 185(150) (1974): 537–9.

39. C. A. Marzi and G. Berlucchi, "Right visual field superiority for accuracy of recognition of famous faces in normals," *Neuropsychologia* 15 (1977): 751–6.

40. A. Martin, C. L. Wiggs, and J. Weisberg, "Modulation of human medial temporal lobe activity by form, meaning, and experience," *Hippocampus* 7 (1997): 587–93.

41. R. Henson, T. Shallice, and R. Dolan, "Neuroimaging evidence for dissociable forms of repetition priming," *Science* 287(5456) (2000): 1269–72.

42. J. M. Gold, K. F. Berman, C. Randolph, T. E. Goldberg, and D. R. Weinberger, "PET validation of a novel prefrontal task: delayed response alteration," *Neuropsychology* 10 (1996): 3–10.

43. R. Shadmehr and H. H. Holcomb, "Neural correlates of motor memory consolidation," *Science* 277(5327) (1997): 821–5.

44. R. J. Haier, B. V. Siegel Jr., A. MacLachlan, E. Soderling, S. Lottenberg, and M. S. Buchsbaum, "Regional glucose metabolic changes after learning a complex visuospatial/motor task: a positron emission tomographic study," *Brain Res* 570 (1992): 134–43.

45. G. S. Berns, J. D. Cohen, and M. A. Mintun, "Brain regions responsive to novelty in the absence of awareness," *Science* 276(5316) (1997): 1272–5.

46. M. E. Raichle, J. A. Fiez, T. O. Videen, A. M. MacLeod, J. V. Pardo, P. T. Fox, and S. E. Petersen, "Practice-related changes in human brain functional anatomy during non-motor learning," *Cereb Cortex* 4 (1994): 26.

47. J. Crinion, T. Turner, A. Grogan, et al., "Language control in the bilingual brain," *Science* 312 (2006): 1537–40.

48. E. Tulving, H. J. Markowitsch, F. E. Craik, R. Hiabib, and S. Houle, "Novelty and familiarity activations in PET studies of memory encoding and retrieval," *Cereb Cortex* 6 (1996): 71–9.

49. R. D. Newman-Norlund, H. T. van Schie, A. M. van Zuijlen, and H. Bekkering, "The mirror neuron system is more active during complementary compared with imitative action," *Nat Neurosci* 10 (2007): 817–8; K. Vogeley, et al., "Theory of mind and self perspective in the human brain—a fMRI study," *Cognitive Neuroscience Society Meeting* (2001): C28.

50. N. D. Daw, J. P. O'Doherty, P. Dayan, B. Seymour, and R. J. Dolan, "Cortical substrates for exploratory decisions in humans," *Nature* 441 (2006): 876–9.

51. H. R. Heekeren, S. Marrett, P. A. Bandettini, and L. G. Ungerleider, "A general mechanism for perceptual decision-making in the human brain," *Nature* 431 (2004): 859–62.

52. Y. Kamiya, M. Aihara, M. Osada, C. Ono, K. Hatakeyama, H. Kanemura, et al., "Electrophysiological study of lateralization in the frontal lobes," *Jpn J Cogn Neurosci* 3 (2002): 188–191.

53. E. Goldberg, R. Harner, M. Lovell, K. Podell, and S. Riggio, "Cognitive bias, functional cortical geometry, and the frontal lobes: laterality, sex, and handedness," *J Cogn Neurosci* 6 (1994): 276–96.

54. W. R. Staines, M. Padilla, and R. T. Knight, "Frontal–parietal event-related potential changes associated with practising a novel visuomotor task," *Brain Res Cogn Brain Res* 13 (2002): 195–202.

55. J. O'Doherty, P. Dayan, J. Schultz, R. Deichmann, K. Friston, and R. J. Dolan, "Dissociable roles of ventral and dorsal striatum in instrumental conditioning," *Science* 304 (2004): 452–4.

56. D. M. Tucker and P. A. Williamson, "Asymmetric neural control systems in human self-regulation," *Psychol Rev* 91 (1984): 185–215; E. Goldberg, R. Harner, M. Lovell, K. Podell, and S. Riggio, "Cognitive bias, functional cortical geometry, and the frontal lobes: laterality, sex, and handedness," *J Cogn Neurosci* 6 (1994): 276–96; N. D. Daw, J. P. O'Doherty, P. Dayan, B. Seymour, and R. J. Dolan, "Cortical substrates for exploratory decisions in humans," *Nature* 441 (2006): 876–9.

57. S. R. Chamberlain, U. Muller, A. D. Blackwell, L. Clark, T. W. Robbins, and B. J. Sahakian, "Neurochemical modulation of response inhibition and probabilistic learning in humans," *Science* 311 (2006): 861–3.

58. S. Grossberg, *Neural Networks and Natural Intelligence* (Cambridge, MA: MIT Press, 1988).

59. E. Goldberg, R. Harner, M. Lovell, K. Podell, and S. Riggio, "Cognitive bias, functional cortical geometry, and the frontal lobes: laterality, sex, and handedness," *J Cogn Neurosci* 6 (1994): 276–96.

60. L. Metzger, M. W. Gilbertson, and S. P. Orr, "Electrophysiology of PTSD," in *Neurophysiology of PTSD*, eds. J. Vasterling and C. R. Brewin (New York: Guilford Press, 2005).

61. L. Vygotsky, *Thought and Language*, ed. A. Kozulin (Cambridge, MA: MIT Press, 1986).

62. J. Jaynes, *The Origin of Consciousness in the Breakdown of the Bicameral Mind* (New York: Houghton Mifflin, 1990).

63. For tests review see M. D. Lezak, D. B. Howieson, and D. W. Loring, eds., *Neuropsychological Assessment*, 4th ed. (New York: Oxford University Press, 2004).

64. K. E. Stephan, J. C. Marshall, K. J. Friston, et al., "Lateralized cognitive processes and lateralized task control in the human brain," *Science* 301 (2003): 384–6.

65. E. Goldberg and W. Barr, "Three possible mechanisms of unawareness of deficit," in *Awareness of Deficit: Theoretical and Clinical Issues*, eds. G. Prigatano and D. Schacter (New York: Oxford University Press, 1991): 152–75.

66. E. Goldberg, "Associative agnosias and the functions of the left hemisphere," *J Clin Exp Neuropsychol* 12 (1990): 467–84.

67. R. M. Bauer and A. R. Rubens, "Agnosia," in *Clinical Neuropsychology*, 2nd ed., eds. K. M. Heilman and E. Valenstein (New York: Oxford University Press, 1985): 187–242.

68. H. Hécaen and M. I. Albert, *Human Neuropsychology* (New York: John Wiley & Sons), 1978.

69. H. Hécaen and J. de Ajuruguerra, *Les toubles mentaux au course du tumeurs intracraniennes* (Paris: Masson et Cie, 1956).

70. H. Hoff and O. Pötzl, "Über ein neues parieto-occipitales Syndrom. *Journal der Psychiatrie und Neurologie* 52 (1935): 173–218.

71. H. Hécaen, M. C. Goldblum, M. C. Masure, and A. M. Ranier, "Une novelle observation d'agnostic d'object. Deficit de l'association, ou de la cate'gorization specifique de la modalite' visuelle?" *Neuropsychologia* 12 (1974): 447–64.

72. W. von Stauffenberg, "Klinische und anatomische Beiträge für Kenntnis der apraxischen, agnostischen, und apraletiachen Symptome," *Zeitschrift für die gesammte Neurologie und Psychiatrie* 93 (1918): 71.

73. J. M. Nielsen, "Unilateral cerebral dominance as related to mind blindness: minimal lesion capable of causing visual agnosia for objects," *Arch Neurol Psychiatry* 38 (1937): 108–35.

74. J. M. Nielsen, *Agnosia, Apraxia, Aphasia: Their Value in Cerebral Localization,* 2nd ed. (New York: Hoebner, 1946).

75. C. Foix, "Sur une variété de troubles bilateraux de la sensibilié par lésion unilaterale de cerveau," *Rev Neurol (Paris)* 29 (1922): 322–31.

76. K. Goldstein, "Über korticale Sensibilitätstörungen," *Neurologisches Zentralblatt* 19 (1916): 825–7.

77. J. Lhermitte and J. de Ajuriaguerra, "Asymbolie tactile et hallucinations du toucher. Étude anatomoclinique," *Rev Neurol (Paris)* (1938): 492–5.

78. P. Faglioni, H. Spinnler, and L. A. Vignolo, "Contrasting behavior of right and left hemisphere–damaged patients on a discriminative and a semantic task of auditory recognition," *Cortex* 5 (1969): 366–89.

79. K. Kleist, "Gehirnpatologische und lokalizatorische Ergebnisse über Hörstörungen, Gerausch-Taubheiten und Amusien," *Monatschrift für Psychiatrie und Neurologie* 68 (1928): 853–60.

80. H. Spinnler and L. A. Vignolo, "Impaired recognition of meaningful sounds in aphasia," *Cortex* 2 (1966): 337–48.

81. L. A. Vignolo, "Auditory agnosia," *Phil Trans R Soc Lond B* 298 (1982): 49–57.

82. A. R. Damasio, "Prosopagnosia," *Trends Neurosci* 8 (1985): 132–5.

83. Benton and Van Allen (1968)

84. A. R. Damasio, H. Damasio, and G. W. Van Hoesen, "Prosopagnosia: anatomical basis and behavioral mechanisms," *Neurology* 32 (1982): 331–41.

85. J. C. Meadows, "Disturbed perception of colours associated with localized cerebral lesions," *Brain* 97 (1974): 615–624.

86. E. De Renzi, A. Pieczulo, and L. A. Vignolo, "Ideational apraxia: a quantitative study," *Neuropsychologia* 6 (1969): 41–52.

87. E. K. Warrington, "Neuropsychological studies of object recognition," *Phil Trans R Soc Lond B* 298 (1982): 16–33.

88. E. K. Warrington and M. James, An experimental investigation of of facial recognition in patients with unilateral cerebral lesion. Cortex 3 (1967): 317-326; E. K. Warrington and M. James, Disorders of visual perception in patients with localized cerebral lesions. Neuropsychologia 5 (1967): 252-266.

89. E. K. Warrington and M. James, "Visual apperceptive agnosia: a clinico-anatomical study of three cases," *Cortex* 24 (1988): 13–32.

90. E. K. Warrington and A. M. Taylor, "A contribution of the right parietal lobe to object recognition," *Perception* 7 (1973): 695–705.

91. P. Faglioni H. Spinnler, and L. A. Vignolo, "Contrasting behavior of right and left hemisphere–damaged patients on a discriminative and a semantic task of auditory recognition," *Cortex* 5(4) (1969): 366–389.

92. 请参阅 A. R. Luria, *Higher Cortical Functions in Man* (New York: Basic Books, 1980)。

93. E. Goldberg and R. M. Bilder, "The frontal lobes and hierarchical organization of cognitive control," in *The Frontal Lobes Revisited*, ed. E. Perecman (New York: Psychology Press, 1987): 159–88.

94. R. C. O'Reilly, "Biologically based computational models of high-level cognition," *Science* 314(5796) (2006): 91–4.

95. 同上。

96. 同上。

97. Z. C. Xu, G. Ling, R. N. Sahr, and B. S. Neal-Beliveau, "Asymmetrical changes of dopamine receptors in the striatum after unilateral dopamine depletion," *Brain Res* 1038 (2005): 163–70.

98. R. C. O'Reilly and Y. Munakata, *Computational Explorations in Cognitive Neuroscience* (Cambridge, MA: MIT Press, 2000).

99. E. Goldberg, *The Wisdom Paradox: How Your Mind Can Grow Stronger as Your Brain Grows Older* (New York: Gotham Books, 2005).

100. E. Goldberg, K. Podell, R. Bilder, and J. Jaeger, *The Executive Control Battery* (Melbourne, Australia: Psych Press, 2000).

101. 同上。

第 5 章 指挥：仔细观察额叶

1. M. E. Raichle, J. A. Fiez, T. O. Videen, A. M. MacLeod, J. V. Pardo, P. T. Fox, and S. E. Petersen, "Practice-related changes in human brain functional anatomy during non-motor learning," *Cereb Cortex* 4 (1994): 8–26.

2. J. N. Wood and J. Grafman, "Human prefrontal cortex: processing and representational perspectives," *Nat Rev Neurosci* 4 (2003): 139–47.

3. J. M. Gold, K. F. Berman, C. Randolph, T. E. Goldberg, and D. Weinberger, "PET validation of a novel prefrontal task: delayed response alteration," *Neuropsychology* 10 (1996): 3–10.

4. A. R. McIntosh, M. N. Rajah, and N. J. Lobaugh, "Interactions of prefrontal cortex in relation to awareness in sensory learning," *Science* 284 (1999): 1531–3.

5. Y. Kamiya, M. Aihara, M. Osada, C. Ono, K. Hatakeyama, H. Kanemura, et al., "Electrophysiological study of lateralization in the frontal lobes," *Jpn J Cogn Neurosci* 3 (2002): 188–191.

6. I. G. Dobbins, D. M. Schnyer, M. Verfaellie, and D. L. Schacter, "Cortical activity reductions during repetition priming can result from rapid response learning," *Nature* 428 (2004): 316–9.

7. D. J. Freedman, M. Riesenhuber, T. Poggio, and E. K. Miller, "Categorical representation of visual stimuli in the primate prefrontal cortex," *Science* 291 (2001): 312–6.

8. C. F. Jacobsen, "Functions of the frontal association area in primates," *Arch Neurol Psychiatry* 33 (1935): 558–69; C. F. Jacobsen and H. W. Nissen, "Studies of cerebral function in primates: IV. The effects of frontal lobe lesion on the delayed alternation habit in monkeys," *J Comp Physiol Psychol* 23 (1937): 101–12.

9. A. R. Luria, *Higher Cortical Functions in Man* (New York: Basic Books, 1966).

10. P. S. Goldman-Rakic, "Circuitry of primate prefrontal cortex and regulation of behavior by representational memory," in *Handbook of Physiology: Nervous System, Higher Functions of the Brain*, Part 1, ed. F. Plum (Bethesda, MD: American Physiological Association, 1987), 373–417.

11. J. M. Fuster, *The Prefrontal Cortex: Anatomy, Physiology, and Neuropsychology of the Frontal Lobe*, 3rd ed. (Philadelphia: Lippincott–Raven, 1997).

12. T. Klingberg, *The Overflowing Brain: Information Overload and the Limits of Working Memory* (New York: Oxford, 2008).
13. J. M. Fuster, "Temporal organization of behavior (Introduction)," *Hum Neurobiol* 4 (1985): 57–60.
14. S. G. Birnbaum, P. X. Yuan, M. Wang, S. Vijayraghavan, A. K. Bloom, D. J. Davis, et al., "Protein kinase C overactivity impairs prefrontal cortical regulation of working memory," *Science* 306 (2004): 882–4.
15. S. Vijayraghavan, M. Wang, S. G. Birnbaum, G. V. Williams, and A. F. T. Arnsten, "Inverted-U dopamine D1 receptor actions on prefrontal neurons engaged in working memory," *Nat Neurosci* 10 (2007): 376–84; M. Wang, S. Vijayraghavan, and P. S. Goldman-Rakic, "Selective D2 receptor actions on the functional circuitry of working memory," *Science* 303 (2004): 853–6.
16. J. B. Rowe, I. Toni, O. Josephs, R. S. Frackowiak, and R. E. Passingham, "The prefrontal cortex: response selection or maintenance within working memory?" *Science* 288 (2000): 1656–60.
17. B. A. Kuhl, N. M. Dudukovic, I. Kahn, and A. D. Wagner, "Decreased demands on cognitive control reveal the neural processing benefits of forgetting," *Nat Neurosci* 10 (2007): 908–14.
18. B. E. Depue, T. Curran, and M. T. Banich, "Prefrontal regions orchestrate suppression of emotional memories via a two-phase process," *Science* 317 (2007): 215–9.
19. D. C. Delis, J. H. Kramer, E. Kaplan, and B. A. Ober, *California Verbal Learning Test: Adult Version* (San Antonio, TX: The Psychological Corporation, 1987).
20. E. A. Hazlett, M. S. Buchsbaum, L. A. Jeu, I. Nenadic, M. B. Fleischman, L. Shihabuddin, et al., "Hypofrontality in unmedicated schizophrenia patients studied with PET during performance of a serial verbal learning task," *Schizophr Res* 43 (2000): 33–46.
21. J. H. Jackson, "Evolution and dissolution of the nervous system," *Croonian Lecture. Selected Papers* 2 (1884).
22. S. Funahashi, C. J. Bruce, and P. S. Goldman-Rakic, "Mnemonic coding of visual space in the monkey's dorsolateral prefrontal cortex," *J Neurophysiol* 61 (1989): 331–49.
23. S. M. Courtney, L. G. Ungerleider, K. Keil, and J. V. Haxby, "Object and spatial visual working memory activate separate neural systems in human cortex," *Cereb Cortex* 6 (1996): 39–49.
24. S. Funahashi, C. J. Bruce, and P. S. Goldman-Rakic, "Mnemonic coding of visual space in the monkey's dorsolateral prefrontal cortex," *J Neurophysiol* 61 (1989): 331–49.
25. E. Koechlin, G. Basso, P. Pietrini, S. Panzer, and J. Grafman, "The role of the anterior prefrontal cortex in human cognition," *Nature* 399 (1999): 148–51.
26. C. Sanchez, S. Meek, M. Phillips, V. Nair, A. Craig, L. Jelsone, et al., "Anterior cingulate and prefrontal activity as correlates of attention switching and consideration of multiple relations during truthful and deceptive responses: a bold imaging study," presented at Cognitive Neuroscience Society Annual Meeting, New York, NY, May 5–8, 2007.
27. E. Koechlin, C. Ody, and F. Kouneiher, "The architecture of cognitive control in the human prefrontal cortex," *Science* 302 (2003): 1181–5.
28. D. J. Amit, S. Fusi, and V. Yakovlev, "Paradigmatic working memory (attractor) cell in IT cortex," *Neural Comput* 9 (1997): 1071–92; G. Mongillo, O. Barak, and M. Tsodyks, "Synaptic theory of working memory," *Science* 319 (2008): 1543–6; C. K. Machens, R. Romo, and C. D. Brody, "Flexible control of mutual inhibition: a neural model of two-interval discrimination," *Science* 307 (2005): 1121–4.
29. D. J. Amit, "The Hebbian paradigm reintegrated: local reverberations as internal representations," *Behav Brain Sci* 18 (1994): 617–26; G. Mongillo, O. Barak, and M. Tsodyks, "Synaptic theory of working memory," *Science* 319 (2008): 1543–6.

30. E. Goldberg, R. Harner, M. Lovell, K. Podell, and S. Riggio, "Cognitive bias, functional cortical geometry, and the frontal lobes: laterality, sex, and handedness," *J Cogn Neurosci* 6 (1994): 276–96.

31. K. Vogeley, K. Podell, J. Kukolja, L. Schilbach, E. Goldberg, K. Zilles, et al., "Recruitment of the left prefrontal cortex in preference-based decisions in males (fMRI study)," presented at the Ninth Annual Meeting of the Organization for Human Brain Mapping, New York, NY, 2003.

32. B. Pesaran, M. J. Nelson, and R. A. Andersen, "Free choice activates a decision circuit between frontal and parietal cortex," 453 (2008): 406–9.

33. J. N. Wood, D. D. Glynn, B. C. Phillips, and M. D. Hauser, "The perception of rational, goal-directed action in nonhuman primates," *Science* 317 (2007): 1402–5.

34. E. Herrmann, J. Call, M. V. Hernandez-Lloreda, B. Hare, and M. Tomasello, "Humans have evolved specialized skills of social cognition: the cultural intelligence hypothesis," *Science* 317 (2007): 1360–6.

35. C. Zimmer, "Sociable, and smart," *New York Times* (March 4, 2008): F1–F4.

36. E. Goldberg, A. Kluger, T. Griesing, L. Malta, M. Shapiro, and S. Ferris, "Early diagnosis of frontal-lobe dementias," presented at the Eighth Congress of the International Psychogeriatric Association, Jerusalem, Israel, August 17–22, 1997.

37. For review see B. Reisberg, ed., *Alzheimer's Disease* (New York: Free Press, 1983).

38. A. Verdejo-Garcia, R. Vilar-Lopez, M. Perez-Garcia, K. Podell, and E. Goldberg, "Altered adaptive but not veridical decision-making in substance dependent individuals," *J Int Neuropsychol Soc* 12 (2006): 90–9.

39. E. Goldberg, *The Wisdom Paradox: How Your Mind Can Grow Stronger as Your Brain Grows Older* (New York: Gotham Books, 2005).

40. R. C. O'Reilly, "Biologically based computational models of high-level cognition," *Science* 314 (2006): 91–4.

41. R. C. O'Reilly and Y. Munakata, *Computational Explorations in Cognitive Neuroscience* (Cambridge, MA: MIT, 2000).

42. H. C. Lau, R. D. Rogers, P. Haggard, and R. E. Passingham, "Attention to intention," *Science* 303(5661) (2004): 1208–10.

43. E. Goldberg, K. Podell, R. Bilder, and J. Jaeger, *The Executive Control Battery* (Melbourne, Australia: Psych Press, 2000).

44. CNN, *Supreme Court bars executing mentally retarded.* CNN.com/Law Center. Retrieved July 8, 2008, from http://archives.cnn.com/2002/LAW/06/20/scotus.executions

45. P. W. Glimcher, *Decisions, Uncertainty, and the Brain: The Science of Neuroeconomics* (Cambridge, MA: MIT, 2003).

46. D. Marchiori and M. Warglien, "Predicting human interactive learning by regret-driven neural networks," *Science* 319 (2008): 1111–3.

47. CNN, *Transcript: March 21, 2008.* CNN Newsroom. Retrieved July 8, 2008, from http://transcripts.cnn.com/TRANSCRIPTS/0803/21/cnr.02.html

48. M. Botvinick, L. E. Nystrom, K. Fissell, C. S. Carter, and J. D. Cohen, "Conflict monitoring versus selection-for-action in anterior cingulate cortex," *Nature* 402 (1999): 179–81; J. G. Kerns, J. D. Cohen, A. W. MacDonald, 3rd, R. Y. Cho, V. A. Stenger, and C. S. Carter, "Anterior cingulate conflict monitoring and adjustments in control," *Science* 303 (2004): 1023–6.

49. S. Ito, V. Stuphorn, J. W. Brown, and J. D. Schall, "Performance monitoring by the anterior cingulate cortex during saccade countermanding," *Science* 302 (2003): 120–2.

50. T. Paus, "Primate anterior cingulate cortex: where motor control, drive and cognition interface," *Nat Rev Neurosci* 2 (2001): 417–24.

51. V. Van Veen and C. S. Carter, "A PDP model of conflict and anterior cingulate activity in the go-change task," presented at the Cognitive Neuroscience Society Annual Meeting, New York, NY, May 5–8, 2008.

52. J. W. Brown and T. S. Braver, "Learned predictions of error likelihood in the anterior cingulate cortex," *Science* 307 (2005): 1118–21.

53. F. A. Mansouri, M. J. Buckley, and K. Tanaka, "Mnemonic function of the dorsolateral prefrontal cortex in conflict-induced behavioral adjustment," *Science* 318 (2007): 987–90.

54. M. Botvinick, L. E. Nystrom, K. Fissell, C. S. Carter, and J. D. Cohen, "Conflict monitoring versus selection-for-action in anterior cingulate cortex," *Nature* 402 (1999): 179–81.

54. J. G. Kerns, J. D. Cohen, A. W. MacDonald, 3rd, R. Y. Cho, V. A. Stenger, and C. S. Carter, "Anterior cingulate conflict monitoring and adjustments in control," *Science* 303 (2004): 1023–6.

55. K. Samejima, Y. Ueda, K. Doya, and M. Kimura, "Representation of action-specific reward values in the striatum," *Science* 310 (2005): 1337–40.

56. M. Hsu, M. Bhatt, R. Adolphs, D. Tranel, and C. F. Camerer, "Neural systems responding to degrees of uncertainty in human decision-making," *Science* 310 (2005): 1680–3.

57. S. M. Tom, C. R. Fox, C. Trepel, and R. A. Poldrack, "The neural basis of loss aversion in decision-making under risk," *Science* 315 (2007): 515–8.

58. J. W. Kable and P. W. Glimcher, "The neural correlates of subjective value during intertemporal choice," *Nat Neurosci* 10 (2007): 1625–33.

59. S. M. McClure, D. I. Laibson, G. Loewenstein, and J. D. Cohen, "Separate neural systems value immediate and delayed monetary rewards," *Science* 306 (2004): 503–7.

60. M. Pessiglione, L. Schmidt, B. Draganski, R. Kalisch, H. Lau, R. J. Dolan, and C. D. Frith, "How the brain translates money into force: a neuroimaging study of subliminal motivation," *Science* 316 (2007): 904–6.

61. L. Tremblay and W. Schultz, "Relative reward preference in primate orbitofrontal cortex," *Nature* 398 (1999): 704–8; M. Watanabe, "Neurobiology. Attraction is relative not absolute," *Nature* 398 (1999): 661, 663.

62. D. Kahneman and A. Tversky, "On the psychology of prediction," *Psychol Rev* 80 (1973): 237–51.

63. B. De Martino, D. Kumaran, B. Seymour, and R. J. Dolan, "Frames, biases, and rational decision-making in the human brain," *Science* 313 (2006): 684–7.

64. A. G. Sanfey, J. K. Rilling, J. A. Aronson, L. E. Nystrom, and J. D. Cohen, "The neural basis of economic decision-making in the Ultimatum Game," *Science* 300 (2003): 1755–8.

65. D. Knoch, A. Pascual-Leone, K. Meyer, V. Treyer, and E. Fehr, "Diminishing reciprocal fairness by disrupting the right prefrontal cortex," *Science* 314 (2006): 829–32.

66. D. J. de Quervain, U. Fischbacher, V. Treyer, M. Schellhammer, U. Schnyder, A. Buck, and E. Fehr, "The neural basis of altruistic punishment," *Science* 305 (2004): 1254–8.

67. B. King-Casas, D. Tomlin, C. Anen, C. F. Camerer, S. R. Quartz, and P. R. Montague, "Getting to know you: reputation and trust in a two-person economic exchange," *Science* 308 (2005): 78–83.

68. T. Singer, B. Seymour, J. P. O'Doherty, K. E. Stephan, R. J. Dolan, and C. D. Frith, "Empathic neural responses are modulated by the perceived fairness of others," *Nature* 439 (2006): 466–9.

69. C. Padoa-Schioppa and J. A. Assad, "The representation of economic value in the orbitofrontal cortex is invariant for changes of menu," *Nat Neurosci* 11 (2008): 95–102.

第 6 章　情绪和认知

1. J. LeDoux, *The Emotional Brain: The Mysterious Underpinnings of Emotional Life* (New York: Touchstone Books, 1998).
2. K. Goldstein, *The Organism* (New York: American Books, 1939); A. R. Luria, *Higher Cortical Functions in Man* (New York: Basic Books, 1966).
3. A. R. Luria, *Higher Cortical Functions in Man* (New York: Basic Books, 1966).
4. Ibid.
5. A. Damasio, *Descartes' Error; Emotion, Reason, and the Human Brain* (New York: Putnam Publishing Group, 1994).
6. R. Jorge, R. Robinson, S. Arndt, A. Forrester, F. Geisler, and S. Starkstein, "Comparison between acute- and delayed-onset depression following traumatic brain injury," *J Neuropsychiatry Clin Neurosci* 5 (1993): 43–9.
7. T. D. Wager, J. K. Rilling, E. E. Smith, A. Sokolik, K. L. Casey, R. J. Davidson, S. M. Kosslyn, R. M. Rose, and J. D. Cohen, "Placebo-induced changes in fMRI in the anticipation and experience of pain," *Science* 303 (2004): 1162–7.
8. R. Jorge, R. Robinson, S. Arndt, A. Forrester, F. Geisler, and S. Starkstein, "Comparison between acute- and delayed-onset depression following traumatic brain injury," *J Neuropsychiatry Clin Neurosci* 5 (1993): 43–9; R. E. Jorge and S. E. Starkstein, "Pathophysiologic aspects of major depression following traumatic brain injury," *J Head Trauma Rehabil* 20 (2005): 475–87; H. S. Levin, S. R. McCauley, C. P. Josic, C. Boake, S. A. Brown, H. S. Goodman, S. G. Merritt, and S. I. Brundage, "Predicting depression following mild traumatic brain injury," *Arch Gen Psychiatry* 62 (2005): 523–8.
9. K. S. LaBar and R. Cabeza, "Cognitive neuroscience of emotional memory," *Nat Rev Neurosci* 7 (2006): 54–64.
10. R. Jorge, R. Robinson, S. Arndt, A. Forrester, F. Geisler, and S. Starkstein, "Comparison between acute- and delayed-onset depression following traumatic brain injury," *J Neuropsychiatry Clin Neurosci* 5 (1993): 43–9.
11. M. Koenigs, L. Young, R. Adolphs, D. Tranel, F. Cushman, M. Hauser, and A. Damasio, "Damage to the prefrontal cortex increases utilitarian moral judgements," *Nature* 446 (2007): 908–11.
12. E. Grantham, "Prefrontal lobotomy for relief of pain, with a report of a new operative technique," *J Neurosurg* 8 (1951): 405–10.
13. R. Davidson, (1995). "Cerebral asymmetry, emotion, and affective style," in *Brain Asymmetry*, eds. R. Davidson and K. Hugdahl (Cambridge, MA: MIT Press, 1995): 361–88; T. D. Wager, J. K. Rilling, E. E. Smith, A. Sokolik, K. L. Casey, R. J. Davidson, S. M. Kosslyn, R. M. Rose, and J. D. Cohen, "Placebo-induced changes in fMRI in the anticipation and experience of pain," *Science* 303 (2004): 1162–7.
14. A. G. Sanfey, J. K. Rilling, J. A. Aronson, L. E. Nystrom, and J. D. Cohen, "The neural basis of economic decision-making in the Ultimatum Game," *Science* 300 (2003): 1755–8.
15. D. Knoch, A. Pascual-Leone, K. Meyer, V. Treyer, and E. Fehr, "Diminishing reciprocal fairness by disrupting the right prefrontal cortex," *Science* 314 (2006): 829–32; D. J. de Quervain, U. Fischbacher, V. Treyer, M. Schellhammer, U. Schnyder, A. Buck, and E. Fehr, "The neural basis of altruistic punishment," *Science* 305 (2004): 1254–8.
16. B. E. Depue, T. Curran, and M. T. Banich, "Prefrontal regions orchestrate suppression of emotional memories via a two-phase process," *Science* 317 (2007): 215–9.
17. M. C. Anderson, K. N. Ochsner, B. Kuhl, J. Cooper, E. Robertson, S. W. Gabrieli, G. H. Glover, and J. D. Gabrieli, "Neural systems underlying the suppression of unwanted memories," *Science* 303 (2004): 232–5.

18. M. Koenigs, E. D. Huey, V. Raymont, B. Cheon, J. Solomon, E. M. Wassermann, and J. Grafman, "Focal brain damage protects against post-traumatic stress disorder in combat veterans," *Nat Neurosci* 11 (2008): 232–7.

19. A. Newberg and J. Iversen, "The neural basis of the complex mental task of meditation: neurotransmitter and neurochemical considerations," *Med Hypotheses* 61 (2003): 282–91.

20. N. I. Eisenberger, M. D. Lieberman, and K. D. Williams, "Does rejection hurt? An fMRI study of social exclusion," *Science* 302 (2003): 290–2.

21. M. Koenigs, L. Young, R. Adolphs, D. Tranel, F. Cushman, M. Hauser, and A. Damasio, "Damage to the prefrontal cortex increases utilitarian moral judgements," *Nature* 446 (2007): 908–11.

22. R. Davidson, "Cerebral asymmetry, emotion, and affective style," in *Brain Asymmetry*, eds. R. Davidson and K. Hugdahl (Cambridge, MA, MIT Press, 1995): 361–88.

23. 同上。

24. R. J. Davidson, K. M. Putnam, and C. L. Larson, "Dysfunction in the neural circuitry of emotion regulation—a possible prelude to violence," *Science* 289 (2000): 591–4.

25. 同上。

26. S. Maren and G. J. Quirk, "Neuronal signalling of fear memory," *Nat Rev Neurosci* 5 (2004): 844–52.

27. M. G. Baxter and E. A. Murray, "The amygdala and reward," *Nat Rev Neurosci* 3 (2002): 563–73.

28. R. J. Davidson, K. M. Putnam, and C. L. Larson, "Dysfunction in the neural circuitry of emotion regulation—a possible prelude to violence," *Science* 289 (2000): 591–4.

29. 同上。

30. S. L. Andersen and M. H. Teicher, "Serotonin laterality in amygdala predicts performance in the elevated plus maze in rats," *Neuroreport* 10 (1999): 3497–3500.

31. M. G. Baxter and E. A. Murray, "The amygdala and reward," *Nat Rev Neurosci* 3 (2002): 563–73; I. G. Dobbins, D. M. Schnyer, M. Verfaellie, and D. L. Schacter, "Cortical activity reductions during repetition priming can result from rapid response learning," *Nature* 428 (2004): 316–9.

32. D. Mobbs, P. Petrovic, J. L. Marchant, D. Hassabis, N. Weiskopf, B. Seymour, R. J. Dolan, and C. D. Frith, "When fear is near: threat imminence elicits prefrontal-periaqueductal gray shifts in humans," *Science* 317 (2007): 1079–83.

33. E. Goldberg, *The Wisdom Paradox: How Your Mind Can Grow Stronger as Your Brain Grows Older* (New York: Gotham Books, 2005).

34. T. Sharot, A. M. Riccardi, C. M. Raio, and E. A. Phelps, "Neural mechanisms mediating optimism bias," *Nature* 450 (2007): 102–5.

35. K. S. LaBar and R. Cabeza, "Cognitive neuroscience of emotional memory," *Nat Rev Neurosci* 7 (2006): 54–64; T. Sharot, A. M. Riccardi, C. M. Raio, and E. A. Phelps, "Neural mechanisms mediating optimism bias," *Nature* 450 (2007): 102–5.

36. E. Goldberg, *The Wisdom Paradox: How Your Mind Can Grow Stronger as Your Brain Grows Older* (New York: Gotham Books, 2005).

37. M. Pessiglione, B. Seymour, G. Flandin, R. J. Dolan, and C. D. Frith, "Dopamine-dependent prediction errors underpin reward-seeking behaviour in humans," *Nature* 442 (2006): 1042–5.

38. M. J. Frank, L. C. Seeberger, and C. O'Reilly R, "By carrot or by stick: cognitive reinforcement learning in parkinsonism," *Science* 306 (2004): 1940–3.

39. M. G. Baxter and E. A. Murray, "The amygdala and reward," *Nat Rev Neurosci* 3 (2002): 563–73.

第 7 章　不同人的不同脑叶：决策风格与额叶

1. J. Talairach and P. Tournoux, *Co-planar Stereotaxic Atlas of the Human Brain* (New York: Thieme, 1988).

2. R. P. Ebstein, O. Novick, R. Umansky, B. Priel, Y. Osher, D. Blaine, E. R. Bennett, L. Nemanov, M. Katz, and R. H. Belmaker, "Dopamine D4 receptor (D4DR) exon III polymorphism associated with the human personality trait of novelty seeking," *Nat Genet* 12 (1996): 78–80.

3. D. M. Amodio, J. T. Jost, S. L. Master, and C. M. Yee, "Neurocognitive correlates of liberalism and conservatism," *Nat Neurosci* 10 (2007): 1246–7.

4. E. Goldberg, R. Harner, M. Lovell, K. Podell, and S. Riggio, "Cognitive bias, functional cortical geometry, and the frontal lobes: laterality, sex, and handedness," *J Cogn Neurosci* 6 (1994): 276–96.

5. M. LeMay, "Morphological cerebral asymmetries of modern man, fossil man, and nonhuman primate," *Ann N Y Acad Sci* 280 (1976): 349–66.

6. M. C. Diamond, "Rat forebrain morphology: right–left; male–female; young–old; enriched–impoverished," in *Cerebral Laterality in Nonhuman Species*, ed. S. D. Glick (New York: Academic Press, 1985); M. C. Diamond, G. A. Dowling, and R. E. Johnson, "Morphologic cerebral cortical asymmetry in male and female rats," *Exp Neurol* 71 (1981): 261–8; S. D. Glick, R. C. Meibach, R. D. Cox, and S. Maayani, "Multiple and interrelated functional asymmetries in rat brain," *Life Sci* 25 (1979): 395–400; S. D. Glick, D. A. Ross, and L. B. Hough, "Lateral asymmetry of neurotransmitters in human brain," *Brain Res* 234 (1982): 53–63.

7. J. M. Allman, A. Hakeem, J. M. Erwin, E. Nimchinsky, and P. Hof, "The anterior cingulate cortex. The evolution of an interface between emotion and cognition," *Ann N Y Acad Sci* 935 (2001): 107–17.

8. S. D. Glick, D. A. Ross, and L. B. Hough, "Lateral asymmetry of neurotransmitters in human brain," *Brain Res* 234 (1982): 53–63; S. Sandu, P. Cook, and M. C. Diamond, "Rat cortical estrogen receptors: male–female, right–left," *Exp Neurol* 92 (1985): 186–96.

9. S. D. Glick, D. A. Ross, and L. B. Hough, "Lateral asymmetry of neurotransmitters in human brain," *Brain Res* 234 (1982): 53–63.

10. E. Goldberg, K. Podell, R. Bilder, and J. Jaeger, *Executive Control Battery (ECB)* (Melbourne, Australia: Psych Press, 2000).

11. E. Goldberg, K. Podell, and M. Lovell, "Lateralization of frontal lobe functions and cognitive novelty," *J Neuropsychiatry Clin Neurosci* 6 (1994): 371–8; K. Podell, M. Lovell, M. Zimmerman, and E. Goldberg, "The Cognitive Bias Task and lateralized frontal lobe functions in males", *J Neuropsychiatry Clin Neurosci* 7 (1995): 491–501.

12. R. K. Heaton, G. J. Chelune, J. L. Talley, G. G. Kay, and G. Curtiss, *Wisconsin Card Sorting Test Manual* (Odessa, FL: Psychological Assessment Resources, 1993).

13. For review see E. Goldberg, R. Harner, M. Lovell, K. Podell, and S. Riggio, "Cognitive bias, functional cortical geometry, and the frontal lobes: laterality, sex, and handedness," *J Cogn Neurosci* 6 (1994): 276–96; S. Springer and G. Deutsch, *Left Brain, Right Brain: Perspective from Cognitive Neuroscience*, 5th ed. (New York: W. H. Freeman & Co: 1997); D. W. Lewis and M. C. Diamond, "The influence of the gonadal steroids on the assymetry of the cerebral cortex," in *Brain Assymetry*, eds. R. J. Davidson and K. Hugdahl (Cambridge, MA: MIT Press, 1995): 31–50.

14. K. S. Kendler and D. Walsh, "Gender and schizophrenia: results of an epidemiologically based family study," *Br J Psychiatry* 167 (1995): 184–92.

15. E. Shapiro, A. K. Shapiro, and J. Clarkin, "Clinical psychological testing in Tourette's syndrome," *J Pers Assess* 38 (1974): 464–78.

16. S. L. Andersen and M. H. Teicher, "Sex differences in dopamine receptors and their relevance to ADHD," *Neurosci Biobehav Rev* 24 (2000): 137–41.

17. S. K. Min, S. K. An, D. I. Jon, and J. D. Lee, "Positive and negative symptoms and regional cerebral perfusion in antipsychotic-naive schizophrenic patients: a high-resolution SPECT study," *Psychiatry Res* 90 (1999): 159–68; R. E. Gur, S. M. Resnick, and R. C. Gur, "Laterality and frontality of cerebral blood flow and metabolism in schizophrenia: relationship to symptom specificity," *Psychiatry Res* 27 (1989): 325–34.

18. P. Flor-Henry, "The obsessive-compulsive syndrome: reflection of fronto-caudate dysregulation of the left hemisphere?" *Encephale* 16 (special issue) (1990): 325–9.

19. L. Baving, M. Laucht, and M. H. Schmidt, "Atypical frontal brain activation in ADHD: preschool and elementary school boys and girls," *J Am Acad Child Adolesc Psychiatry* 38 (1999): 1363–71.

20. E. Goldberg, R. Harner, M. Lovell, K. Podell, and S. Riggio, "Cognitive bias, functional cortical geometry, and the frontal lobes: laterality, sex, and handedness," *J Cogni Neurosci* 6 (1994): 276–96.

21. D. Kimura, "Sex differences in cerebral organization for speech and praxic functions," *Can J Psychol* 37 (1983): 19–35.

22. F. B. Wood, D. L. Flowers, and C. E. Naylor, "Cerebral laterality in functional neuroimaging," in *Cerebral Laterality: Theory and Research. The Toledo Symposium*, ed. F. L. Kittle (Hillsdale, NJ: Lawrence Erlbaum Associates, 1991), 103–15.

23. B. A. Shaywitz, S. E. Shaywitz, K. R. Pugh, R. T. Constable, P. Skudlarski, R. K. Fulbright, R. A. Bronen, J. M. Fletcher, D. P. Shankweiler, and L. Katz, "Sex differences in the functional organization of the brain for language," *Nature* 373(6515) (1995): 607–9.

24. S. F. Witelson, "The brain connection: the corpus callosum is larger in left-handers," *Science* 229 (1985): 665–8; M. Habib, D. Gayraud, A. Oliva, J. Regis, G. Salamon, and R. Khalil, "Effects of handedness and sex on the morphology of the corpus callosum: a study with brain magnetic resonance imaging," *Brain Cogn* 16 (1991): 41–61.

25. J. Harasty, K. L. Double, G. M. Halliday, J. J. Krill, and D. A. McRitchie, "Language-associated cortical regions are proportionally larger in the female brain," *Arch Neurol* 54 (1997): 171–6; J. Harasty, "Language processing in both sexes: evidence from brain studies," *Brain* 123 (2000): 404–6.

26. M. Mishkin and K. H. Pribram, "Analysis of the effects of frontal lesions in monkeys: I. Variations of delayed alterations," *J Comp Physiol Psychol* 48 (1955): 492–5; M. Mishkin and K. H. Pribram, "Analysis of the effects of frontal lesions in the monkey: II. Variations of delayed response," *J Comp Physiol Psychol* 49 (1956): 36–40.

27. E. Goldberg, R. Harner, M. Lovell, K. Podell, and S. Riggio, "Cognitive bias, functional cortical geometry, and the frontal lobes: laterality, sex, and handedness," *J Cogn Neurosci* 6 (1994): 276–96.

28. J. Bradshaw and L. Rogers, *The Evolution of Lateral Assymetries, Language, Tool Use, and Intellect* (San Diego: Academic Press, 1993).

29. M. D. Diaz Palarea, M. C. Gonzalez, and M. Rodriguez, "Behavioral lateralization in the T-maze and monoaminergic brain asymmetries," *Physiol Behav* 40 (1987): 785–9.

30. S. Springer and G. Deutsch, *Left Brain, Right Brain: Perspective from Cognitive Neuroscience*, 5th ed. (New York: W. H. Freeman & Co., 1997).

31. 同上。

32. Mortimer Mishkin, 个人通信，1994年。

33. J. D. Wallis, K. C. Anderson, and E. K. Miller, "Single neurons in prefrontal cortex encode abstract rules," *Nature* 411 (2001): 953–6.

34. E. Goldberg, R. Harner, M. Lovell, K. Podell, and S. Riggio, "Cognitive bias, functional cortical geometry, and the frontal lobes: laterality, sex, and handedness," *J Cogn Neurosci* 6 (1994): 276–96.
35. R. P. Ebstein, O. Novik, R. Umansky, B. Priez, Y. Osher, D. Blaine, E. R. Bennett, L. Nemanov, M. Katz, and R. M. Bellmaker, "Dopamine D4 receptor (D4DR) exon III polymorphism associated with the human personality trait of novelty seeking," *Nat Genet* 12 (1996): 78–80; J. Benjamin, L. Li, C. Patterson, B. D. Greenberg, D. L. Murphy, and D. H. Hamer, "Population and familial association between the D4 dopamine receptor gene and measures of novelty seeking," *Nat Genet* 12 (1996): 81–4.
36. J. W. Dalley, T. D. Fryer, L. Brichard, E. S. Robinson, D. E. Theobald, K. Laane, et al., "Nucleus accumbens D2/3 receptors predict trait impulsivity and cocaine reinforcement," *Science* 315 (2007): 1267–70.
37. A. Koestler, *The Thirteenth Tribe* (New York: Random House, 1976).
38. D. L. Orsini and P. Satz, "A syndrome of pathological left-handedness: correlates of early left hemisphere injury," *Arch Neurol* 43 (1986): 333–7; P. Satz, P. Cook, and M. C. Diamond, "The pathological left-handedness syndrome," *Brain Cogn* 4 (1985): 27–46.
39. G. Rajkowska and P. S. Goldman-Rakic, "Cytoarchitectonic definition of prefrontal areas in the normal human cortex: II. Variability in locations of areas 9 and 46 and relationship to the Talairach Coordinate System," *Cereb Cortex* 5 (1995): 323–7; G. Rajkowska and P. S. Goldman-Rakic, "Cytoarchitectonic definition of prefrontal areas in the normal human cortex: I. Remapping of areas 9 and 46 using quantitative criteria," *Cereb Cortex* 5 (1995): 307–22.
40. H. E. Gardner, *Multiple Intelligences: The Theory in Practice* (New York: Basic Books, 1993).
41. D. Goleman, *Emotional Intelligence* (New York: Bantam Books, 1997).
42. S. J. Gould, *The Mismeasure of Man* (New York: W. W. Norton, 1981).
43. S. F. Witelson, D. L. Kigar, and T. Harvey, "The exceptional brain of Albert Einstein," *Lancet* 353(9170) (1999): 2149–53.
44. C. D. Frith and U. Frith, "Interacting minds: a biological basis," *Science* 286 (5445) (1999): 1692–5.
45. 同上。
46. G. G. Gallup Jr., "Absence of self-recognition in a monkey (*Macaca fascicularis*) following prolonged exposure to a mirror," *Dev Psychobiol* 10 (1977): 281–4; M. D. Hauser, J. Kralik, C. Botto-Mahan, M. Garrett, and J. Oser, "Self-recognition in primates: phylogeny and the salience of species-typical features," *Proc Natl Acad Sci USA* 92 (1995): 10811–4.
47. M. D. Hauser, J. Kralik, C. Botto-Mahan, M. Garrett, and J. Oser, "Self-recognition in primates: phylogeny and the salience of species-typical features," *Proc Natl Acad Sci USA* 92 (1995): 10811–4.
48. C. D. Frith and U. Frith, "Interacting minds: a biological basis," *Science* 286(5445) (1999): 1692–5.
49. J. Jaynes, *The Origin of Consciousness in the Breakdown of the Bicameral Mind* (New York: Houghton Mifflin, 1990).
50. 同上。

第 8 章　在额叶负伤之际

1. A. Damasio, *Descartes' Error; Emotion, Reason, and the Human Brain* (New York: Putnam Publishing Group, 1994).
2. E. Goldberg, "Introduction: the frontal lobes in neurological and psychiatric conditions," *Neuropsychiatry Neuropsychol Behav Neurol* 5 (1992): 231–2.

3. 同上。

4. A. Lilja, S. Hagstadius, J. Risberg, L. G. Salford, and G. J. W. Smith, "Frontal lobe dynamics in brain tumor patients: a study of regional cerebral blood fbw and affective changes before and after surgery," *J Neuropsychiatry Neuropsychol Behav Neurol* 5, n4 (1992): 294–300.

5. M. S. Nobler, H. A. Sakheim, I. Prohovnik, J. R. Moeller, S. Mukherjee, D. B. Schur, J. Prudic, and D. P. Devanand, "Regional cerebral blood fbw in mood disorders: III. Treatment and clinical response," *Arch Gen Psychiatry* 51 (1994): 884–97.

6. J. Risberg, "Regional cerebral blood fbw measurements by ^{133}Xe-inhalation: methodology and applications in neuropsychology and psychiatry," *Brain Lang* 9 (1980): 9–34.

7. W. G. Honer, I. Prohovnik, G. Smith, and L. R. Lucas, "Scopolamine reduces frontal cortex perfusion," *J Cereb Blood Flow Metab* 8 (1988): 635–41.

8. E. Goldberg, A. Kluger, T. Griesing, L. Malta, M. Shapiro, and S. Ferris, "Early diagnosis of frontal-lobe dementias," presented at the Eighth Congress of the International Psychogeriatric Association, August, 17–22, 1997, Jerusalem, Israel.

9. E. Goldberg, "Introduction: the frontal lobes in neurological and psychiatric conditions," *Neuropsychiatry Neuropsychol, Behav Neurol* 5 (1992): 231–2.

10. J. H. Jackson, "Evolution and dissolution of the nervous system," *Croonian Lecture. Selected Papers* 2 (1884).

11. A. R. Luria, *Higher Cortical Functions in Man* (New York: Basic Books, 1966).

12. E. Goldberg and L. D. Costa, "Qualitative indices in neuropsychological assessment: an extension of Luria's approach to executive deficit following prefrontal lesion," in *Neuropsychological Assessment of Neuropsychiatric Disorders*, eds. I. Grant and K. M. Adams (New York: Oxford University Press, 1985), 48–64.

13. See K. Heilman and E. Valenstein, eds., *Clinical Neuropsychology* (New York: Oxford University Press, 1993).

14. E. Moniz, "Essai d'un traitement chirurgical de certaines psychoses," *Bull Acad Natl Med* 115 (1936): 385–92.

15. See K. Heilman and E. Valenstein, eds., *Clinical Neuropsychology* (New York: Oxford University Press, 1993).

16. Dr. Robert Iacono, personal communication, January 2000.

17. C. S. Carter, M. M. Botvinick, and J. D. Cohen, "The contribution of the anterior cingulate cortex to executive processes in cognition," *Rev Neurosci* 10 (1999): 49–57.

18. A. Ploghaus, I. Tracey, J. S. Gati, S. Clare, R. S. Menon, P. M. Matthews, and J. N. Rawlings, "Dissociating pain from its anticipation in the human brain," *Science* 284(5422) (1999): 1979–81.

19. T. D. Wager, J. K. Rilling, E. E. Smith, A. Sokolik, K. L. Casey, R. J. Davidson, S. M. Kosslyn, R. M. Rose, and J. D. Cohen, "Placebo-induced changes in fMRI in the anticipation and experience of pain," *Science* 303 (2004): 1162–7.

20. 同上。

21. T. Singer, B. Seymour, J. O'Doherty, H. Kaube, R. J. Dolan, and C. D. Frith, "Empathy for pain involves the affective but not sensory components of pain," *Science* 303 (2004): 1157–62.

22. N. I. Eisenberger, M. D. Lieberman, and K. D. Williams, "Does rejection hurt? An fMRI study of social exclusion," *Science* 302 (2003): 290–2.

23. N. Fujii and A. M. Graybiel, "Representation of action sequence boundaries by macaque prefrontal cortical neurons," *Science* 301 (2003): 1246–9.

24. P. Mychack, J. H. Kramer, K. B. Boone, and B. L. Miller, "The infiuence of right fronto-temporal dysfunction on social behavior in frontotemporal dementia," *Neurology* 56 (2001): 11S-15S.

25. D. H. Ingvar, " 'Memory of the future: an essay on the temporal organization of conscious awareness," *Hum Neurobiol* 4 (1985): 127–36.
26. P. H. Rudebeck, M. J. Buckley, M. E. Walton, and M. F. Rushworth, "A role for the macaque anterior cingulate gyrus in social valuation," *Science* 313 (2006): 1310–2.
27. S. M. McClure, D. I. Laibson, G. Loewenstein, and J. D. Cohen, "Separate neural systems value immediate and delayed monetary rewards," *Science* 306 (2004): 503–7.
28. R. N. Cardinal, D. R. Pennicott, C. L. Sugathapala, T. W. Robbins, and B. J. Everitt, "Impulsive choice induced in rats by lesions of the nucleus accumbens core," *Science* 292 (2001): 2499–501.
29. From E. Goldberg and L. D. Costa, "Qualitative indices in neuropsychological assessment: an extension of Luria's approach to executive deficit following prefrontal lesion," in *Neuropsychological Assessment of Neuropsychiatric Disorders*, eds. I. Grant and K. M. Adams (New York: Oxford University Press, 1985), 55.
30. F. Lhermitte, "Utilization behavior and its relationship to lesions of the frontal lobes," *Brain* 106 (1983): 237–55.
31. 更多详细描述，请参阅 M. D. Lezak, *Neuropsychological Assessment*, 3rd ed. (New York: Oxford University Press, 1995)。
32. P. Goldman-Rakic, personal communication, February 1991.
33. K. Brodmann, "Neue Ergebnisse über die vergleichende histologische Lokalisation der Grosshirnrinde mit besonderer Berücksichtigung des Stirnhirns," *Anat Anz* 41 (1912; Suppl): 157–216. Cited in J. M. Fuster, *The Prefrontal Cortex: Anatomy, Physiology, and Neuropsychology of the Frontal Lobe*, 3rd ed. (Philadelphia: Lippincott–Raven, 1997).
34. R. A. Barkley, *ADHD and the Nature of Self-Control* (New York: Guilford Press, 1997).
35. J. W. de Fockert, G. Rees, C. D. Frith, and N. Lavie, "The role of working memory in visual selective attention," *Science* 291 (2001): 1803–6.
36. S. L. Rauch, M. A. Jenike, N. M. Alpert, L. Baer, H. G. Breiter, C. R. Savage, and A. J. Fischman, "Regional cerebral blood flow measured during symptom provocation in obsessive-compulsive disorder using oxygen 15–labeled carbon dioxide and positron emission tomography," *Arch Gen Psychiatry* 51 (1994): 62–70.
37. A. R. Luria, *Higher Cortical Functions in Man* (New York: Basic Books, 1966).
38. E. Goldberg and D. Tucker, "Motor perseverations and long-term memory for visual forms," *J Clin Neuropsychol* 1 (1979): 273–88.
39. J. B. Rowe, I. Toni, O. Josephs, R. S. Frackowiak, and R. E. Passingham, "The prefrontal cortex: response selection or maintenance within working memory?" *Science* 288 (2000): 1656–60.
40. H. Tomita, M. Ohbayashi, K. Nakahara, I. Hasegawa, and Y. Miyashita, "Top-down signal from prefrontal cortex in executive control of memory retrieval," *Nature* 401 (1999): 699–703.
41. D. A. Grant and E. A. Berg, "A behavioral analysis of degree of reinforcement and ease of shifting to new responses in a Weigl-type card-sorting problem," *J Exp Psychol* 38 (1948): 404–11.
42. K. Nakahara, T. Hayashi, S. Konishi, and Y. Miyashita, "Functional MRI of macaque monkeys performing a cognitive set-shifting task," *Science* 295 (2002): 1532–6.
43. For review see K. Heilman and E. Valenstein, eds., *Clinical Neuropsychology* (New York: Oxford University Press, 1993).
44. E. Goldberg and W. B. Barr, "Three possible mechanisms of unawareness deficit," in *Awareness of Deficit after Brain Injury*, eds. G. Prigatano and D. Schacter (New York: Oxford University Press, 1991), 152–75.
45. 同上。

46. K. R. Ridderinkhof, M. Ullsperger, E. A. Crone, and S. Nieuwenhuis, "The role of the medial frontal cortex in cognitive control," *Science* 306 (2004): 443–7.
47. A. W. MacDonald, 3rd, J. D. Cohen, V. A. Stenger, and C. S. Carter, "Dissociating the role of the dorsolateral prefrontal and anterior cingulate cortex in cognitive control," *Science* 288 (2000): 1835–8.

第 9 章 社会成熟、道德、法律与额叶

1. H. Oppenheim, "Zur Pathologie der Grosshirngeschwulste," *Arch Psychiatry* 21 (1889): 560.
2. L. Tremblay and W. Schultz, "Relative reward preference in primate orbitofrontal cortex," *Nature* 398 (1999): 704–8.
3. B. De Martino, D. Kumaran, B. Seymour, and R. J. Dolan, "Frames, biases, and rational decision-making in the human brain," *Science* 313 (2006): 684–7.
4. M. Koenigs, E. D. Huey, V. Raymont, B. Cheon, J. Solomon, E. M. Wassermann, and J. Grafman, "Focal brain damage protects against post-traumatic stress disorder in combat veterans," *Nat Neurosci* 11 (2008): 232–7.
5. A. Schore, *Affect Regulation and the Origin of the Self: The Neurobiology of Emotional Development* (Hillsdale, NJ: Lawrence Erlbaum Associates, 1999).
6. K. Shima, M. Isoda, H. Mushiake, and J. Tanji, "Categorization of behavioural sequences in the prefrontal cortex," *Nature* 445 (2007): 315–8.
7. S. W. Anderson, A. Bechara, H. Damasio, D. Tranel, and A. R. Damasio, "Impairment of social and moral behavior related to early damage in human prefrontal cortex," *Nat Neurosci* 2 (1999): 1032–7.
8. M. Koenigs, L. Young, R. Adolphs, D. Tranel, F. Cushman, M. Hauser, and A. Damasio, "Damage to the prefrontal cortex increases utilitarian moral judgements," *Nature* 446 (2007): 908–11.
9. G. Miller, "Neurobiology: the roots of morality," *Science* 320 (2008): 734–7.
10. M. Koenigs, L. Young, R. Adolphs, D. Tranel, F. Cushman, M. Hauser, and A. Damasio, "Damage to the prefrontal cortex increases utilitarian moral judgements," *Nature* 446 (2007): 908–11; D. Talmi and C. Frith, "Neurobiology: feeling right about doing right," *Nature* 446 (2007): 865–6.
11. M. I. Posner and M. K. Rothbart, "Attention, self-regulation and consciousness," *Philos Trans R Soc Lond B Biol Sci* 353(1377) (1998): 1915–27.
12. S. Ito, V. Stuphorn, J. W. Brown, and J. D. Schall, "Performance monitoring by the anterior cingulate cortex during saccade countermanding," *Science* 302 (2003): 120–2.
13. P. H. Rudebeck, M. J. Buckley, M. E. Walton, and M. F. Rushworth, "A role for the macaque anterior cingulate gyrus in social valuation," *Science* 313 (2006): 1310–2.
14. K. Matsumoto, W. Suzuki, and K. Tanaka, "Neuronal correlates of goal-based motor selection in the prefrontal cortex," *Science* 301 (2003): 229–32.
15. D. C. Turner, M. R. Aitken, D. R. Shanks, B. J. Sahakian, T. W. Robbins, C. Schwartzbauer, et al., "The role of the lateral frontal cortex in causal associative learning: exploring preventative and super-learning," *Cereb Cortex*, 14(8) (2004): 872–80.
16. W. T. Fitch and M. D. Hauser, "Computational constraints on syntactic processing in a nonhuman primate," *Science*, 303 (2004): 377–80.
17. N. Camille, G. Coricelli, J. Sallet, P. Pradat-Diehl, J. R. Duhamel, and A. Sirigu, "The involvement of the orbitofrontal cortex in the experience of regret," *Science* 304(5674) (2005): 1167–70.
18. P. I. Yakovlev and A. R. Lecours, "The myelogenetic cycles of regional maturation of the brain," in *Regional Development of the Brain in Early Life*, ed. A. Minkowski (Oxford: Blackwell, 1967), 3–70.

19. F. I. M. Craik and E. Bialystok, "Cognition through the lifespan: mechanisms of change," *Trends Cogn Sci* 10 (2006): 131–8.
20. K. Powell, "Neurodevelopment: how does the teenage brain work?" *Nature* 442 (2006): 865–7.
21. 同上。
22. W. Golding, *Lord of the Flies*, rpt (Mattituck, NY: Amereon House, 1999).
23. J. Volavka, *Neurobiology of Violence* (Washington, DC: American Psychiatric Press, 1995); A. Raine, *The Psychopathology of Crime: Criminal Behavior as a Clinical Disorder* (San Diego: Academic Press, 1993).
24. E. Goldberg, R. M. Bilder, J. E. Hughes, S. P. Antin, and S. Mattis, "A reticulo-frontal disconnection syndrome," *Cortex* 25 (1989): 687–95.
25. A. Raine, M. Buchsbaum, and L. LaCasse, "Brain abnormalities in murderers indicated by positron emission tomography," *Biol Psychiatry* 42 (1997): 495–508.
26. A. Raine, T. Lencz, S. Bihrle, L. LaCasse, and P. Colletti, "Reduced prefrontal gray matter volume and reduced autonomic activity in antisocial personality disorder," *Arch Gen Psychiatry* 57 (2000): 119–27; discussion 128–9.
27. A. R. Luria, *Higher Cortical Functions in Man* (New York: Basic Books, 1966).
28. E. Goldberg, K. Podell, R. Bilder, and J. Jaeger, *The Executive Control Battery* (Melbourne, Australia: Psych Press, 2000); E. Goldberg, K. Podell, R. Bilder, and J. Jaeger, *Test for Bedomning av Exekutive Dysfunktion*, (Stockholm, Sweden: Psykologiforlaget AB, 1997).
29. For test description see M. D. Lezak, *Neuropsychological Assessment*, 3rd ed. (New York: Oxford University Press, 1995).
30. O. W. Sacks, *The Man Who Mistook His Wife for a Hat: And Other Clinical Tales* (New York: Touchstone Books, 1998).
31. E. Goldberg, *The Wisdom Paradox: How Your Mind Can Grow Stronger as Your Brain Grows Older* (New York: Gotham Books, 2005)
32. A. Snyder, *What Makes a Champion! Fifty Extraordinary Individuals Share Their Insights* (New York: Penguin Books, 2002).

第 10 章　决定命运的断连

1. N. Geshwind, "Disconnexion syndromes in animals and man," *Brain* 88 (1965): 237–94.
2. S. J. Gould, *The Mismeasure of Man* (New York: W. W. Norton, 1981).
3. A. Parent, *Carpenter's Human Neuroanatomy*, 9th ed. (Baltimore: Williams & Wilkins, 1995).
4. E. Goldberg, R. M. Bilder, J. E. Hughes, S. P. Antin, and S. Mattis, "A reticulo-frontal disconnection syndrome," *Cortex* 25 (1989): 687–95.
5. E. K. Miller, "The prefrontal cortex and cognitive control," *Nat Rev Neurosci* 1 (2000): 59–65.
6. E. Goldberg, *The Wisdom Paradox: How Your Mind Can Grow Stronger as Your Brain Grows Older* (New York: Gotham Books, 2005).
7. E. Goldberg, S. P. Antin, R. M. Bilder Jr., L. J. Gerstman, J. E. Hughes, and S. Mattis, "Retrograde amnesia: possible role of mesencephalic reticular activation in long-term memory," *Science* 213(4514) (1981): 1392–4.
8. For review see H. S. Nasrallah, ed., *Handbook of Schizophrenia* (New York: Elsevier, 1991).
9. E. Kraepelin, *Dementia Praecox and Paraphrenia* (Edinburgh: E. S Livingstone, 1919/1971), Vol. 4, p. 219.
10. K. F. Berman, R. F. Zec, and D. R. Weinberger, "Physiologic dysfunction of dorsolateral prefrontal cortex in schizophrenia: II. Role of neuroleptic treatment, attention, and mental

effort," *Arch Gen Psychiatry* 43 (1986): 126–35; D. R. Weinberger, K. F. Berman, and R. F. Zec, "Physiologic dysfunction of dorsolateral prefrontal cortex in schizophrenia: I. Regional cerebral blood flow evidence," *Arch Gen Psychiatry* 43 (1986): 114–24.

11. B. Milner, "Effects of different brain lesions in card sorting: the role of the frontal lobes," *Arch Neurol* 9 (1963): 100–10; D. R. Weinberger, K. F. Berman, and R. F. Zec, "Physiologic dysfunction of dorsolateral prefrontal cortex in schizophrenia: I. Regional cerebral blood flow evidence," *Arch Gen Psychiatry* 43 (1986): 114–24.

12. G. Franzen and D. H. Ingvar, "Absence of activation in frontal structures during psychological testing of chronic schizophrenics," *J Neurol Neurosurg Psychiatry* 38 (1975): 1027–32; M. S. Buchsbaum, L. E. DeLisi, H. H. Holcomb, J. Cappelletti, A. C. King, J. Johnson, E. Hazlett, S. Dowling-Zimmerman, R. M. Post, and J. Morihisa, "Anteroposterior gradients in cerebral glucose use in schizophrenia and affective disorders," *Arch Gen Psychiatry* 41 (1984): 1159–66.

13. D. R. Weinberger and K. F. Berman, "Speculation on the meaning of cerebral metabolic hypofrontality in schizophrenia," *Schizophr Bull* 14 (1988): 157–68.

14. E. Valenstein, *The Great and Desperate Cures* (New York: Basic Books, 1986).

15. J. R. Stevens, "An anatomy of schizophrenia?" *Arch Gen Psychiatry* 29 (1973): 177–89; S. Matthysse, "Dopamine and the pharmacology of schizophrenia: the state of the evidence," *J Psychiatr Res* 11 (1974): 107–13; D. A. Lewis, T. Hashimoto, and D. W. Volk, "Cortical inhibitory neurons and schizophrenia," *Nat Rev Neurosci* 6 (2005): 312–24.

16. For review see J. R. Cooper, F. E. Bloom, and R. H. Roth, *The Biochemical Basis of Neuropharmacology*, 7th ed. (New York: Oxford University Press, 1996).

17. M. Carlsson and A. Carlsson, "Schizophrenia: a subcortical neurotransmitter imbalance syndrome?" *Schizophr Bull* 16 (1990): 425–32.

18. For review see J. R. Cooper, F. E. Bloom, and R. H. Roth, *The Biochemical Basis of Neuropharmacology*, 7th ed. (New York: Oxford University Press, 1996).

19. E. S. Gershon and R. O. Rieder, "Major disorders of mind and brain," *Sci Am* 267 (1992): 126–33.

20. B. Kolb and I. Q. Whishaw, *Fundamentals of Human Neuropsychology*, 4th ed. (New York: W. H. Freeman & Co., 1995).

21. E. Goldberg. (1991), "Schizophrenia and stored memories," *Behav Brain Sci* 14 (1991): 30.

22. E. K. Miller, "The prefrontal cortex and cognitive control," *Nat Rev Neurosci* 1 (2000): 59–65; S. Chance, M. M. Esiri, and T. J. Crow, "Macroscopic brain asymmetry is changed along the antero-posterior axis in schizophrenia," *Schizophr Res* 74 (2005): 163–70; T. R. Barricka, C. E. Mackayb, S. Primac, F. Maesd, D. Vandermeulend, T. J. Crowb, and N. Roberts, "Automatic analysis of cerebral asymmetry: an exploratory study of the relationship between brain torque and planum temporale asymmetry," *Neuroimage* 24 (2005): 678–91; S. Silverstein, M. Hatashita-Wong, L. Schenkel, S. Wilkniss, I. Kovacs, A. Feher, et al., "Reduced top-down influences in contour detection in schizophrenia," *Cogn Neuropsychiatry* 11 (2006): 112—32; M. Kim, T. Ha, and J. S. Kwon, "Neurological abnormalities in schizophrenia and obsessive-compulsive disorder," *Curr Opin Psychiatry* 17 (2004): 215–20; T. J. Crow, P. Paez, and S. A. Chance, "Callosal misconnectivity and the sex difference in psychosis," *Int Rev Psychiatry* 19 (2007): 449–57; T. J. Crow, "Nuclear schizophrenic symptoms as a window on the relationship between thought and speech," *Br J Psychiatry* 173 (1998): 303–9; M. Ising, T. Dietl, G. Dirlich, L. Vogl, T. Pollmächer, T. Nickel, et al., "Long-latency somatosensory potentials in high risk probands for affective disorders," *J Psychiatr Res* 38 (2004): 219–21.

23. National Institute of Neurological Disorders and Stroke, *Interagency Head Injury Task Force Report* (Bethesda, MD: National Institutes of Health, 1989).

24. J. C. Masdeu, H. Abdel-Dayem, and R. L. Van Heertum, "Head trauma: use of SPECT," *J Neuroimaging* 5 (1995; Suppl 1): S53–7.

25. J. Burns, D. Job, M. E. Bastin, H. Whalley, T. Macgillivray, E. C. Johnstone, et al., "Structural disconnectivity in schizophrenia: a diffusion tensor magnetic resonance imaging study," *Br J Psychiatry* 182 (2003): 439–43.

26. E. Goldberg and D. Bougakov, "Novel approaches to the diagnosis and treatment of frontal lobe dysfunction," in *International Handbook of Neuropsychological Rehabilitation*, eds. A.-L. Christensen and B. P. Uzzel (New York: Kluwer Academic/Plenum Publishers, 2000), 93–112.

27. Ibid.

28. R. A. Barkley, *ADHD and the Nature of Self-Control* (New York: Guilford Press, 1997).

29. T. Klingberg, *The Over flowing Brain: Information Overload and the Limits of Working Memory* (New York: Oxford, 2008).

30. T. J. Buschman and E. K. Miller, "Top-down versus bottom-up control of attention in the prefrontal and posterior parietal cortices," *Science* 315 (2007): 1860–2.

31. 更多关于解剖学结构的内容，请参阅 A. Parent, *Carpenter's Human Neuroanatomy*, 9th ed. (Baltimore: Williams & Wilkins, 1995). (Revised edition of M. B. Carpenter and J. Satin, *Human Neuroanatomy*, 8th ed., 1983.)

32. T. J. Buschman and E. K. Miller, "Top-down versus bottom-up control of attention in the prefrontal and posterior parietal cortices," *Science* 315 (2007): 1860–2.

33. J. H. Jensen, A. Ramani, H. Lu, and K. Kaczynski, "Diffusional kurtosis imaging: the quantification of non-gaussian water diffusion by means of magnetic resonance imaging," *Magn Reson Med* 53 (2005): 1432–40.

34. From *Possible Poetry*, Toby's unpublished collection of poems written as a teenager on the streets of Sydney. Reprinted with the author's permission.

35. G. G. Tourette, "Étude sur une affection nerveuse caractérisée par de l'incoordination motrice accompagnée d'écholalie et de copralalie," *Arch Neurol* 9 (1885).

36. C. W. Bazil, "Seizures in the life and works of Edgar Allan Poe," *Arch Neurol* 56 (1999): 740–3; E. A. Poe, *The Complete Tales and Poems of Edgar Allan Poe* (New York: Barnes & Noble Books, 1989).

37. E. Shapiro, A. K. Shapiro, and J. Clarkin, "Clinical psychological testing in Tourette's syndrome," *J Pers Assess* 38 (1974): 464–78.

38. D. M. Sheppard, J. L. Bradshaw, R. Purcell, and C. Pantelis, "Tourette's and comorbid syndromes: obsessive compulsive and attention deficit hyperactivity disorder. A common etiology?" *Clin Psychol Rev* 19 (1999): 531–52.

39. O. W. Sacks, "Tourette's syndrome and creativity," *BMJ* 305 (1992): 1515–6.

40. J. W. Brown and T. S. Braver, "Learned predictions of error likelihood in the anterior cingulate cortex," *Science* 307 (2005): 1118–21.

41. J. M. Welch, J. Lu, R. M. Rodriguiz, N. C. Trotta, J. Peca, J. Ding, C. Feliciano, M. Chen, J. P. Adams, J. Luo, S. M. Dudek, R. J. Weinberg, N. Calakos, W. C. Wetsel, and G. Feng, "Cortico-striatal synaptic defects and OCD-like behaviours in Sapap3-mutant mice," 448 (2007): 894–900.

42. L. Handler, *Twitch and Shout: A Touretter's* Tale (New York: Plume, 1999).

43. J. Lauwereyns, K. Watanabe, B. Coe, and O. Hikosaka, "A neural correlate of response bias in monkey caudate nucleus," *Nature* 418 (2002): 413–7.

44. F. Lhermitte, "Utilization behavior and its relationship to lesions of the frontal lobes," *Brain* 106 (1983): 237–55.

45. 同上。

46. N. D. Daw, J. P. O'Doherty, P. Dayan, B. Seymour, and R. J. Dolan, "Cortical substrates for exploratory decisions in humans," *Nature* 441 (2006): 876–9.

47. A. Pasupathy and E. K. Miller, "Different time courses of learning-related activity in the prefrontal cortex and striatum," *Nature* 433 (2005): 873–6.

48. J. LeDoux, *The Emotional Brain: The Mysterious Underpinnings of Emotional Life* (New York: Touchstone Books, 1998).

49. K. Samejima, Y. Ueda, K. Doya, and M. Kimura, "Representation of action-speciⅅc reward values in the striatum," *Science* 310 (2005): 1337–40.

50. M. Hsu, M. Bhatt, R. Adolphs, D. Tranel, and C. F. Camerer, "Neural systems responding to degrees of uncertainty in human decision-making," *Science* 310 (2005): 1680–3.

51. D. J. de Quervain, U. Fischbacher, V. Treyer, M. Schellhammer, U. Schnyder, A. Buck, and E. Fehr, "The neural basis of altruistic punishment," *Science* 305 (2004): 1254–8.

52. H. E. Atallah, D. Lopez-Paniagua, J. W. Rudy, and R. C. O'Reilly, "Separate neural substrates for skill learning and performance in the ventral and dorsal striatum," *Nat Neurosci* 10 (2007): 126–31.

53. 同上。

54. T. D. Barnes, Y. Kubota, D. Hu, D. Z. Jin, and A. M. Graybiel, "Activity of striatal neurons reﬂects dynamic encoding and recoding of procedural memories," *Nature* 437 (2005): 1158–61.

55. H. H. Yin and B. J. Knowlton, "The role of the basal ganglia in habit formation," *Nat Rev Neurosci* 7 (2006): 464–76.

56. 同上。

第 11 章 "你能为我做什么"

1. E. Goldberg, L. J. Gerstman, S. Mattis, J. E. Hughes, C. A. Sirio, and R. M. Bilder Jr., "Selective effects of cholinergic treatment on verbal memory in posttraumatic amnesia," *J Clin Neuropsychol* 4 (1982): 219–34.

2. S. A. Areosa and F. Sherriff, "Memantine for dementia," *Cochrane Database Syst Rev* 3 (2003): CD003154.

3. V. M. Polyakov, L. I. Moskovichyute, and E. G. Simernitskaya, "Neuropsychological analysis of the role in brain functional organization in man," in *Modern Problems in Neurobiology*, ed. (Tbilisi: 1986), 329–30; O. A. Krotkova, T. A. Karaseva, and L. I. Moskovichyute, "Lateralization features of the dynamics of higher mental functions following endonasal glutamic acid electrophoresis," *Zh Vopr Neirokhir Im N N Burdenko*, no. 3 (1982): 48–52; N. K. Korsakova and L. I. Moskovichyute, *Subcortical Structures and Psychological Processes* (Moscow: Moscow University Publishing House, 1985); L. I. Moskovitchyute, M. Mimura, and M. Albert, "Selective effect of dopamine on apraxia," presented at the AAN Annual Meeting, May 1–7, 1994, Washington, D.C.

4. B. H. Dobkin and R. Hanlon, "Dopamine agonist treatment of anterograde amnesia from a mediobasal forebrain injury," *Ann Neurol* 33 (1993): 313–6.

5. D. E. Hobson, E. Pourcher, and W. R. Martin, "Ropinirole and pramipexole, the new agonists," *Can J Neurol Sci* 26 (1999; Suppl 2): S27–33.

6. E. D. Ross and R. M. Stewart, "Akinetic mutism from hypothalamic damage: successful treatment with dopamine agonists," *Neurology* 31 (1981): 1435–39; B. H. Dobkin and R. Hanlon, "Dopamine agonist treatment of antegrade amnesia from a mediobasal forebrain injury," *Ann Neurol* 33 (1993): 313–6.

7. M. F. Kraus and P. Maki, "The combined use of amantadine and L-dopa/carbidopa in the treatment of chronic brain injury," *Brain Inj* 11 (1997): 455–60; M. F. Kraus and P. M. Maki, "Effect of amantadine hydrochloride on symptoms of frontal lobe dysfunction in brain injury: case studies and review," *J Neuropsychiatry Clin Neurosci* 9 (1997): 222–30.

8. J. Wolper, *Schizophrenia could be treated with fewer side effects*. eFlux Media. Retrieved August 30, 2008, from http://www.efiuxmedia.com/news_Schizophrenia_Could_Be_Treated_with_Fewer_Side_Effects_08288.html (2007).
9. M. J. Farah, J. Illes, R. Cook-Deegan, H. Gardner, E. Kandel, P. King, E. Parens, B. Sahakian, and P. R. Wolpe, "Neurocognitive enhancement: what can we do and what should we do?" *Nat Rev Neurosci* 5 (2004): 421–5.
10. Memory Pharmaceuticals, *About Us: Scientific Advisory Board*. Retrieved August 30, 2008, from http://www.memorypharma.com/a_advisoryboard.html (2008).
11. B. Sahakian and S. Morein-Zamir, "Professor's little helper," *Nature* 450 (2007): 1157–9.
12. M. E. Rettmann, J. L. Prince, and S. M. Resnick, "Analysis of sulcal shape changes associated with aging," Human Brain Mapping Conference, New York, NY, June 18–23, 2003, #929
13. S. N. Burke and C. A. Barnes, "Neural plasticity in the ageing brain," *Nat Rev Neurosci* 7 (2006): 30–40.
14. M. Ballmaier, M. Kumar, V. Elderkin-Thompson, et al., "Cortical abnormalities in elderly depressed patients," Human Brain Mapping Conference, New York, NY, June 18–23, 2003, #735; S. Grieve, R. Clark, and E. Gordon, "Brain volume and regional tissue distribution in 193 normal subjects using structural MRI: the effect of gender, handedness and age," Human Brain Mapping Conference, New York, NY, June 18–23, 2003, #1203; D. Rex and A. Toga, "Age, gender, and handedness infiuences on relative tissue volumes in the human brain," Human Brain Mapping Conference, New York, NY, June 18–23, 2003, #930; Y. Taki, R. Goto, et al. (2003). Voxel based morphometry of age-related structural change of gray matter for each decade in normal male subjects," Human Brain Mapping Conference, New York, NY, June 18–23, 2003, #1228.
15. E. Goldberg, *The Wisdom Paradox: How Your Mind Can Grow Stronger as Your Brain Grows Older* (New York: Gotham Books, 2005).
16. 同上。
17. M. E. Rettmann, J. L. Prince, and S. M. Resnick, "Analysis of sulcal shape changes associated with aging, Human Brain Mapping Conference, New York, NY, June 18–23, 2003, #929.
18. S. Grieve, R. Clark, and E. Gordon, "Brain volume and regional tissue distribution in 193 normal subjects using structural MRI: the effect of gender, handedness and age, Human Brain Mapping Conference, New York, NY, June 18–23, 2003, #1203.
19. L. A. Leigland, L. E. Schulz, and J. S. Janowsky, "Age-related changes in emotional memory," *Neurobiol Aging* 25 (2004): 1117–24.
20. Y. Taki, R. Goto, et al., "Voxel based morphometry of age-related structural change of gray matter for each decade in normal male subjects," Human Brain Mapping Conference, New York, NY, June 18–23, 2003, #1228.
21. M. Ballmaier, M. Kumar, V. Elderkin-Thompson, et al., "Cortical abnormalities in elderly depressed patients," Human Brain Mapping Conference, New York, NY, June 18–23, 2003. #735.
22. S. Ramon y Cajal, "Textura del sistema nervioso del hombre y de los vertebrados" (Aragon, Spain: Gobierno de Aragon, Departamento de Educacion y Cultura, 2002).
23. S. A. Goldman and F. Nottebohm, "Neuronal production, migration, and differentiation in a vocal control nucleus of the adult female canary brain," *Proc Natl Acad Sci USA* 80 (1983): 2390–4.
24. J. Altman, "Are new neurons formed in the brains of adult mammals?" *Science* 135 (1962): 1127–8.

25. E. Gould, P. Tanapat, B. S. McEwen, G. Flugge, and E. Fuchs, "Proliferation of granule cell precursors in the dentate gyrus of adult monkeys is diminished by stress," *Proc Natl Acad Sci USA* 95 (1998): 3168–71.
26. E. Gould, A. J. Reeves, M. S. Graziano, and C. G. Gross, "Neurogenesis in the neocortex of adult primates," *Science* 286(5439) (1999): 548–52.
27. P. S. Eriksson, E. Perfilieva, T. Bjork-Eriksson, A. M. Alborn, C. Nordborg, D. A. Peterson, et al., "Neurogenesis in the adult human hippocampus," *Nat Med* 4 (1998): 1313–7.
28. A. Sahay and R. Hen, "Adult hippocampal neurogenesis in depression," *Nat Neurosci* 10 (2007): 1110–5.
29. E. Gould, "How widespread is adult neurogenesis in mammals?" *Nat Rev Neurosci* 8 (2007): 481–8.
30. 同上。
31. 同上。
32. R. Katzman, R. Terry, R. DeTeresa, T. Brown, P. Davies, P. Fuld, X. Renbing, and A. Peck, "Clinical, pathological, and neurochemical changes in dementia: a subgroup with preserved mental status and numerous neocortical plaques," *Ann Neurol* 23 (1988): 138–44.
33. J. E. Brody, "Mental reserves keep brains agile," *New York Times* (December 11, 2007): F7.
34. R. Katzman, "Education and the prevalence of dementia and Alzheimer's disease," *Neurology* 43 (1993): 13–20.
35. M. S. Albert, K. Jones, C. R. Savage, L. Berkman, T. Seeman, D. Blazer, and J. W. Rowe, "Predictors of cognitive change in older persons: MacArthur studies of successful aging," *Psychol Aging* 10 (1995): 578–89.
36. D. A. Snowdon, S. J. Kemper, J. A. Mortimer, L. H. Greiner, D. R. Wekstein, and W. R. Markesbery, "Linguistic ability in early life and cognitive function and Alzheimer's disease in late life: findings from the Nun Study [see comments]," *JAMA* 275 (1996): 528–32.
37. 同上。
38. E. A. Maguire, D. G. Gadian, I. S. Johnsrude, C. D. Good, J. Ashburner, R. S. Frakowiak, and C. D. Frith, "Navigation-related structural change in the hippocampi of taxi drivers," *Proc Natl Acad Sci USA* 97 (2000): 4398–4403.
39. B. L. McNaughton, "Associative pattern competition in hippocampal circuits: new evidence and new questions," *Brain Res Rev* 16 (1991): 202–4; B. L. McNaughton and R. G. M Morris, "Hippocampal synaptic enhancement and information storage," *Trends Neurosci* 10 (1987): 408–15.
40. D. W. Green, J. Crinion, and C. J. Price, "Exploring cross-linguistic vocabulary effects on brain structures using voxel-based morphometry," *Bilingualism: Language and Cognition* 10 (2007): 189–99.
41. P. Schneider, M. Scherg, H. G. Dosch, H. J. Specht, A. Gutschalk, and A. Rupp, "Morphology of Heschl's gyrus reflects enhanced activation in the auditory cortex of musicians," *Nat Neurosci* 5 (2002): 688–94.
42. D. Golden, "Building a better brain," *Life* (July 1994), 62–70.
43. A. Damasio, *Descartes' Error: Emotion, Reason, and the Human Brain* (New York: Putnam Publishing Group, 1994); A. Damasio, *The Feeling of What Happens: Body and Emotion in the Making of Consciousness* (New York: Harcourt Brace, 1999).
44. J. W. Rowe and R. L. Kahn, *Successful Aging* (New York: Pantheon, 1998).
45. R. Katzman, "The prevalence and malignancy of Alzheimer's disease: a major killer," *Arch Neurol* 33 (1976): 217.
46. A. Newell and H. A. Simon, *Human Problem Solving* (Englewood Cliffs, NJ: Prentice-Hall, 1972); H. A. Simon, P. Langley, G. Bradshaw, and J. Zykow, *Scientific Discovery: Exploration of the Creative Process* (Cambridge, MA: MIT Press, 1987).

47. R. J. Hamm, M. D. Temple, D. M. O'Dell, B. R. Pike, and B. G. Lyeth, "Exposure to environmental complexity promotes recovery of cognitive function after traumatic brain injury," *J Neurotrauma* 13 (1996): 41–7.

48. B. Kolb, *Brain Plasticity and Behavior* (Mahwah, NJ: Lawrence Erlbaum Associates, 1995).

49. W. D. Heiss, J. Kessler, R. Mielke, B. Szelies, and K. Herholtz, "Long-term effects of phosphatidylserine, pyritinol, and cognitive training in Alzheimer's disease: a neuropsychological, EEG, and PET investigation," *Dementia* 5 (1994): 88–98.

50. G. Kempermann, H. G. Kuhn, and F. H. Gage, "More hippocampal neurons in adult mice living in an enriched environment," *Nature* 386(6624) (1997): 493–5.

51. 同上。

52. 同上。

53. F. Dellu, W. Mayo, M. Valee, M. Le Moaz, and H. Simon, "Facilitation of cognitive performance in aged rats by past experience depends on the type of information processing involved: a combined cross-sectional and longitudinal study," *Neurobiol Learn Mem* 67 (1997): 121–8.

54. N. Milgram, E. Head, S. Zicker, C. Ikeda-Douglas, H. Murphey, B. Muggenburg, et al., "Learning ability in aged beagle dogs is preserved by behavioral enrichment and dietary fortification: a two-year longitudinal study," *Neurobiol Aging* 26 (2005): 77–90.

55. K. W. Schaie and S. L. Willis, "Can decline in adult intellectual functioning be reversed?" *Dev Psychol* 22 (1986): 223.

56. S. L. Willis, S. L. Tennstedt, M. Marsiske, K. Ball, J. Elias, K. M. Koepke, et al., "Long-term effects of cognitive training on everyday functional outcomes in older adults," *JAMA* 296 (2006): 2805–14.

57. H. W. Mahncke, B. B. Connor, J. Appelman, O. N. Ahsanuddin, J. L. Hardy, R. A. Wood, et al., "Memory enhancement in healthy older adults using a brain plasticity-based training program: a randomized, controlled study," *Proc Natl Acad Sci USA* 103 (2006): 12523–8.

58. W. D. Heiss, J. Kessler, R. Mielke, B. Szelies, and K. Herholz, "Long-term effects of phosphatidylserine, pyritinol, and cognitive training in Alzheimer's disease: a neuropsychological, EEG, and PET investigation," *Dementia* 5 (1994): 88–98.

59. M. Mirmiran, E. J. van Someren, and D. F. Swaab, "Is brain plasticity preserved during aging and in Alzheimer's disease?" *Behav Brain Res* 78 (1996): 43–8.

60. S. Aamodt and S. Wang, "Exercise on the brain," *New York Times* (November 8, 2007): A33.

第 12 章　打破与进入：黑箱内部

1. W. S. McCulloch and W. Pitts, "A logical calculus of the ideas immanent in nervous activity. 1943 classical article," *Bull Math Biol* 52 (1990): 99–115.

2. Z. C. Xu, G. Ling, R. N. Sahr, and B. S. Neal-Beliveau, "Asymmetrical changes of dopamine receptors in the striatum after unilateral dopamine depletion," *Brain Res* 1038 (2005): 163–70.

3. 同上。

4. Y. Y. Huang and E. R. Kandel, "D1/D5 receptor agonists induce a protein synthesis-dependent late potentiation in the CA1 region of the hippocampus," *Proc Natl Acad Sci USA* 92 (1995): 2446–50.

5. 同上。

6. S. D. Glick, D. A. Ross, and L. B. Hough, "Lateral asymmetry of neurotransmitters in human brain," *Brain Res* 234 (1982): 53–63.

7. E. Kandel, *In Search of Memory: The Emergence of a New Science of Mind* (W. W. Norton and Company, 2007).

8. A. Hersi, J. Richard, P. Gaudreau, and R. Quirion, "Local modulation of hippocampal acetylcholine release by dopamine D1 receptors: a combined receptor autoradiography and in vivo dialysis study," *J Neurosci* 15 (1995): 7150–7.

9. E. Kandel, personal communication.

10. K. D'Ardenne, S. M. McClure, L. E. Nystrom, and J. D. Cohen, "BOLD responses reflecting dopaminergic signals in the human ventral tegmental area," *Science* 319 (2008): 1264–7.

11. J. J. Day, M. F. Roitman, R. M. Wightman, and R. M. Carelli, "Associative learning mediates dynamic shifts in dopamine signaling in the nucleus accumbens," *Nat Neurosci* 10 (2007): 1020–8.

12. M. Pessiglione, B. Seymour, G. Flandin, R. J. Dolan, and C. D. Frith, "Dopamine-dependent prediction errors underpin reward-seeking behaviour in humans," *Nature* 442 (2006): 1042–5.

13. M. R. Roesch, D. J. Calu, and G. Schoenbaum, "Dopamine neurons encode the better option in rats deciding between differently delayed or sized rewards," *Nat Neurosci* 10 (2007): 1615–24; N. D. Daw, "Dopamine: at the intersection of reward and action," *Nat Neurosci* 10 (2007): 1505–7.

14. M. Matsumoto and O. Hikosaka, "Lateral habenula as a source of negative reward signals in dopamine neurons," *Nature* 447(7148) (2007): 1111–5.

15. K. D'Ardenne, S. M. McClure, L. E. Nystrom, and J. D. Cohen, "BOLD responses reflecting dopaminergic signals in the human ventral tegmental area," *Science* 319 (2008): 1264–7.

16. T. E. Behrens, M. W. Woolrich, M. E. Walton, and M. F. Rushworth, "Learning the value of information in an uncertain world," *Nat Neurosci* 10 (2007): 1214–21.

17. D'Ardenne, S. M. McClure, L. E. Nystrom, and J. D. Cohen, "BOLD responses reflecting dopaminergic signals in the human ventral tegmental area," *Science* 319 (2008): 1264–7; T. E. Behrens, M. W. Woolrich, M. E. Walton, and M. F. Rushworth, "Learning the value of information in an uncertain world," *Nat Neurosci* 10 (2007): 1214–21.

18. J. L. McClelland, B. L. McNaughton, and R. C. O'Reilly, "Why there are complementary learning systems in the hippocampus and neocortex: insights from the successes and failures of connectionist models of learning and memory," *Psychol Rev* 102 (1995): 419–57.

19. Nicholas Myers, 个人通信。

20. E. Goldberg, K. Podell, R. Harner, M. Lovell, and S. Riggio. "Cognitive bias, functional cortical geometry, and the frontal lobes: laterality, sex, and handedness." *J Cogn Neurosci* 6 (1994): 274-94.

21. T. E. Behrens, M. W. Woolrich, M. E. Walton, and M. F. Rushworth, "Learning the value of information in an uncertain world," *Nat Neurosci* 10 (2007): 1214–21.

22. T. J. Behrens, L. T. Hunt, M. W. Woolrich, and M. F. Rushworth, "Associative learning of social value." *Nature* 456 (2008): 245–9.

23. S. Fusi, M. Annunziato, D. Badoni, A. Salamon, and D. J. Amit, "Spike-driven synaptic plasticity: theory, simulation, VLSI implementation," *Neural Comp* 12 (2000): 2227–58.

24. J. N. Wood and J. Grafman, "Human prefrontal cortex: processing and representational perspectives," *Nat Rev Neurosci* 4 (2003): 139–47.

25. J. M. Fuster, *Memory in the Cerebral Cortex: An Empirical Approach to Neural Networks in the Human and Nonhuman Primate*, 3rd ed. (Cambridge, MA: MIT, 1999).

26. J. S. Simons and H. J. Spiers, "Prefrontal and medial temporal lobe interactions in long-term memory," *Nat Rev Neurosci* 4 (2003): 637–48.

第 13 章　额叶与领导力悖论

1. S. Nunn and A. N. Stulberg, "The many faces of modern Russia," *Foreign Affairs* 79, no. 2 (2000): 45–62.
2. M. Simons, "In new Europe, a lingual hodgepodge," *The New York Times* (October 17, 1999): A4.
3. G. Alperovich, "California split: divide, or die; help democracy, divide up the US," *New York Times* (February 10, 2007): A10.
4. N. Ferguson, *The War of the World: Twentieth Century Conflict and the Descent of the West* (New York: Penguin Press, 2006).
5. K. Ohmae, *The End of the Nation State: The Rise of Regional Economies* (New York: Free Press, 1995).
6. P. Lewis, "As nations shed roles, is medieval the future?" *The New York Times* (January 2, 1999): B7, B9.
7. R. D. Kaplan, *Coming Anarchy: Shattering the Dreams of the Post Cold War* (New York: Random House, 2000).
8. S. J. Kobrin, "Back to the future: neo-medievalism and post-modern digital world," *Journal of International Affairs* 51, no. 2 (1998): 361–86.
9. W. S. McCulloch and W. Pitts, "A logical calculus of the ideas immanent in nervous activity: 1943 classical article," *Bull Math Biol* 52 (1990): 99–115.
10. R. D. Kaplan, *Coming Anarchy: Shattering the Dreams of the Post Cold War* (New York: Random House, 2000).
11. E. D. Tucker, ed., *The Marx-Engels Reader*, 2nd ed. (New York: W. W. Norton, 1978). As an ideological slogan in the old Soviet Union, this phrase acquired a distinctly sadistic twist, vaguely akin to "Arbeit Macht Frei" (German for "work liberates," a sign on the gates of Auschwitz). In 1968, the year of the suppressed Prague Spring, a grim joke circulated around Moscow that then-president of Czechoslovakia, General Svoboda ("svoboda" meaning "freedom" in Russian), had been renamed General Poznannaya Neobhodimostj ("General Recognized Necessity").

后　记

1. B. Spinoza, *Ethics*, trans. A. Boyle (London: Everyman, 1997).
2. 同上。
3. W. S. McCulloch and W. Pitts, "A logical calculus of the ideas immanent in nervous activity: 1943 classical article," *Bull Math Biol* 52 (1990): 99–115.
4. W. Pitts and W. S. McCulloch, "How we know universals: the perception of auditory and visual forms," *Bull Math Biophys* 9 (1947): 127–47.
5. E. Kandel, *In Search of Memory: The Emergence of a New Science of Mind* (W. W. Norton and Company, 2007).
6. A. R. Luria, *Higher Cortical Functions in Man* (New York: Basic Books, 1966).